Joachim B. Vollmer

Der Darm - Basis der Gesundheit

Meinen Patienten, meiner Familie und allen gewidmet,
die das Erscheinen dieses Buches ermöglicht haben.

Das Titelbild ist angelehnt an
Leonardo da Vincis Federzeichnung zu
"De divina proportione" Mailand, 1496

Joachim B. Vollmer

Der Darm

Basis der Gesundheit

Herausgegeben vom Verband zur Förderung biologischer Therapien

Friedrich Kaiser Verlag
Lindau

Wichtiger Hinweis

Bekanntlich vertreten Fachleute auf dem Gebiet der Ernährung und Gesundheitspflege unterschiedliche Meinungen, die nebeneinander bestehen. Ziel des Autors ist es, Erfahrungen mitzuteilen, die er in seiner jahrelangen Naturheilpraxis bei der Behandlung von Zivilisationskrankheiten, wie Neurodermitis und vielfältigen Verdauungsproblemen mit der COLON-HYDRO-THERAPIE gewonnen hat.

Wer die dargebotenen Informationen bei sich selber anwendet, ohne vorher den Rat eines Arztes oder Therapeuten einzuholen, übt das ihm zustehende Recht der Selbstbehandlung aus, jedoch ohne, daß der Autor oder irgendwelche Dritte dafür Verantwortung tragen.

Außerdem ist zu bedenken, daß die wissenschaftlichen Erkenntnisse der Heilkunde sich durch Forschung und Erfahrung beständig fortentwickeln. Der Benutzer des Werkes kann zwar darauf vertrauen, daß alle Angaben dem gegenwärtigen Stande der Erkenntnis entsprechen. Dennoch ist es für den Selbstbehandler empfehlenswert, in Aussicht genommene Maßnahmen vorher mit einem Arzt oder Therapeuten zu erörtern, damit er über etwaige Fortschritte, die für ihn bedeutsam sind, auf diesem Wege Kenntnis erhält.

* * *

Die Deutsche Bibliothek - CIP-Einheitsaufnahme

Vollmer, Joachim B.:
Der Darm : Basis der Gesundheit / Joachim B. Vollmer.
Hrsg.vom Verband zur Förderung Biologischer Therapien. -
Lindau : Kaiser, 1994
ISBN 3-9803913-0-2

ISBN 3-9803913-0-2

Herausgeber: Verband zur Förderung biologischer Therapien e.V.
Postfach 21 71, D 88111 Lindau/Bodensee
Papier: 115 g mattgestrichenes Offsetpapier "Gardapat 13"
der Papierfabrik Riva del Garda, Italien
Gesamtherstellung: Kösel GmbH, Kempten

An alle, die es angeht

Viele hilfreiche Therapien werden aus Standesgründen und machtpolitischen Erwägungen von der Schulmedizin totgeschwiegen, lächerlich gemacht oder bekämpft, ohne daß ihre Wirksamkeit auch nur annähernd untersucht, geschweige denn sorgfältig überprüft wurde. Das beanspruchte Wissenschaftlichkeitsmonopol führt sich damit selber ad absurdum.

Während die Apparatemedizin technische Triumphe feiert, deren Kosten in unüberschaubare Höhen katapultiert sind, tritt die Menschlichkeit zunehmend in den Hintergrund, und das Interesse der Kranken wendet sich mehr und mehr alternativen Heilmethoden zu, deren zumeist schulmedizinisch weniger ausgebildete Repräsentanten immer größeren Zulauf erhalten, weil sie menschliche Wärme ausstrahlen und sich beim Beurteilen krankhafter Zustände mehr am Erfahrungsschatz der Naturheilkunde orientieren, als an den Daten technischer Apparaturen, die zwar Symptome festhalten, deren Ursachen aber nicht auf den Grund gehen können.

Während altbewährte Therapien, mit neuzeitlichen Diagnoseverfahren verknüpft, vielfach erstaunliche Erfolge erzielen, schleppen unzählige Patienten sich jahrelang erfolglos von einer Praxis zur anderen, um schließlich, an der richtigen Stelle angekommen, Krankengeschichten auszubreiten, aus denen hervorgeht, daß tiefer schürfende Bewertung aller Umstände in einem Bruchteil der aufgewandten Zeit und mit wesentlich einfacheren Mitteln, zu Abhilfe und Heilung geführt hätte.

An diesem Punkt setzt das vorliegende Buch an. Der Autor dokumentiert auf Grund jahrelanger Erfahrung, daß zahlreiche alternative Heilverfahren, speziell auch die Colon-Hydro-Therapie, ideale Methoden darstellen, um selbst chronisch gewordene Leiden, die schon als therapieresistent aufgegeben wurden, wirksam zu kurieren.

Einige bekannte Therapien werden in neuem Licht dargeboten, andere können sowohl Patienten wie Behandlern als Leitfaden für die Umstimmung von Krankheitsgeschehen dienen.

Weil chronische Leiden verschiedene Ursachen haben können, behandelt der Autor ihre Auswirkungen über eine Kombinationstherapie, deren Kernstück Ernährungsreform ist, die den Darm zu seiner natürlichen Funktion erzieht. Die Art, wie das Buch zu gesunder Lebensweise führt und dabei individuellen Bedürfnissen Rechnung trägt, macht es für Patienten und Therapeuten gleichermaßen wertvoll.

Verband zur Förderung biologischer Therapien e.V.

INHALT

Der Verband zur Förderung biologischer Therapien e. V. Postfach 2171, D-88111 Lindau, gibt auf schriftliche Anfrage und für einen Kostenbeitrag von DM 3,00 in Briefmarken schriftlich Auskunft, wo sich in Ihrem Postleitzahlenbereich Therapiestätten befinden, in denen die COLON-HYDRO-THERAPIE durchgeführt werden kann.

VORWORT

"Der Mensch ist, was er ißt!" In dieser banalen Volksweisheit steckt weit mehr als nur ein Fünkchen Wahrheit. Aber mit Art und Menge der täglich konsumierten Speisen und Getränke allein ist es auch nicht getan, um einen möglichst hohen Gesundheitsgrad auf Dauer zu erreichen. Da ist noch eine ganze Menge zu beachten und ergänzend zu tun, Letzteres insbesondere dann, wenn Gesundheitsstörungen aufgetreten sind.

Dieses Buch eines Heilpraktik-Arztes, der sein Wissen und Können vor allem aus der praktischen Erfahrung mit naturgemäßen Gesund- und Heilhilfen geschöpft hat und schöpft, ist ein sehr nützlicher Leitfaden für alle, die gesund bleiben und werden möchten. Deshalb wünsche ich dem Leitfaden eine große Verbreitung.

JULIUS HACKETHAL
(Prof. Dr. med. und Ganzheitsarzt)

Bei vielen chronischen Erkrankungen stehen wir leider vor der Tatsache, daß manche Patienten sich erst in einer Naturheilpraxis einfinden, wenn ihre Leiden jahrelang vergeblich behandelt wurden, oder aber, wenn ihr Zustand als unabänderlich eingeschätzt und deshalb überhaupt nicht behandelt worden ist.
Durch langjährige Erfahrung als Heilpraktiker bin ich zu der Erkenntnis gelangt, daß die meisten dieser Leiden wegen Ihrer Verbreitungsdichte als Zivilisationsschäden eingestuft werden müssen. Das trifft beispielsweise auf Neurodermitis zu, die in jedem Lebensalter auftreten kann und aus schulmedizinischer Sicht als unheilbar gilt.

In weit höherem Maße sind Verdauungsprobleme verbreitet. Fast jeder leidet daran, oft ohne es recht zu wissen, und in der Meinung, bestehende Mißstände seien unabänderlich, begibt man sich in die Talfahrt der chronischen Erkrankung. Demgegenüber haben mehrere tausend Fälle, die ich im Lauf der Jahre behandeln durfte, den Beweis erbracht, daß natürliche Heilmethoden Abhilfe schaffen; denn die meisten meiner Patienten leben heute beschwerdenfrei und sind von keinerlei Medikamenten abhängig.

Einige Erkenntnisse, die allgemeingültig sind und ein Teil des Grundwissens, von dem gesundes Leben abhängt, ist in diesem Buch dargestellt.

Joachim B. Vollmer

Basis der Gesundheit

Gesundheitsprobleme, die mit der Verdauung zusammenhängen, kommen aus naheliegenden Gründen nur selten zur Sprache. Im allgemeinen ist dem Patienten nichts widerwärtiger als der Gedanke an Einläufe, Klistierspritzen und derlei wässerige Manipulationen. Aber ist es nicht bedeutend widerwärtiger, giftige Verdauungsrückstände und faulende Fäkalien im Leib umherzutragen?

Es wird von einer Patientin berichtet, die sich im Alter von fünfunddreißig Jahren zu einer Fastenkur mit Darmreinigung entschloß. Am fünften Tag machte es "klick" in der Toilettenschüssel. Eine fünf Millimeter dicke Stahlkugel war zum Vorschein gekommen. Die Patientin entsann sich, als Fünfjährige zwei solcher Kugeln in den Mund genommen und verschluckt zu haben. Nur eine war am nächsten Tag wieder da gewesen, die zweite blieb verschwunden, bis nach dreißig Jahren der Fremdkörper aus seinem Darmversteck herausgelöst und wieder zutage gefördert wurde.

Ich habe diesen Bericht an den Anfang gestellt, um dem oft gehörten Einwand von Patienten zu begegnen, ihre Verdauung sei in Ordnung. Bei Patienten, die zwar täglich den Darm entleeren, bei denen aber eine meist von Blähungen begleitete Veränderung der Bauchform vom Idealbild stark abweicht, kann die Verdauung nicht so sein, wie sie sollte.

Vielfach wird die vergrößerte Bauchform irrtümlich für eine Fettansammlung gehalten; doch fast immer sind es Gase und im Darm vor sich hin faulende und gärende Schlacken, die mit den Jahren eine Selbstvergiftung unter Aufblähen des Leibs verursachen.

Man kann davon ausgehen, daß bei einem Fünfzigjährigen, je nach der Lebensweise, 4 - 5 Kilo an unverdauten Substanzen fortwährend Darmgase erzeugen. Der Rekord in dieser Beziehung wird einem Amerikaner zugeschrieben, der 23 Kilo unverdauter Nahrungsreste mit sich schleppte.

Angesichts dieser Tatsachen wird deutlich, welch wichtige Rolle im Bemühen um Gesundheit, dem Darm zukommt.

"Da muß kein Speck, sondern Dreck weg!" soll der berühmte Kurarzt Dr. Franz X. Mayr in der ihm eigenen, burschikosen Art einem prominenten Klienten geantwortet haben, der "abspecken" wollte.

Fragen:

1. Leiden Sie unter Blähungen?
2. Leiden Sie unter Völlegefühl?
3. Benötigen Sie reichlich Toilettenpapier, mehr als 5 Blatt?
4. Ist Ihr Stuhl öfters breiförmig oder zu fest?
5. Weicht die Farbe Ihres Stuhles manchmal von der Normalfärbung ab?
6. Schwitzen Sie übermäßig?
7. Leiden Sie unter Streß?
8. Fühlen Sie sich häufig sauer?
9. Haben Sie manchmal saueres Aufstoßen?
10. Fallen Ihnen manchmal Hautveränderungen auf (Farbe, Festigkeit) ?
11. haben Sie oft wirre Träume?
12. Stehen Sie auch nach einer ausgeruhten Nacht wie gerädert auf?

Je mehr Fragen Sie mit ja beantworten, um so mehr bestätigt sich der Verdacht, daß Sie unter Verdauungsproblemen leiden.

Wie recht er hatte, beweisen immer wieder Erfolge mit Patienten, bei denen nicht versäumt wurde, den Darm als Kernstück gesunden Wohlbefindens in die Therapie einzubeziehen.

Königsweg zur Gesundheit

Um verständlich zu machen, warum unser Verdauungssystem so leicht zu stören ist, und wie Störungsfolgen sich im Organismus auswirken, soll zunächst erläutert werden, wie das System im allgemeinen funktioniert.

Am wichtigsten ist der Darm

Der menschliche Verdauungsapparat ähnelt einem Schlauchsystem, das mit den Lippen anfängt, sich durch den Körper abwärts windet und zwischen den Gesäßhälften mit dem Anus endet. Der Anfang, die Mundhöhle, dient zur Vorbereitung der Verdauung. Die Zähne zerkleinern, zwischen Zunge und Gaumen werden die Nahrungsbissen schluckgerecht geformt, und während des Kauens liefern zahlreiche Drüsen verschiedene Speichelqualitäten, um die Nahrung zu durchfeuchten und wenn nötig, darin enthaltene Reizstoffe zu verdünnen.

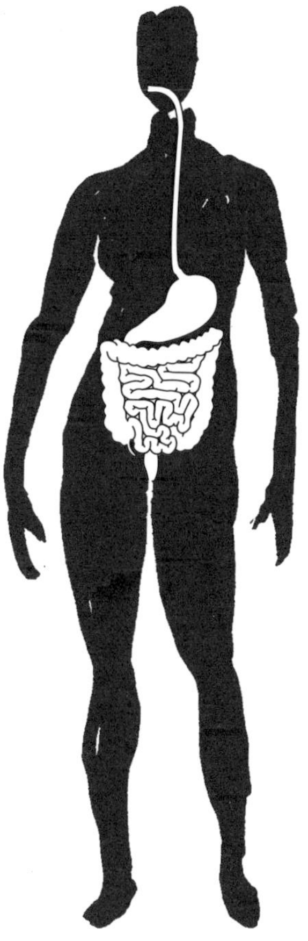

Hier muß eingefügt werden, daß es zur schlechten Gewohnheit geworden ist, hastig zu essen, wenig zu kauen und folglich dem anschließenden Teil des Verdauungsweges mehr zuzumuten, als er eigentlich leisten soll. Trockene, zu wenig gekaute Bissen gleiten rauh durch den Schlund und verursachen verschiedene Probleme, angefangen von Würgereizen über Luftschlucken bis zur Säureüberflutung im Magen. Wird nun noch zusätzlich zu der hastigen Essens- und Kauweise ein Getränk hinuntergestürzt, ist die Wirkung der Verdauungssäfte einschließlich des Speichels auf ein Minimum reduziert - eine Vorstufe zu größeren Problemen. Die Verdauungsstörung, ist damit programmiert.

Ausreichendes Kauen führt zur Veränderung der Eßgewohnheiten.

Im Zuge der vorbereitenden Verdauung im Mund wird die Speise in Richtung Schlund geschoben, und im rückwärtigen Teil der Mundhöhle entsteht durch Zusammenspiel von Muskeln ein Schluckreflex, der den Bissen ruckartig aufnimmt und hinabschiebt. Es wird ein sekundenschneller Transport zum Mageneingang bewirkt, der sich im Normalfall zugleich mit der letzten Schluckwelle öffnet. Der Eingangsmuskel des Magens hat die Aufgabe, schädliche Substanzen, zum Beispiel ätzende Flüssigkeiten, durch krampfartiges Zusammenziehen fernzuhalten. Umgekehrt verhindert er bei lebhaften Verdauungsbewegungen das Zurückfließen des Mageninhalts in die Speiseröhre.

Ruhe/Konzentration/Entspannung unterstützt die Arbeit des Verdauungstraktes

Wer sich mit überfülltem Magen zur Nachtruhe begibt, kann erleben, daß der Magen dem inneren Druck nachgibt und den Schläfer mit einer sauren Kostprobe des Mageninhaltes unsanft (auf)weckt.

Der Magen bildet einen durch kräftige Schließmuskeln begrenzten, birnenförmigen Hohlraum, der sich bei Nahrungsaufnahme dehnt und im entleerten Zustand zusammenzieht. Beim Erwachsenen beträgt sein Fassungsvermögen 1,6 bis 2,4 Liter, wobei der aufwärts gewölbte Magengrund, der als halbkugelförmige Kuppel dem Zwerchfell anliegt, meist Luft enthält, die beim Essen mitgeschluckt wurde.

Der Magen und seine vielfältigen Funktionen

Die Magenwand setzt sich aus mehreren Schichten zusammen. Innen ist sie mit einer sehr faltenreichen Schicht ausgekleidet, die aus unzähligen Drüsen verschiedene Verdauungssäfte absondert. Außen besteht sie aus einer robusten Kombination von Muskeln, die sich bei der Verdauungstätigkeit in rhythmischen Abständen von etwa zwanzig Sekunden zusammenziehen und dadurch die knetende und mischende Eigenbewegung des Magens steuern.

Sobald der Mageninhalt genügend aufgeweicht und für die weitere Verdauung im Dünndarm vorbereitet ist, wird er nach und nach abwärts, dem Pförtnermuskel (Pylorus) am Magenausgang zugeschoben und in den Zwölffingerdarm weiterbefördert. Für den reibungslosen Ablauf dieser Funktion sorgen hochsensible Nerven, die in den Wänden des Verdauungssystems aktiv sind.

Der Magen braucht etwa 1 - 4 Stunden, um gut gekaute Nahrung zur weiteren Verdauung vorzubereiten. Ungenügend gekaute Speisen, die uns schwer im Magen liegen, werden bedeutend länger zurückgehalten, was aber nicht bedeutet, daß sie dadurch besser verarbeitet werden. Die fehlenden Sekrete der Mundspeicheldrüsen kann der Magen nicht ersetzen.

Kohlehydrate:	½ - 1 Std.
Protein:	1 - 2 Std.
Fette:	2 - 4 Std.

Während der Magen die für seine Arbeit nötigen Säfte, speziell Salzsäure, selber produziert, stehen dem Darm zusätzlich zu den eigenen Verdauungssäften die Sekrete zahlreicher Drüsen zur Verfügung. Die größten, Leber und Bauchspeicheldrüse (Pankreas), sind zwar außerhalb des Darms angesiedelt, aber ihre Säfte unterstützen die Verdauung entscheidend.

Einzig das ebenfalls aus der Bauchspeicheldrüse stammende INSULIN gelangt nicht in den Darm, sondern auf speziellen Wegen direkt ins Blut.

Längenverhältnis Darm-Mensch

Weil der erste Dünndarmabschnitt, das Duodenum, mit etwa 30 cm Länge das Maß von zwölf Fingerbreiten aufweisen soll, bekam es die Bezeichnung "Zwölffingerdarm". Der Name geht auf den griechischen Arzt Herophilos zurück, der im 4. Jahrhundert v.Chr. in Alexandria lehrte, wo Fingerbreiten, ähnlich wie Ellen, eine Maßeinheit darstellten. Überhaupt muß man Längenangaben, soweit sie den Darm betreffen, skeptisch aufnehmen, da der lebende Darm unter einer Spannung steht, die beim leblosen nicht vorhanden ist. Eine exakte Messung des lebenden Darms ist nicht möglich, so daß man auf das Längenmaß des leb l o s e n Darms angewiesen ist.

Für unsere Darstellung interessiert weniger die effektive Länge der Darmabschnitte als ihr Größenverhältnis zueinander. Der Dünndarm einschließlich des Zwölffingerdarms ist etwa vier- bis fünfmal so lang wie der Dickdarm, der ungefähr 1 ½ Meter mißt.

Dieses Maßverhältnis deutet an, daß die Hauptlast der Verdauungsarbeit im Dünndarm bewältigt wird. In seinem obersten Teil, dem Zwölffingerdarm, wo die Ausführungsgänge von Leber und Bauchspeicheldrüse einmünden, wird der Speisebrei mit den Säften des Zwölffingerdarmes angereichert. Galle und Pankreasfermente werden hinzugemischt, und durch Eigenbewegungen wird der Inhalt schubweise durch das Labyrinth der Darmschlingen abwärts befördert.

Auf diesem Wege wird der Nahrungsbrei nicht nur zunehmend verflüssigt, seine Bestandteile werden auch chemisch weitgehend verändert. Mit Hilfe der Verdauungssäfte müssen die kompliziert gebauten Moleküle, aus denen fast alle Lebensmittel bestehen, in chemisch einfachere Verbindungen zerlegt werden, weil die Darmwände sie nur in dieser Form aufsaugen und dem Blutkreislauf zuführen können.

Die Verdauungsfläche des Darms entspricht etwa der Größe eines Fußballplatzes

Durch die überaus lebhafte Verdauungstätigkeit des Dünndarms wird beim gesunden, gut kauenden Menschen die Nahrung so vollständig ausgenutzt, daß am Ende nur noch unverdauliche Rückstände übrig sind. Sie werden in der letzten Dünndarmschlinge gesammelt, bis die dort absperrende Schleimhautfalte (Bauhin'sche Klappe) die Passage in den Dickdarm freigibt. Sie wirkt als Ventil, das nur in Richtung Dickdarm durchlässig ist und erfüllt damit eine wichtige Funktion, so daß bei einem Stau im Dickdarm (Verstopfung) ein Rückfluß in den Dünndarm nicht möglich ist.

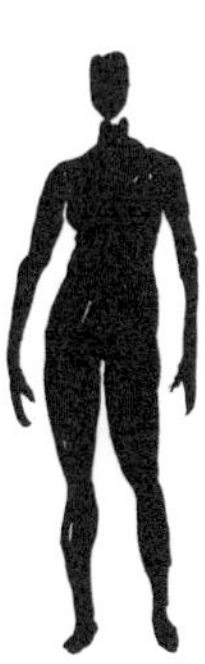

Wenn Magen und Dünndarm normal gearbeitet haben, bleibt es Aufgabe des Dickdarms, die bisher unverdaulichen Reste noch zu verwerten, sie zu entwässern und auszuscheiden. Dafür besitzt er drei fast gleichgroße Abschnitte, die girlandenförmig um das Gewirr der Dünndarmschlingen angeordnet sind. Sein aufsteigender Teil (Colon ascendens) führt an der rechten Bauchseite zur Leber empor. Dort biegt er nach links ab und bildet unterhalb des Magens, leicht durchhängend, den Querdarm (Colon transversum), der in Richtung zur Milz verläuft, um von dort mit dem absteigenden Teil (Colon descendens), der sich als Mastdarm und Rektum fortsetzt, nach außen zu führen.

Unmittelbar bei der Bauhin'schen Klappe, befindet sich am aufsteigenden Teil, der nach unten hin sackartig verschlossene, etwa 5 - 8 cm lange Blinddarm, an den sich fingerförmig der so oft entzündete Wurmfortsatz anschließt.

Früher war man der Meinung, Blinddarm und Wurmfortsatz seien entwicklungsgeschichtliche Relikte, die am besten entfernt würden. Heute wissen wir, daß beide im Innern eine große Anzahl an Lymphdrüsen enthalten, die als Teile der körpereigenen Abwehr unschätzbare Dienste leisten. Für seine besonderen Aufgaben sind alle Teile des Dickdarms, ausgenommen das Rektum, mit einer Ringfaserschicht ausgestattet, die ihn in sackartige Abschnitte (Haustren) unterteilt und ihm ein gerafftes Aussehen verleiht. Außerdem gibt es drei in Längsrichtung verlaufende Bänder (Tänien), die ein ruckartiges Zusammenziehen der Haustren bewirken können, was zum Weitertransport des Darminhalts führt. Diese mechanischen Bewegungen werden durch Aktivitäten der inneren Schleimhautschicht ergänzt, die spezielle Verdauungssäfte absondert und die jeweils erst hier verwertbaren Stoffe aufnimmt. Zum Aufschließen des Zelluloseanteils der Nahrung kann hier allerdings ebensowenig beigetragen werden, wie in den vorangegangenen Verdauungsabschnitten. Unser Organismus produziert kein Enzym, das in der Lage wäre, Zellulose abzubauen. Sie durchwandert den Verdauungstrakt ungenutzt, jedoch nicht ohne Nutzen. Ihre Unverdaulichkeit bewirkt mechanische Reize, worauf der gesunde Darm mit Bewegungen antwortet, die für den Verdauungsvorgang unerläßlich sind.

Wie lange dauern die Stationen?

Mund:	1 Minute
Speiseröhre:	30 Sekunden
Magen:	1 - 4 Stunden
Dünndarm:	2 - 4 Stunden
Dickdarm:	10 Stunden bis mehrere Tage

Der Blinddarm leistet unschätzbare Dienste

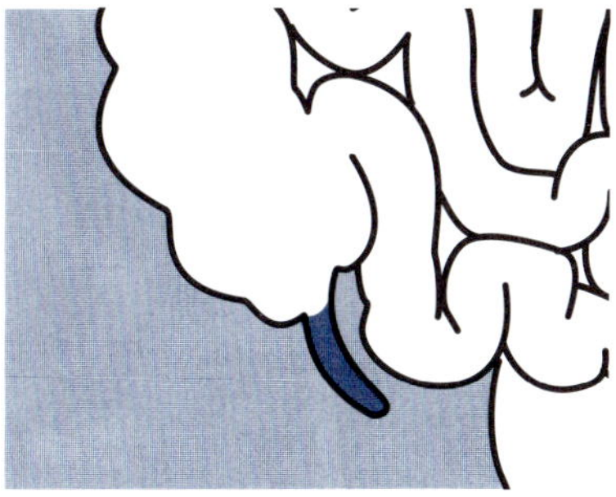

Ballaststoffe und Zellulose sind nützlich für den gesunden, schädlich für den kranken Darm

Pflanzliche Kost bewirkt Gärungsprozesse

Tierische Kost bewirkt Fäulnisprozesse

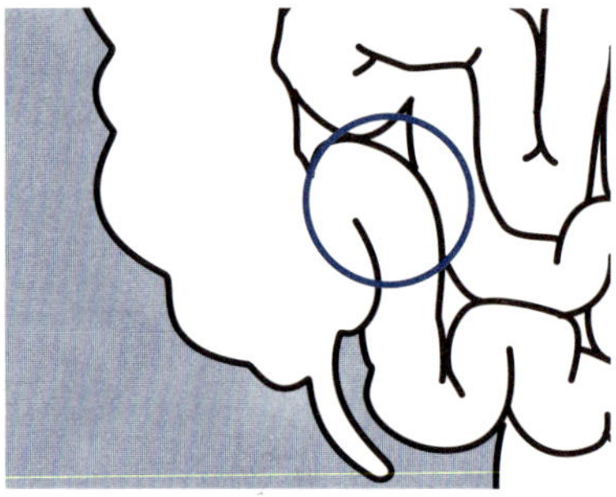

Der Dickdarm, speziell sein sackförmig gestaltetes Anfangsstück, der Blinddarm, ist unser Organ für den Abbau schwerverdaulicher Ballaststoffe. Aus dem Dünndarm eintreffender Nahrungsbrei, der größtenteils aus solchem Material besteht, wird durch rückläufige Bewegungen des aufsteigenden Dickdarms am Weiterfließen gehindert und im Blinddarm zurückgehalten. Mit seiner besonders reich und vielfältig angesiedelten Darmflora stellt er einen idealen Fäulnis- und Gärtopf dar. Quasi eingestampft, durchlaufen die schwerverdaulichen Substanzen hier unter Einfluß von Fäulnisbakterien hochwirksame Abbauprozesse. Hierbei wird die Zellulose aufgeschlossen und der Inhalt ihrer Zellen für die Verwertung in den tieferen Abschnitten des Dickdarms vorbereitet. Der Wurmfortsatz (Appendix) des Blinddarms ist lebhaft an diesen Vorgängen beteiligt. Als Lymphorgan entsendet er Wanderzellen (Histiozyten), die sich dem Speisebrei beimischen, um giftige Nebenprodukte der Abbauvorgänge durch Verzehren (Phagozytose) zu vernichten. Damit erfüllt der Appendix am Entstehungsort gefährlicher Gifte eine ähnliche Aufgabe, wie die Mandeln im Mundbereich. Ebenso wie sie, ist er weder überflüssig noch als verkümmerndes Überbleibsel der Entwicklung anzusehen. Zumindest der Naturheilkunde ist seine unersetzliche (!) Bedeutung im Abwehrsystem des Körpers gegen gesundheitsfeindliche Organismen bekannt.

Beginn des Problems im Dickdarm:
Vom Gärtopf oder der Fäulnisecke, zu Entzündung und Krebs

So leicht sich das niederschreibt, so folgenschwer können Störungen im Beziehungsgeflecht der Darmflora sich hier auswirken. Während der Speisebrei bisher fortwährend in Bewegung war und seine groben, unverdaulichen Bestandteile im Fließen mitbefördert wurden, verharren sie jetzt, weitgehend eingedickt, unbewegt und in Gärung oder Fäulnis befindlich, viele Stunden, manchmal sogar Tage, in der Tiefe des Blinddarms.

Dieser Zustand tritt ein, wenn im Blinddarm ausgegorene Bestände nicht abgerufen werden, weil die unteren Teile des Dickdarms durch Stuhlverstopfung überfüllt sind. In diesem Stau können die Abwehrkräfte das nun ausufernde Übermaß an Giftstoffen nur unzulänglich beseitigen. Unter dem Gasdruck gärender oder faulender Substanzen kann ein Reibungseffekt an den Darmwänden hinzukommen, der sie beschädigt, so daß ein Teil der Gifte auf diesem Weg noch leichter ins Blut gelangt.

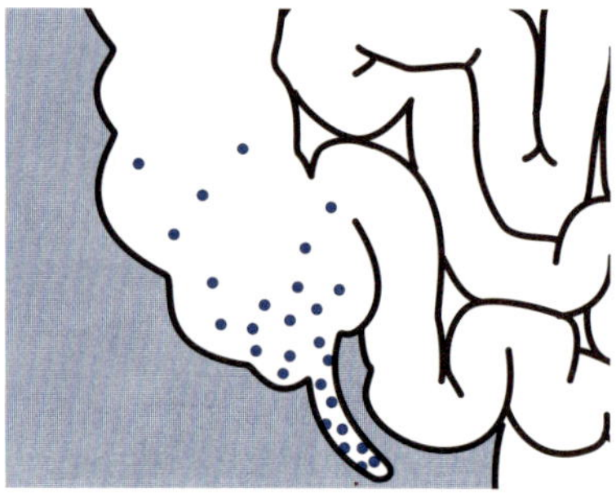

Unser ganzer Verdauungstrakt ist myriadenfach von Bakterien besiedelt, die mit dem Menschen in Lebensgemeinschaft (Symbiose) leben und beim Aufschließen der Nahrung eine nicht unbeträchtliche Rolle spielen. Außerdem schützen sie durch ihre keimtötende Wirkung vor vielen Krankheiten.
Allerdings hängt das Schicksal krankmachender Keime auch von den sonstigen Bedingungen ab, die sie im Körper vorfinden. Die meisten werden erst bei Temperaturen unter 20° C aktiv. Mithin gehen sie in unserer fast doppelt so hohen Körpertemperatur von etwa 37° C zugrunde. Soweit sie säureempfindlich sind, macht das salzsaure Milieu im Magen ihnen schnell den Garaus, und wenn sie zum Leben Sauerstoff benötigen, der in den tieferen Darmabschnitten nicht vorhanden ist, ersticken sie spätestens im Dünndarm.
Andere wiederum, die sich im saueren Mageninhalt prächtig entwickeln, können im alkalischen Umfeld des Dünndarms nicht überleben. Kurz, die unermeßliche Zahl an Keimen, die wir täglich mit unserer Nahrung aufnehmen, wird zum allergrößten Teil durch ungünstige Bedingungen im Körperinneren vernichtet.

Bakterien, die uns nützen und schützen

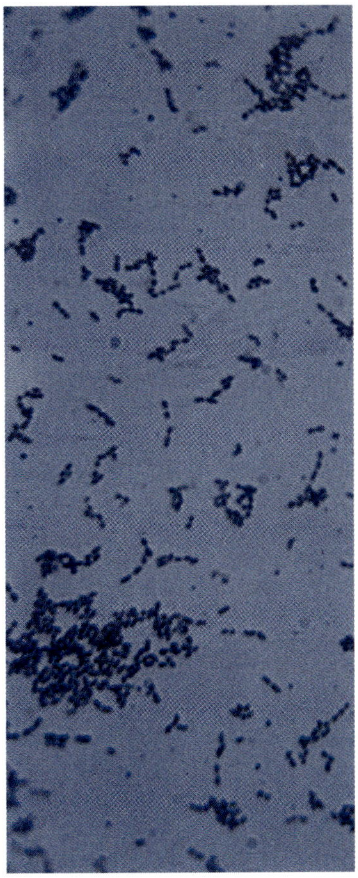

Die mit dem Menschen in Symbiose lebenden Bakterien (Symbionten) werden von dem eher zufälligen Auftreten der mit der Nahrung eingeschleppten Fremdlinge kaum berührt. In unterschiedlicher Dichte und vielerlei Arten besiedeln sie als beständig bleibende (residente) Darmflora die Schleimhäute des Verdauungssystems in wohlabgestimmter Harmonie.

Gesunde Darmflora ist lebenswichtig

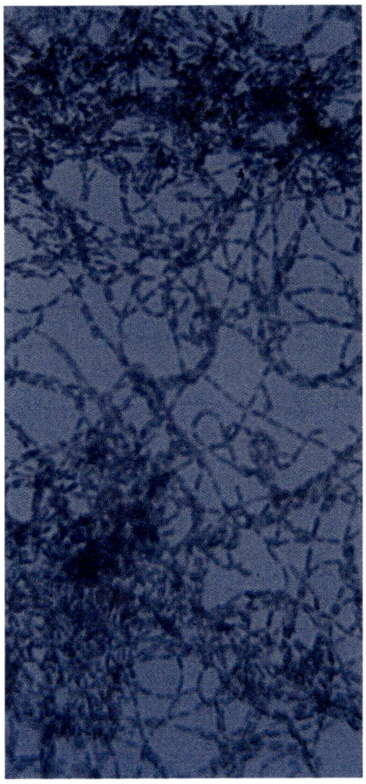

Eine auf Sauerstoff angewiesene (aerobe) Bakterienflora lebt in Mundhöhle, Speiseröhre und Magen, während anaerobe Arten, die nur in Abwesenheit von Sauerstoff gedeihen können, die unteren Dünndarmabschnitte und den Dickdarm bevölkern. In der Übergangszone, dem Zwölffingerdarm und oberen Dünndarm, wo der Gehalt an Sauerstoff abnimmt, sind beiderlei Arten in geringerer Anzahl anzutreffen. Außer der residenten Darmflora gibt es noch vorübergehend anwesende (passagere) Keime, denen das Klima im Verdauungskanal zwar zusagt, aber da sie sich im gesunden Darm wegen der dort fest angesiedelten Konkurrenz nicht ausbreiten können, werden sie mit der Verdauung wieder ausgeschieden. So schützt die Symbiontenflora vor Fremdbesiedelung und wirkt zugleich als natürliches Desinfektionsmittel gegen Krankheitskeime.

Aus alldem geht hervor, daß die mit unterschiedlichen Aufgaben befaßten Abschnitte des Verdauungsweges mit ebenso verschieden wirksamen Symbionten besiedelt sind. Im Mund leben anders orientierte Keime als im Magen. Die im oberen Dünndarm (Jejunum) befindliche Darmflora unterscheidet sich stark von derjenigen im unteren Abschnitt (Ileum), und jenseits der Bauhin'schen Klappe, wo der Dickdarm als Blinddarm beginnt, sind wiederum anders geartete Mikroben anzutreffen.

Im gesunden Organismus, wo jeder Verdauungsabschnitt mit den für seine Aufgaben notwendigen Symbionten besiedelt ist, haben krankmachende Keime kaum Chancen sich anzusiedeln oder auszubreiten.

Anders verhält es sich beim Verdauungsgestörten. Aus vielerlei Gründen, die hauptsächlich auf ungesunder Ernährung beruhen, ist die Zusammensetzung seiner Darmflora verändert. Lebenswichtige Symbionten sind von körperfeindlichen Keimen verdrängt, und da das biologische Gleichgewicht dadurch abhanden gekommen ist, funktioniert die Verwertung der Nahrung nicht mehr optimal. Durchfälle und Verstopfung wechseln nicht selten einander ab, und zudem hat der Darm seine Schlüsselfunktion in der körpereigenen Abwehr weitgehend eingebüßt.

Dieser Verlust macht den Betroffenen für vielerlei Beschwerden anfällig und ruft nicht selten Symptome hervor, die mehr oder weniger harmlose Krankheiten vortäuschen und damit den Blick für die wirklichen Ursachen verstellen.

Welche Symptome und Erkrankungen können durch ihr Auftreten tieferliegende Ursachen verdecken?

- Blähungen, Durchfall, Verstopfung,
- Vitalitätsverlust, Abgeschlagenheit, Müdigkeit,
- Nervosität, Hyperaktivität, Trägheit,
- Angstzustände, Depressionen, Antriebslosigkeit,
- Schlaflosigkeit und andere Schlafstörungen,
- Hautveränderungen jeglicher Art,
- Allergische Erscheinungen,
- Zahnfleischbluten, Zahnverfärbungen,
- Migräne,
- Hoher/niedriger Blutdruck,
- Immunschwäche, Erkältungskrankheiten,
- Funktionsstörungen von Organen bis hin zu chronisch entzündlichen und degenerativen Erkrankungen

Was der Verdauungstrakt leisten muß

Ein Thema, um Bände zu füllen! Für unseren Zweck genügt es, die Fakten aufzuzählen und knapp zu umreißen.

- Alle Bestandteile der Nahrung werden auf dem Verdauungswege zerlegt. Die Verwertung von stärkehaltigen Produkten, wie zum Beispiel Weißbrot, beginnt bereits im Mund. Seine Speicheldrüsen halten mehrere Enzyme, zum Beispiel Amylase dafür bereit. Im Magen wird dieser Vorgang fortgesetzt, und Pepsin, ein Enzym der Magenschleimhaut, leitet die Zerlegung der Eiweißsubstanzen ein. Zudem erzeugt der Magen durch Salzsäure ein Milieu, in dem alle unnützen Keime zugrundegehen.

- Besondere Drüsen im Magenfundus und im oberen Teil des Duodenums, produzieren zudem ein Ferment (Glykoprotein), das für die Aufnahme von Vitamin B_{12} unerläßlich ist.

  Wenn dieses Ferment fehlt, zumeist in der zweiten Lebenshälfte, entsteht perniziöse Anämie, eine ernste, aber behandelbare Blutarmut mit vielerei Nebenerscheinungen.

- Schließlich besitzt der Magen eine "Schnellstraße" für flüssige Nahrung, die an den noch unverdauten Speisen vorbei, direkt zum Pförtner und damit in den Dünndarm fließt. Dieser Schnellweg ist normalerweise nur für Getränke mit Körpertemperatur passierbar. Wer mit großen Mengen kalter Flüssigkeiten (Bier) den Durchlaß trotzdem erzwingt, riskiert damit, sich Magen und Gedärme zu erkälten. Auf Dauer bezahlt der Zecher das mit einem "Bierbauch", worauf später noch zurückzukommen sein wird.

- Sobald aus dem Magen vorverdaute Nahrung ins Duodenum abfließt, bewirkt sie dort das Hervorquellen des Gewebehormons SEKRETIN. Es regt die Produktion von Verdauungssäften der Bauchspeicheldrüse (Pankreas) an, die sich nun am weiteren Abbau von Eiweißstoffen (Proteinen), Fetten und Kohlehydraten beteiligen.

- Außer den Säften der Bauchspeicheldrüse ist zur Fettverdauung auch Galle nötig. Sie entstammt der Leber und ist in der Gallenblase gespeichert. Von dort gelangt sie, zusammen mit den Pankreassäften, durch einen gemeinsamen Ausführungsgang ins Duodenum, wo sie dem schon weitgehend vorverdauten Nahrungsbrei zugemischt, ihren Beitrag zur Fettverdauung leistet.

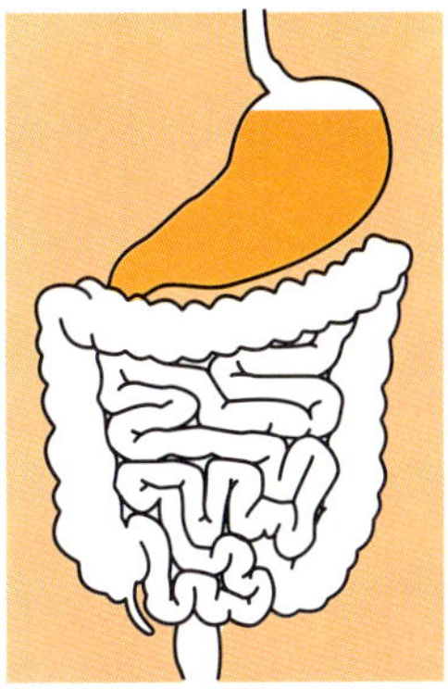

1. 8^{00} Frühstück
Der Speisebrei befindet sich etwa 1-2 Stunden im Magen.

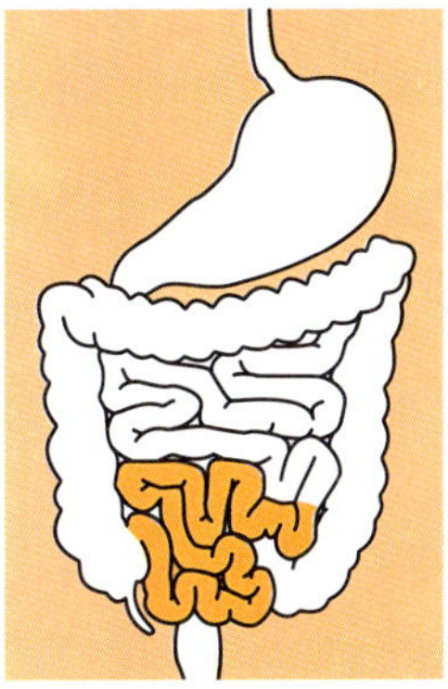

2. 12^{00} Die Nahrung hat den oberen Teil des Dünndarms passiert und befindet sich am Eingang zum Dickdarm

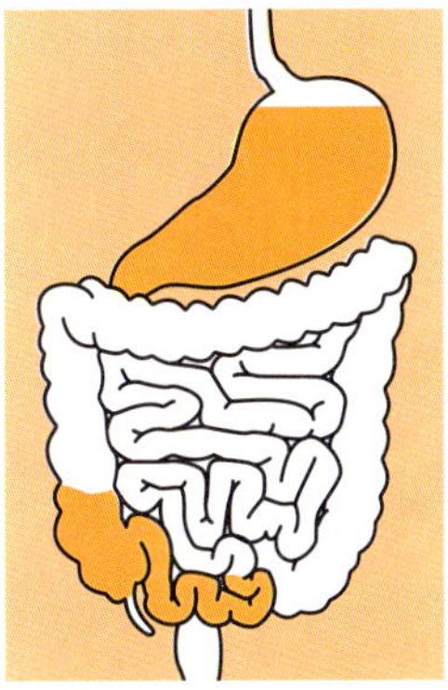

3. 13^{00} Der Magen erhält das Mittagessen, der Speisebrei befindet sich am Eingang zum Dickdarm.

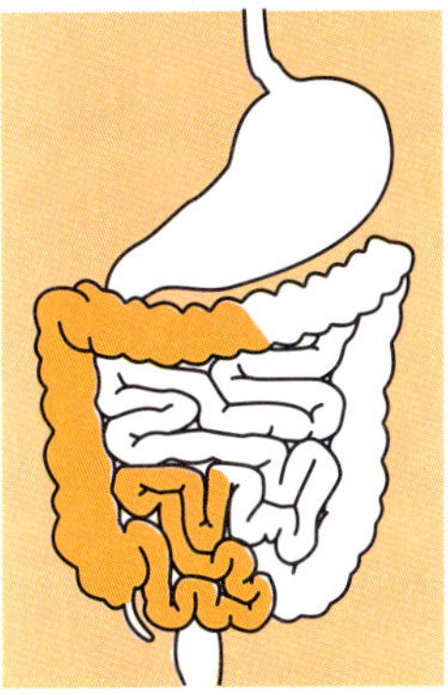

4. 17^{00} Das Frühstück befindet sich in der Biegung und im querliegenden Dickdarm, Mittagessen schließt an.

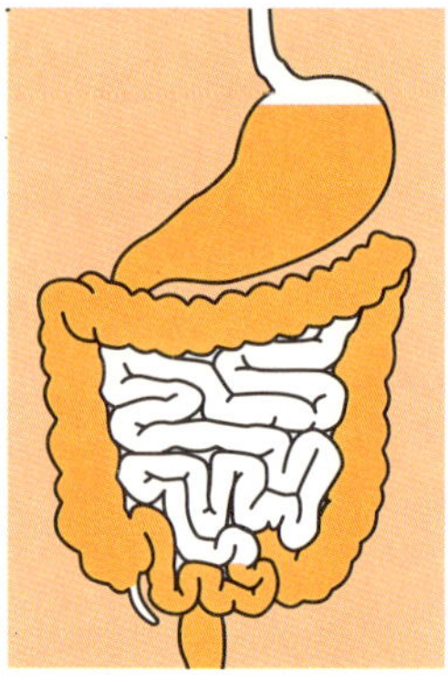

5. 19^{00} Das Abendessen befindet sich im Magen, Frühstück und Mittagessen füllen den Dickdarm aus.

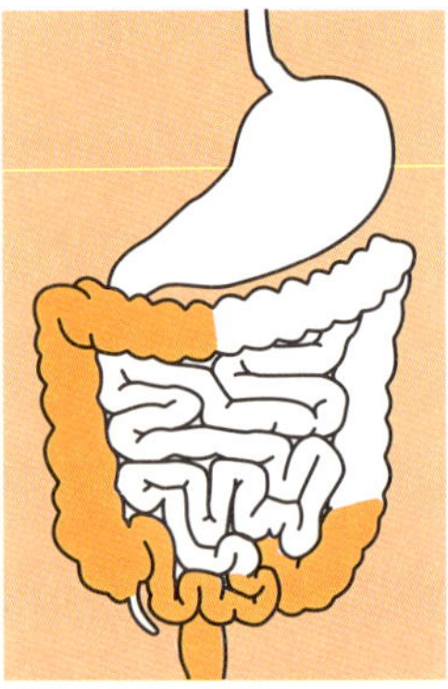

6. 24^{00} Frühstück wurde (vor 4 Std.) ausgeschieden. Mittagessen befindet sich am Ende des Dickdarms, Abendessen am Anfang des Dickdarms.

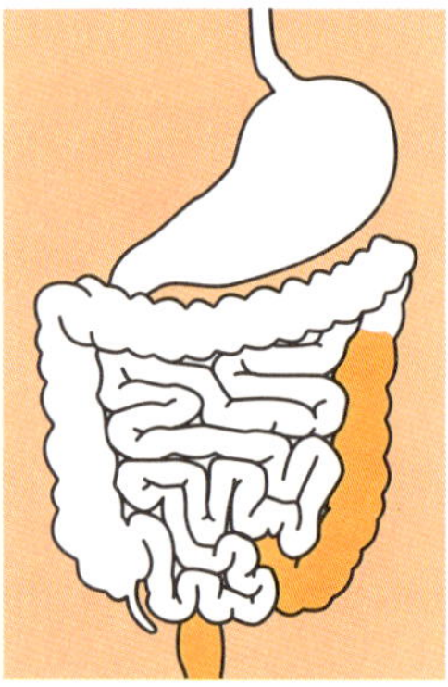

7. 7^{00} Mittagessen und Abendessen stehen vor der Ausscheidung.

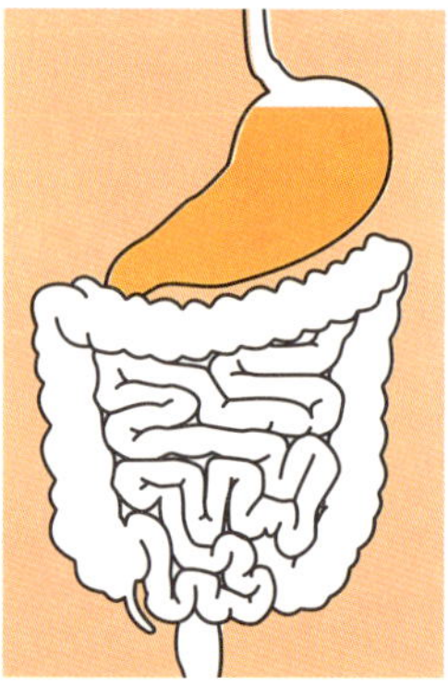

8. 8^{00} Frühstück
Nahrungsreste des Vortages haben den Körper nach 24 Stunden verlassen.

- All diese Vorgänge sind nötig, weil der menschliche Organismus die ihm zugeführte Nahrung, Kohlehydrate, Eiweiß (Protein) und Fett, nicht ohne weiteres verwenden kann. Sie müssen vollständig abgebaut, in ihre Grundbestandteile zerlegt und dann neu zusammengesetzt werden. Aus den Kohlehydraten entsteht Traubenzucker, den die Leber weiter verarbeitet. Eiweiß wird in Aminosäuren, seine kleinstmöglichen Bestandteile, zerlegt, bevor es der Leber zum Umbau und zur Entgiftung zugeführt werden kann. Fett wandert, je nach seiner Zusammensetzung verschieden aufgespalten, über den Lymphstrom ins Blut und wird als Energiereserve gespeichert.

- Im Dickdarm werden die noch unverdauten Nahrungsreste, hauptsächlich Zellulose, mit Hilfe von Fäulnisbakterien weiter abgebaut und durch Wasserentzug eingedickt (daher der Name). Was dann noch übrig ist, Schlacken und Giftstoffe, die beim Abbau der Nahrung entstanden sind, gelangt bei einem gesunden Darm über Mastdarm und Rektum nach außen.

Demnach erfüllt der Verdauungstrakt zweierlei Aufgaben: Nahrung aufzuschließen, damit der Organismus sie zur Energiegewinnung verwenden kann, und Nahrung zu entgiften, damit sie uns nicht krank macht. Das Rüstzeug dafür ist von der Natur so angelegt, daß jede Funktion auf der vorherigen aufbaut. Was anfangs versäumt wurde, zum Beispiel gründliches Kauen, kann nicht später nachgeholt werden. Magen und Gedärme können zwar chemisch abbauen, aber was die Zähne nicht zerkleinert haben, wandert nur halbverdaut nach außen.

In geringem Umfang, und eigentlich nur indirekt über Aktivitäten der Darmflora, werden im Verdauungstrakt auch Vitamine produziert. Der Tagesbedarf besteht in unvorstellbar winzigen Mengen. Erst wenn sie fehlen, fällt der Mangel durch Symptome auf, die kaum anderswo, als in gut geleiteten Naturheilpraxen erkannt und in ihren Ursachen richtig beurteilt werden.

Im Blinddarm nebst Wurmfortsatz (Appendix) und im unteren Dünndarm erfüllen zahlreiche Lymphknötchen wichtige Aufgaben des Immunsystems. Die von ihnen entsandten Wanderzellen (Histiozyten) tragen wesentlich zur Entgiftung bei, besonders wenn die Gaumenmandeln (Tonsillen) entfernt wurden und der Appendix deren Aufgaben mit übernehmen muß.

Verdauungsstörungen

Es handelt sich um weit verbreitete Unpäßlichkeiten, die meistens nicht ernstgenommen werden, weil sie anfangs nicht wehtun. In der Regel entstehen sie, wenn dem Magen zuviel oder falsche Kost ohne ausreichendes Kauen zugemutet wurde.

Gifte aus Umwelt und Nahrung gelangen in den Verdauungskanal

Mitunter führt das zur kürzesten und radikalsten Form der Verdauungsstörung, die das Problem, ohne ernsthafte Folgen, mit einem einzigen Schlag zu lösen vermag: zum Erbrechen. Ein seltener Alarmvorgang, bei dem das Brechzentrum im Gehirn eine Anzahl Muskeln in rascher Folge ruckartig reagieren läßt. Am Ende entledigt der Magen sich seines Inhalts, indem er ihn, der Schwerkraft entgegen, unter heftigem Zucken in die Speiseröhre zurückschießt und durch den Mund hinausschleudert.

Folge: Verdauungsstörungen!

Mit dem überstandenen Schrecken und einem miserablen Geschmack auf der Zunge ist diese Art von Störung in der Regel behoben, und nach einer kleinen Pause nimmt der Magen wieder willig an, was ihm zugeführt wird.

Ernsthafte Verdauungsstörungen, die sich jedoch weitgehend unerkannt einschleichen, entstehen vielfach durch Ernährungsfehler, die zur Gewohnheit geworden sind, oder wenn krankhaft veränderte Teile des Verdauungstraktes ungenügend funktionieren. Dabei kann es sich, mit unzähligen Übergangsformen, um zu schnelles oder zu träges Durchschleusen der Nahrung handeln. In extremen Situationen sprechen wir von Durchfall (Diarrhöe) oder Stuhlverstopfung (Obstipation).

Durchfall und Verstopfung

Beide Extreme sind ernstzunehmen, denn auf die Dauer beeinträchtigen sie in höchst bedenklichem Maße Gesundheit und Wohlbefinden.

Meist beginnen Verdauungsstörungen durch zu hastig verschlungene Speisen, die dann "schwer im Magen liegen". Ungenügend eingespeicheltes Brot, unzerkaute Fleischbrocken, mangelhaft zerkleinertes Obst, um nur einige Beispiele zu nennen, können von den Magensäften zwar oberflächlich angedaut, aber nicht so verarbeitet werden, wie es für den weiteren Abbau im Dünndarm nötig wäre. Anderseits ist die Widerstandskraft des Magens begrenzt. Seine Säfte fließen nicht unerschöpflich, die Muskulatur ermüdet mit der Zeit, und der Magen stellt seine Tätigkeit vorübergehend ein. Was er nicht sofort verdauen konnte, bleibt erst einmal liegen, denn der Magenausgang (Pylorus) ist für grobe Nahrung normalerweise nicht passierbar.

Folgenschwerer Fehler: ungenügendes Kauen

Wie Verdauungsstörungen sich entwickeln

Erstsignale gestörter Verdauung: Rülpsen und Mundgeruch

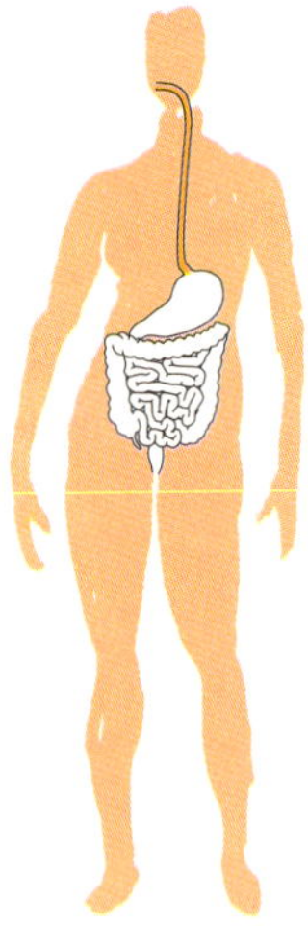

Speiseröhre

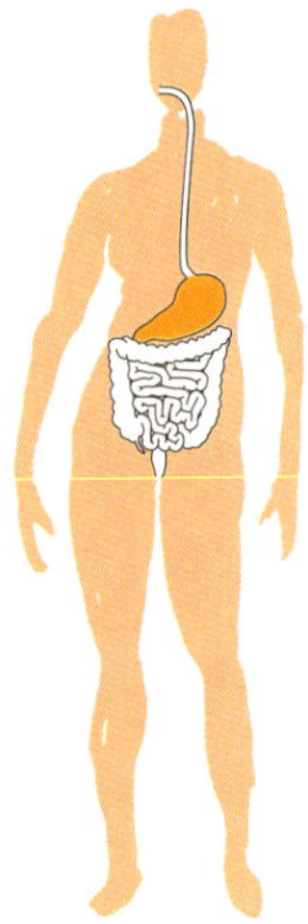

Magen

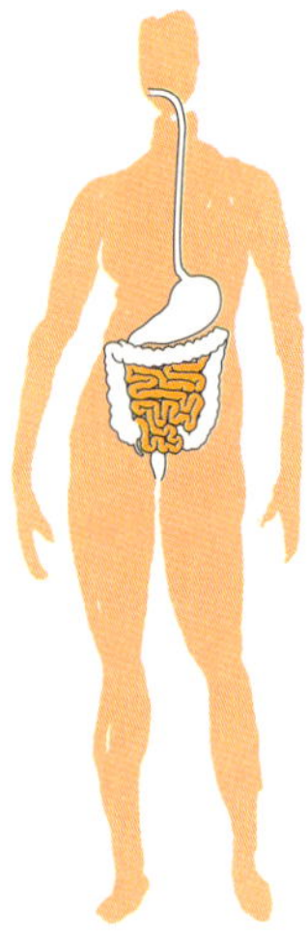

Dünndarm

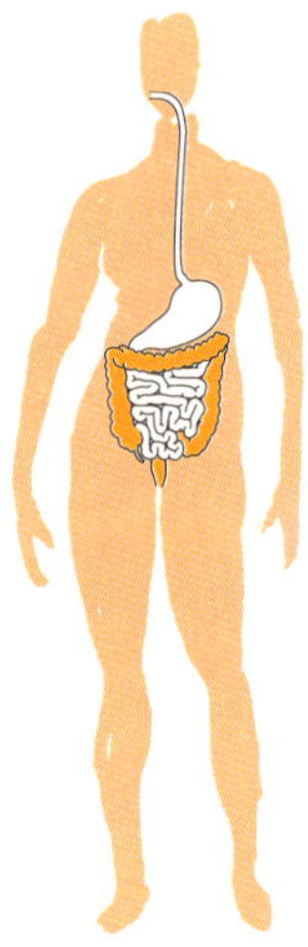

Dickdarm

Medikamentöse Blockade bei Durchfall weitestgehend vermeiden, da es sonst zu einer Schädigung von Darm und Organismus kommt!

So stauen sich angedaute Speisen in dem feuchtwarmen Klima. Eiweißhaltige Substanzen beginnen zu faulen, wenn die Magensäure nicht ausreicht, um sie eine Zeitlang zu konservieren, und Kohlehydrate gehen in Gärung über. Dabei entstehen, teils gasförmig, teils flüssig, unerwünschte Zersetzungsprodukte. Der Innendruck im Magen steigt an, und ein Teil der Gase entweicht mit saurem Aufstoßen (Rülpsen) und Mundgeruch, den ersten Anzeichen gestörter Verdauung.
Wenn die Muskelarbeit der Magenwände allmählich wieder einsetzt, gibt der Pylorus dem Arbeitsdruck schließlich nach, und der angedaute, zum Teil schon verdorbene Speisebrei fließt nach und nach in den Dünndarm ab.
Das Gefühl, aufgebläht zu sein, läßt dadurch nach, der Magen wird wieder aufnahmebereit, wogegen der Dünndarm bestrebt ist, die unangenehmen, in Zersetzung befindlichen Substanzen der vorherigen Mahlzeit so rasch wie möglich loszuwerden.

In seinem oberen Abschnitt, dem Duodenum, kommen Galle und die Säfte der Bauchspeicheldrüse (Pankreas) hinzu. Mit lebhafter Peristaltik werden sie eilends beigemischt, und der halbverdaute, zunehmend widerwärtiger werdende Speisebrei wird durch das fünf bis sieben Meter lange Labyrinth der Dünndarmschlingen "schleuderhaft" und in hastigen Schüben abwärts befördert. Infolgedessen sind die Nährstoffe kaum ausgenutzt, wenn sie schließlich unverdaut, mit Fäulnisgiften und Gasen beladen, an der Bauhin'schen Klappe eintreffen, wo die Tätigkeit des Dickdarms beginnen müßte, der diese Fracht ebensowenig sinnvoll nutzen kann. Anstatt verflüssigten Speisebrei aufzusaugen und die unverdaulichen Ballaststoffe einzudicken, müssen seine Wände noch Schleim und Flüssigkeit beisteuern, um die Reizwirkung der in Gärung und Zersetzung befindlichen Substanzen zu mildern und ihr eiliges Ausscheiden - den Durchfall - zu fördern.

Die auf solche Weise ausgelöste Entleerung erfolgt meist plötzlich, nicht selten explosionsartig, und zu ungewohnter Zeit.

Abnormal flüssig, enthält sie auffallend übelriechende Substanzen, die völlig ungeeignet wären, auf dem normalen Verdauungswege, durch die Darmwände, in den Kreislauf zu gelangen.

So wichtig es ist, den Organismus mittels DURCHFALL von den giftigen Überbleibseln mangelhaft verdauter Nahrung zu befreien, so bedenklich ist der damit verbundene Verlust an Flüssigkeit. Indem der normal tätige Dickdarm dem Speisebrei Wasser entzieht, saugt er lebenswichtige Mineralien auf (Calcium, Magnesium), die in der Nahrung gelöst sind oder als Spurenelemente beständig zugeführt werden müssen. Solange der Durchfall anhält, fehlen diese Stoffe.

Darmträgheit und ihre Folgen

Die neuzeitliche Ernährungsweise bringt es mit sich, daß fast jeder Zweite - bewußt oder unbewußt - unter Darmträgheit und folglich über kurz oder lang an Stuhlverstopfung leidet.
Wie ist das zu erklären?

Wir schleusen zuviel vorverarbeitete Nahrung durch unser Verdauungssystem und ersparen ihm damit Arbeit, für die es von Natur aus angelegt ist. Darmträgheit sollte zunächst nicht als Krankheit, sondern als Folge eines Mißverhältnisses zwischen den Fähigkeiten des Darms und ihrer Inanspruchnahme gesehen werden.

Diese Aussage steht nur scheinbar im Gegensatz zu der im vorigen Abschnitt gerügten Gewohnheit, die Nahrung hastig zu verschlingen, anstatt sie durch gründliches Kauen für die Verdauung vorzubereiten. Hier ist die industrielle Vorverarbeitung gemeint, die der täglichen Kost wesentliche Bestandteile, nämlich Ballaststoffe, fortnimmt, bevor sie zum Verzehr gelangt.

Um gesund und leistungsfähig zu bleiben, muß der Verdauungstrakt nach jeder Mahlzeit mit echtem Verarbeiten beschäftigt werden. Wenn jedoch das "tägliche Brot" aus feinst vermahlenem Weizen-Auszugsmehl besteht, bleibt für Magen und Darm nicht viel zu tun, weil der Verdauungsreiz fehlt, den deftiges, aus grob vermahlenem Getreide gebackenes Vollkornbrot ausgelöst hätte.

Mit anderen Grundnahrungsmitteln, Hülsenfrüchten, Reis, vielen Gemüsen und zahlreichen Obstsorten, die als Industriekonserven auf den Tisch kommen, verhält es sich ebenso.

Beiläufig sei der Zucker erwähnt, der als Raffinade in chemisch reiner Form, des Gaumenkitzels wegen zugesetzt, vielfach nur zum Konservieren dient, aber als "leerer" Kalorienträger keinerlei Nährwert bietet. In anderem Zusammenhang werde ich noch darauf zurückkommen.

Inwiefern dies alles zu Darmträgheit und damit zu Stuhlverstopfung führt, wird verständlich, wenn man bedenkt, daß es sich nicht bloß um das Zurückhalten von Kot im unteren Teil des Dickdarms, also im Mastdarm, handelt, sondern um längerfristiges Ansammeln von Verdauungsrückständen in den Dickdarmabschnitten, die mit dem Blinddarm beginnen.

Ungesunde Nahrung

+

schlechte Eßkultur

↓

Krankheit

Lebende biologische Nahrung (Frischkost, Gemüse und Obst) hält den Darm in Bewegung

Tote Nahrung (Konserven, Fertigkost, keine Ballaststoffe) läßt den Darm erschlaffen und führt zu Stuhlverstopfung

Ein träger Darm wird fast immer zu spät erkannt

1
2

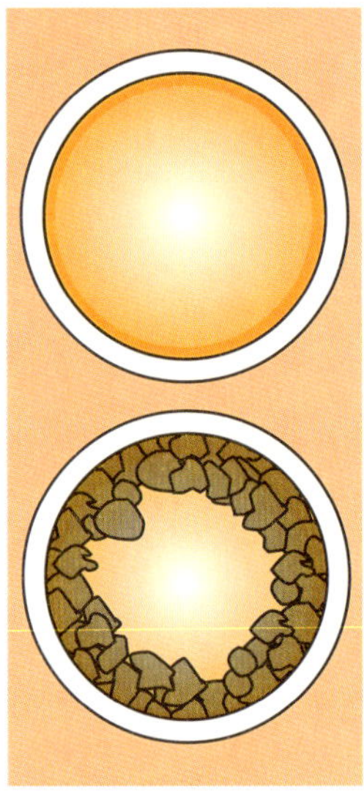

1) gereinigter Darm

2) verschlackter Darm

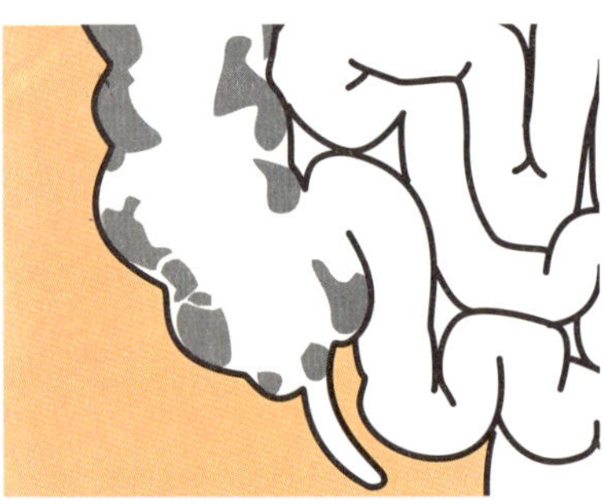

Stuhlverstopfung entsteht nicht von gestern auf heute !

Der aus Mangel an Beschäftigung schlaff gewordene Darm verliert weitgehend eine seiner wesentlichsten Fähigkeiten, nämlich die Kraft, sich selber zu reinigen. Während gesunde Darmwände nach dem Verdauen einer Mahlzeit dünnflüssige Sekrete absondern, um etwaige Überbleibsel aus den Falten herauszuspülen, findet im träge gewordenen Darm dieser Prozeß nicht mehr statt.

Mit den Jahren hinterläßt nämlich die verdaute Nahrung an den Darmwänden einen Überzug von schleimiger bis knorpelhafter Qualität, der nicht selten das Innenmaß des Darmrohrs auf die Hälfte seines natürlichen Durchmessers reduziert.

Dieser Zustand, der sich, vom Blinddarm angefangen, beständig weiterentwickelt und selten rechtzeitig erkannt wird, stellt ein Stadium der Stuhlverstopfung dar, dem mit Abführmitteln nicht beizukommen ist.

In diesem Milieu führt die an sich notwendige Darmflora (worüber an anderer Stelle eingehender gesprochen wird), ein viel zu üppiges Dasein. Dadurch behindert sie sowohl die aufnehmende als auch die nach innen ausscheidende Funktion der Darmwände und ihrer Drüsen.

Anderseits stellen die in den Ablagerungen oft jahrzehntelang kiloweise angesammelten Verdauungsrückstände eine fortwährende Bedrohung dar, zumal auch die hochgiftigen Zersetzungsprodukte der täglich millionenfach absterbenden Körperzellen sich darin befinden, die ein gesunder Darm unverzüglich ausgeschieden hätte.

Der an Stuhlverstopfung Leidende trägt all diese in Gärung oder in Fäulnis befindlichen Substanzen jahrelang in seinem Körper umher, zumeist ohne sich dessen bewußt zu sein, denn die Warnsignale der giftigen Fracht werden entweder mißverstanden, oder sie kommen aus falscher Scham nicht zur Sprache.

Doch muß man nur die "Sprache" der Natur richtig verstehen, um hier Gegenmaßnahmen einzuleiten. Unser Darm meldet mit jeder seiner Funktionen, wie es ihm geht. Seine "Sprache" verständlich zu machen, ist das Anliegen des nächsten Kapitels.

Das "unaussprechliche" Thema

Es gehört zu den Ungereimtheiten des Daseins, daß Tafelfreuden so wandelbar sind. Der Duft wohl zubereiteter Speisen, die Augenweide eines kunstvoll aufgebauten Buffets, haben nur Bestand, solange wir nichts davon anrühren. Sobald wir den Verlockungen nachgeben und zu uns nehmen, was zum Verzehr bestimmt ist, geht die Herrlichkeit den Weg des Vergänglichen, und es gehört zu den strengen Tabus, auch nur andeutungsweise zu erwähnen, was am Ende daraus wird.
Aber es gehört auch zu den Ungereimtheiten des Daseins, daß Tafelfreuden millionenfach der Grund für Krankheit und Siechtum sind, weil wir dieses Tabu errichtet haben und uns scheuen, beim Namen zu nennen, was alltäglich und menschlich ist.

Gefährliches Tabu "Verdauung"

Wo es um so wertvolle Güter geht, wie Gesundheit und Wohlbefinden, muß man das Tabu brechen und Fraktur reden, selbst auf die Gefahr, daß mancher diese Seiten naserümpfend überblättert, weil er sich (noch) nicht angesprochen fühlt.

Die Beschaffenheit der Verdauungsprodukte gibt Aufschluß über Darmstörungen

Es ist nicht übertrieben, zu behaupten, daß jede Funktion des Dickdarms gewisse Rückschlüsse auf seinen Gesamtzustand zuläßt. Wer zum Beispiel von übelriechenden Blähungen (Flatulenzen) geplagt ist, erfährt auf diese Weise von Fäulnis- oder Gärungsvorgängen im Darm, der fortwährend einen Teil dieser Gifte in den Kreislauf weiterleitet.

Der Kot des Menschen besteht zumeist aus unverdaulichen Speiseresten, nicht abgebauter Zellulose, Gemüsestengeln, schlecht gekauten Fleisch- oder Gemüsefasern, Obstkernen, Schalen, schwer verdaulichen Stärkeklümpchen unausgebackener Teigwaren, außerdem aus Erzeugnissen der Darmschleimhaut, abgeschilferten Epithelzellen, eingedickten Resten der Verdauungssäfte und einer nach Millionen zählenden Masse abgestorbener Mikroben, die nicht selten ein volles Drittel seines Volumens ausmacht.

Um sicher zu sein, daß die Verdauung normal funktioniert, genügt in der Regel der ohnehin zur Gewohnheit gewordene Blick auf das Ergebnis der täglichen Entleerung. Im gesunden Dickdarm werden die Kotmassen so eingedickt, daß im unteren Abschnitt, dem Colon pelvicum, eine Kotsäule entsteht, die bei ausreichender Größe und Festigkeit den Stuhldrang hervorruft.

Normaler Kot ist wurstförmig, spazierstockdick und selten länger als 12 - 15 Zentimeter. Sein charakteristischer Geruch nach Skatol, einem Nebenprodukt der Eiweißverdauung, bleibt unaufdringlich, nie sollte er aashaft stinken oder säuerlich riechen.

Ein sauberer Darm ist die Basis körperlichen, seelischen und geistigen Wohlbefindens

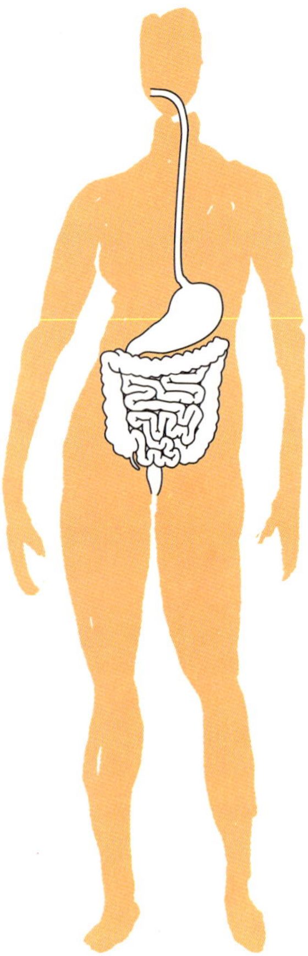

Colon-Hydro-Therapie löst Schlacken, Pilze, Gifte, alte Rückstände und Verdauungsprobleme

Der Gehalt an Gallenfarbstoffen bewirkt eine mehr oder weniger kräftige Braunfärbung. Vorwiegend vegetarische Kost oder reichlicher Konsum von Milcherzeugnissen hellt die Färbung auf, wogegen Fleischkost eine dunkle Tönung verursacht. Ins dunkelgrüne abweichende Färbung geht meist auf Spinat zurück, wogegen einige Obstsorten, Kakaoerzeugnisse und Rotwein ebenfalls entsprechende Farbänderungen hervorrufen können.

Eine hauchdünne, kaum sichtbare Schleimschicht, die von der Darmschleimhaut abgesondert wird, hüllt das Ganze ein und garantiert sanftes, spurloses Hinausgleiten. Schon das erste Blatt des Toilettenpapiers sollte keinerlei Spuren von Verunreinigung der Analzone aufweisen, wodurch es unnötig wird, ein zweites Blatt zu verwenden.

Jede Art menschlicher Darmausscheidung, die von der wurstförmigen Kotsäule abweicht, sei es als Durchfall, sei es in Gestalt haselnußgroßer Kugeln oder bedeutend dickerer Knollen, ist als Signal einer ernsthaften Verdauungsstörung zu werten, weil der Darm offensichtlich behindert ist, die ihm zugeführte Nahrung normal zu verarbeiten.

Die Tatsache, daß dieser Idealzustand nur bei wenigen dauerhaft erreicht wird, beweist untrüglich die weite Verbreitung von Verdauungsstörungen. Es liegt in der Natur der Sache, daß Betroffene diese Dinge erst zur Sprache bringen, wenn ihre Beschwerden unerträglich geworden sind.

Dabei kann es sich um Schmerzen bei der Stuhlentleerung (Defäkation), aber auch um abwechselndes Auftreten von Durchfall und Verstopfung handeln. Nicht selten kommt erst in der Sprechstunde heraus, daß die Ausscheidungen "immer schon" breiförmig weich gewesen seien und einen enormen Verbrauch an Toilettenpapier verursachten.

Wesentlicher und dem Patienten meist nicht bewußt, ist die Tatsache, daß derartige Symptome auf schon lange bestehende Darmprobleme schließen lassen.

Wer Verstopfung vermutet und deshalb zu abführenden Medikamenten greift, verschlimmert das Leiden, denn die eiliger durchgeschleuste Nahrung wird nun erst recht nicht mehr richtig verdaut, was die Funktion aller Darmabschnitte in Mitleidenschaft zieht.

Als vernünftigste Lösung des Problems bietet sich die empfohlene COLON-HYDRO-THERAPIE mit speziellen Bauchmassagen und einer sorgfältigen Prüfung der Symbionten an. Dies wird an anderer Stelle eingehend erläutert.

Fernwirkung der Darmgifte

Die im vorigen Abschnitt beschriebenen Symptome gestörter Verdauungstätigkeit sind so häufig anzutreffen, daß man sie für altersbedingt und daher unabwendbar hält.

Dabei wird übersehen, daß Übergewicht und abnormer Körperumfang als Folgen zu reichlicher Ernährung nicht selten schon im Kindesalter auftreten und durch alle Altersstufen weitergeführt werden.

Die Wurzel wird häufig schon in der Kindheit gesetzt.

Viele krankhafte Zustände, die sich teilweise schon in der Jugend zeigen und praktisch mit zunehmendem Lebensalter häufiger vorkommen, haben die gleichen Ursachen, nämlich ins Blut gelangte Fäulnis- oder Gärungsprodukte ungenügender Verdauung.

Fäulnis- oder Gärungsprodukte haben fatale Wirkungen

Der gesunde Organismus ist darauf eingerichtet, alle Speisereste, die den Verdauungsprozeß durchlaufen, über den Darm auszuscheiden. Wenn der Darm durch zu üppige, schwerverdauliche Kost überlastet und erschlafft ist, hat das eine gestörte Verdauung zur Folge. Zurückgebliebene Substanzen, die sich an den Darmwänden abgelagert haben, behindern den normalen Verdauungsvorgang.

Zudem entartet die Darmflora unter dem Einfluß der faulenden Rückstände. Es entstehen Darmgifte, die anstatt auf normalem Wege ausgeschieden zu werden, zusammen mit den Nährstoffen nach und nach in den Kreislauf gelangen. Ein Vorgang, der, unabhängig von den Mahlzeiten, fortwährend abläuft. Die verdorbenen Überbleibsel früher genossener Speisen bilden ein nahezu unerschöpfliches Potential an Giftstoffen.

Aus dem gestörten Darm gelangen Gifte in den Kreislauf

Was davon in den Blutkreislauf gelangt, passiert zwangsläufig die Leber, wo ein Teil der Giftstoffe abgebaut wird, um schließlich über Nieren und Harnblase ausgeschieden zu werden.

Diese Ausscheidungsform reicht jedoch bei Verdauungsgestörten nicht aus. In ihrem Blut- und Lymphstrom bleiben immer noch Zersetzungsprodukte zurück, die sich verschiedene Weise unangenehm bemerkbar machen. Einiges lagert sich, vorwiegend als harnsaure Kristalle, in Gelenken ab, wo es mitunter jahrelang an den vielfältigen Leiden des rheumatischen Formenkreises beteiligt ist. Während anderes, was gasförmig im Blut mitschwimmt, im Bindegewebe abgelagert oder durch übelriechenden Atem hinausbefördert wird, entledigt sich der Organismus des beständigen Nachschubs vielfältiger Verdauungsgifte durch abnormale Belastung seines größten Ausscheidungsorgans, der Haut.

Ursache: Darm
Wirkung: Rheuma, Krebs, Hautprobleme und vieles mehr.

Hautveränderungen infolge von Darmstörungen

Für den geschulten Blick eines Therapeuten ist die Haut ein Spiegel der Gesundheit. Unreine Haut, Verfärbungen ins Gelbliche oder Gelblichgrüne lassen stets auf Verdauungsstörungen schließen. Durch Überschwemmen des Blutes mit Zersetzungsprodukten werden nämlich krankhafte Veränderungen des Leberstoffwechsels verursacht, die häufig zu Gallenstauungen führen.

Die Auswirkungen können vielgestaltig sein, in jedem Falle sind sie dringend behandlungsbedürftig.

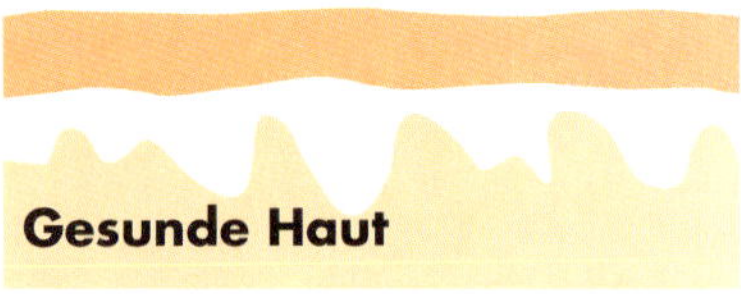

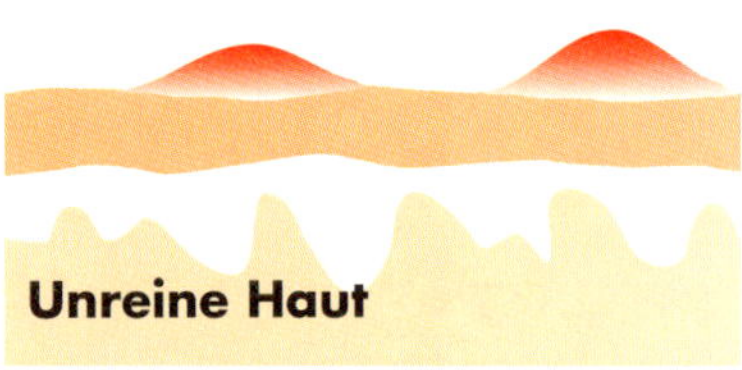

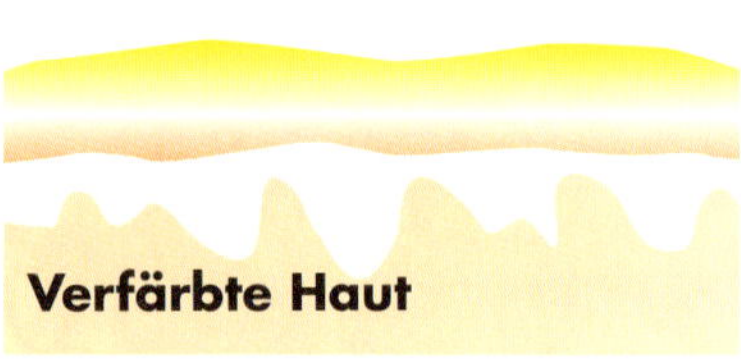

Die Haut verfärbt sich ins Gelbliche, wenn Gallenstauungen auftreten oder größere Mengen roter Blutkörperchen zerfallen. Auch hier liegt die Ursache meist in Überlastung des Blutes mit Verdauungsgiften, die dem Filter der Leber entgangen sind.

Fast alle braunen Hautflecken, sogar einige Arten von Sommersprossen, gehen auf krankhafte Veränderungen des Leberstoffwechsels zurück. Meist bestehen diese Male aus Indikan und Alkapton, die als Fäulnisprodukte der Eiweißverdauung ins Blut geraten sind, und im Filterungsprozeß der überlasteten Leber nicht abgefangen, den Organismus überschwemmen. Die Haut scheidet diese Stoffe im allgemeinen über Schweißdrüsen aus. Wenn sie jedoch im Übermaß auftreten, bleiben sie zum Teil in der Oberhaut hängen, wo sie unter Einwirkung des Luftsauerstoffs oxydieren, aber mit der Zeit in dem Maße verschwinden, in dem die Haut sich durch Abschilfern erneuert.

Allerdings findet diese Selbstreinigung beim Verdauungsgestörten in stark veränderter Form statt. Je mehr Zersetzungsprodukte ins Blut gelangen, um so stärker werden Schweiß- und Talgdrüsen beansprucht, um die Giftstoffe auszuleiten.

Dadurch wird die Qualität der Drüsenprodukte verändert. Der normalerweise leicht salzhaltige Schweiß strömt infolge der Beimischung von Verdauungsgiften typischen Fäkalgeruch aus und erhält eine klebrige Konsistenz, die das Ansiedeln von Hautpilzen fördert und letztlich zum Verstopfen der Ausführungsgänge von Talgdrüsen führt. So entstehen Mitesser und nicht selten juckende Ausschläge, die der Patient durch Kratzen zu lindern sucht, was natürlich nichts nützt.

Häufig sind die Symptome über den ganzen Körper verteilt, und die Anamnese (Krankheitsgeschichte) ergibt das typische Erscheinungsbild von Hautausschlägen verschiedener Ursachen.

Vor allem Neurodermitis, ein Leiden, das sich im Schatten weit verbreiteter Darmstörungen zu einer Zivilisationskrankheit entwickelt hat, die zu Beginn ihres vermehrten Auftretens meistens unerkannt blieb, und vielfach durch längere Zeitabschnitte unterbrochen, mit zunehmend stärker ausgeprägten Symptomen immer wieder ausbricht, gehört dazu.

Wer in diesem Zustand eine Naturheilpraxis aufsucht, hat in der Regel leidvolle Erfahrungen gesammelt, denn die klinische Medizin kann der Neurodermitis bis jetzt keine wirksame Therapie entgegensetzen. Die Krankheit gilt als unheilbar. Man beschränkt sich aufs Lindern der Symptome, wofür meistens cortisonhaltige Präparate verordnet werden oder Luftveränderung empfohlen wird, weil das Leiden im Reizklima an der See und in Gebirgsregionen seltener aufzutreten scheint.

Alle Patienten, die sich wegen Neurodermitis mir anvertrauten, haben berichtet, daß cortisonhaltige Mittel und Luftkuren ihnen nur vorübergehend halfen. Auf Zeiten des Abklingens der Beschwerden, in denen die Hoffnung keimte, das Leiden überwunden zu haben, folgten immer wieder allergische Schübe, wobei Ausschlag und Juckreiz verstärkt auftraten, nicht selten von anderen Symptomen begleitet, zum Beispiel Heuschnupfen und Asthma.

Da Neurodermitis früher selten war, aber heute, bei steigender Tendenz, immer häufiger auftritt und zahlreiche Formen von ehemals kaum bekannten Hautausschlägen mit sich bringt, geht die Naturheilkunde davon aus, daß zumindest ein Teil der Symptome auf Überlastung des Blutes mit unverträglichen Stoffen zurückgeht, die entweder mit industriell vorgefertigter oder chemisch konservierter Nahrung aufgenommen wurden oder beim Verdauungs- und Stoffwechselprozeß entstanden.

Jeder Fall liegt anders, aber gemeinsames Merkmal aller, die ich untersuchen und behandeln durfte, war ein Zusammentreffen verschiedener Ursachen, deren die Natur sich durch das Krankheitsbild der Neurodermitis zu entledigen suchte. Niemals fehlten die Zeichen gestörter Darmtätigkeit. Das wird verständlich, wenn man bedenkt, daß alles, was wir über Nahrung, Getränke und Luft zu uns nehmen und nicht auf normalem Wege wieder ausscheiden, ins Blut gelangt, wodurch es mit dem Kreislauf den verschiedensten Körperregionen zugeführt und dort abgelagert wird. So verstopfen wichtige Versorgungswege. Das feine Adernetz der Sinnesorgane wird nicht mehr ausreichend versorgt. Wir sehen schlechter und hören schwerer. Die Finger- und Zehenglieder verlieren mit der Zeit ihre ursprüngliche Beweglichkeit.

Beginn und Verlauf von Erkrankungen

Stufe I:
Ausscheidung
Körpergeruch

Stufe II:
verstärkte Ausscheidung
Schweiß, Urin und Stuhlverfärung

Stufe III:
Reaktion
Ekzeme, Migräne, Neurodermitis

Stufe IV:
Degeneration
Ablagerung von Giftstoffen

Stufe V:
Siechtum
Fortgeschrittene, chronische Erscheinungsform

Stufe VI:
Tod

Beziehungsgeflecht Darm - Haut - Schleimhäute

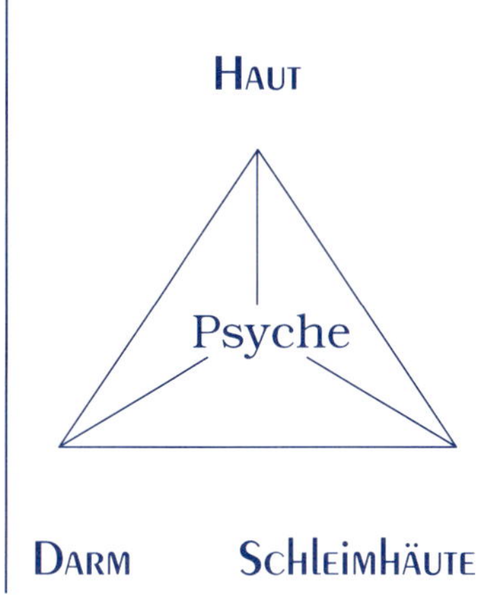

Teufelskreis Darm

I. Basiserkrankung Darm

Auslöser

(zum Beispiel Psyche, Salmonellenvergiftung, schlechte Nahrung)

↓

II. Sekundärerkrankungen

Symptomphase

(Migräne)

↓

III. Tertiärerkrankungen

Manifestationsphase

(Ablagerungen, wie Rheuma)

↓

IV. Degeneration und Tod

Finalphase

Colon-Hydro-Therapie verhindert das Fortschreiten der Selbstvergiftung

Zudem verändern die Abkömmlinge der Haut ihr Aussehen. Das Haar ergraut, es wird glanzlos und schütter, die Fingernägel bekommen Rillen und werden brüchig. An den Zehennägeln stellt sich Verhornung ein, sie werden dicker als normal und lassen sich schwerer pflegen. Aus ästhetischen Gründen irritieren solche Entwicklungen weibliche Patienten nachhaltiger als männliche, aber es bleibt ja nicht bei Äußerlichkeiten. Die inneren Organe sind auch betroffen. Herz und Lunge leiden unter dem Anstieg von Giftstoffen, das Gehirn wird nicht mehr ausreichend versorgt, es funktioniert als Schaltzentrale des Nerven- und Drüsensystems zunehmend schwerfälliger, und dem überlasteten Darm gelingt es immer ungenügender, die beim Abbau der Nahrung entstehenden Schlacken hinauszubefördern.

Unter diesen Umständen schreitet der Alterungsprozeß schneller voran, als es der durchschnittlichen Lebenserwartung am Ende des zweiten Jahrtausends entspricht. Bei manchen eilt das biologische Alter den Kalenderjahren um Jahrzehnte voraus.

Erbanlagen und Konstitution spielen dabei schicksalhafte Rollen. Wo vornehmlich lebenswichtige Organe (zum Beispiel Herz, Leber) von der schleichenden Selbstvergiftung durch gestörte Verdauung betroffen sind, besteht nicht selten akute Lebensgefahr, wogegen weniger bedrohliche Erscheinungen (Gelenkrheuma, Gicht), die mitunter jahrelang schmerzhaft ertragen werden müssen, die Lebensqualität der Betroffenen empfindlich vermindern.

Mit herkömmlichen Mitteln, wie Blutreinigungstees oder abführenden Medikamenten kann der Darm nicht gereinigt werden. Speziell im Dickdarm, befinden sich bei fast allen Verdauungsgestörten verkrustete, faulende Ablagerungen, die auf Grund ihrer Giftigkeit für den Organismus zu dem Schlagwort geführt haben:

"Der Tod sitzt im Darm!"

Dieser Merkspruch übertreibt nicht! Er bezieht sich vornehmlich auf Verdauungsgifte, die der Patient, ohne es zu spüren, im Dickdarm mitschleppt, wo sie unaufhörlich, Tag und Nacht, in seinen Blutkreislauf eindringen. Wir wissen heute, daß die meisten körperlichen Leiden auf das Phänomen dieser "schleichenden Selbstvergiftung" zurückzuführen sind. Dem Übel ist nur abzuhelfen, wenn der Dickdarm gründlich gereinigt und damit von den verkrusteten Fäkalien befreit wird, die sich im Lauf der Jahre an seinen Wänden festgesetzt haben. Was ehedem mit Klistieren nur unvollkommen bewirkt werden konnte, ist heute vermittels der COLON-HYDRO-THERAPIE und begleitender Bauchmassage optimal erreichbar.

Wiederherstellung normaler Darmfunktion

Sanierung des Darms

Keine Selbstbehandlung oder Therapie ohne vorherige Abklärung !

Eingriffe im oder am Verdauungsapparat, sei es durch Medikamente, Massagen, Klistiere oder ähnliches, müssen vorher mit dem Behandler ausführlich erörtert werden. Bei manchen Darmproblemen steckt nämlich mehr dahinter als ursprünglich vermutet wurde, und unsachgemäße Behandlung kann lebensgefährlich sein.

Die Sanierungsmethode richtet sich nach dem Schweregrad der Erkrankung. Bei leichten Verdauungsstörungen kann zuweilen, wenn die Ursache erkannt ist, das Umstellen der Ernährung in Verbindung mit einem mild wirkenden Magen/Darm-Tee genügen, wogegen chronische Leiden intensivere Behandlung erfordern.

Zweck der Behandlung ist

a) den Darm auf seine normale Bewegung und Funktion hin zu erziehen,

b) verbleibende Schlacken, die er nicht ausgeschieden hat, in Richtung Dickdarm und Ausgang zu befördern,

c) bestehende Gasbildungen vom Dünndarm ebenfalls dem Dickdarm und damit dem Ausgang zuzuleiten.

Die Ausleitung der hängengebliebenen Substanzen, die in schweren Fällen mehrere Kilo vor sich hin faulender Nahrungsreste ausmachen können, soll die Selbstvergiftung (Autointoxikation) des Körpers über den Darm verhindern.

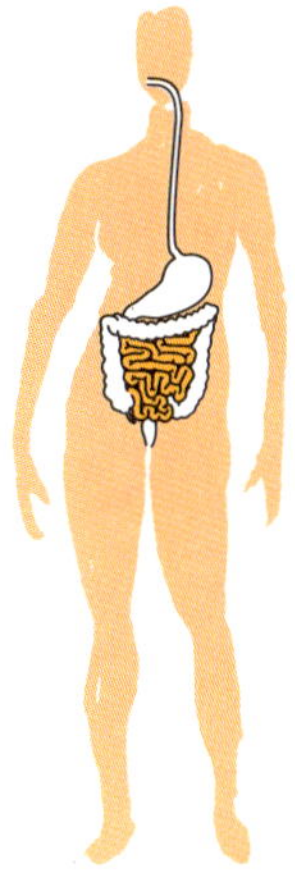

Der Dünndarm

Ein wesentlicher Bestandteil der Darmsanierung stellen COLON-HYDRO-THERAPIE (CHT) sowie Dünn- und Dickdarmmassage dar. Ohne sachgerechte Anwendung dieser Massagetechnik bliebe das CHT-Verfahren eine kaum wirksame Berieselung der meistens hartnäckig haftenden Rückstände. Ein effektvoller Erfolg kann nur in Kombination mit der Darmmassage erzielt werden.

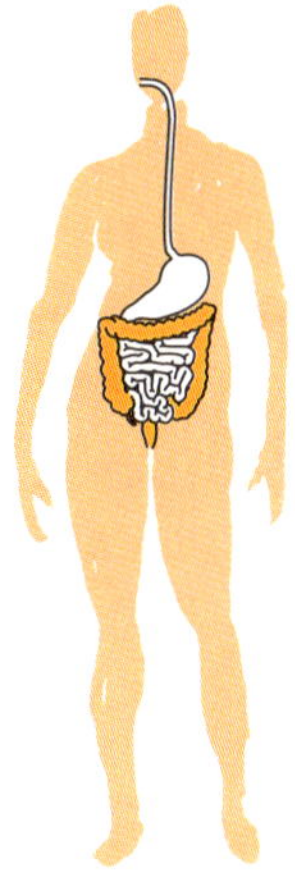

Der Dickdarm

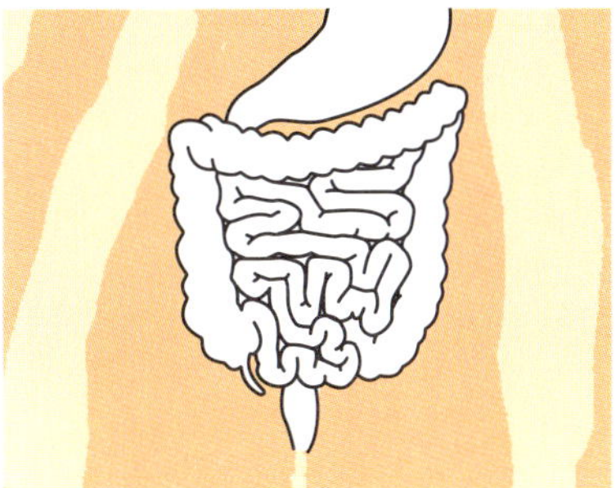

Vereinfachtes Schema des Dünn- und Dickdarms.

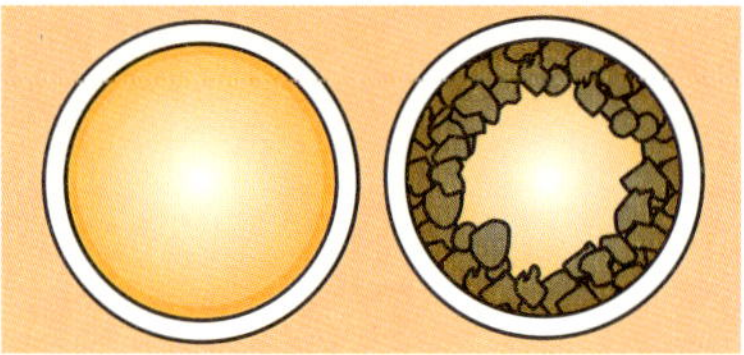

Sauberer und verschlackter Darm

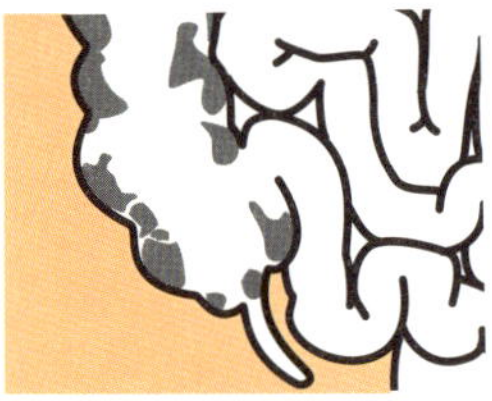

Verschlackung des Darms

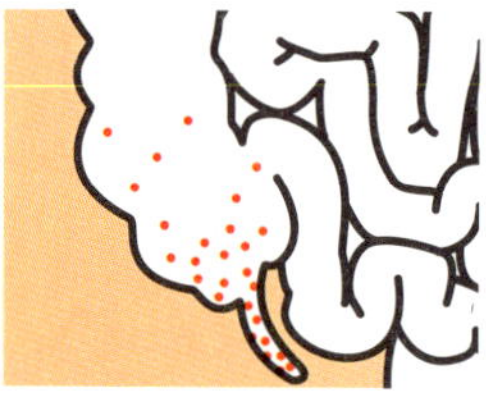

Gasbildung im Darm durch Verschlackung

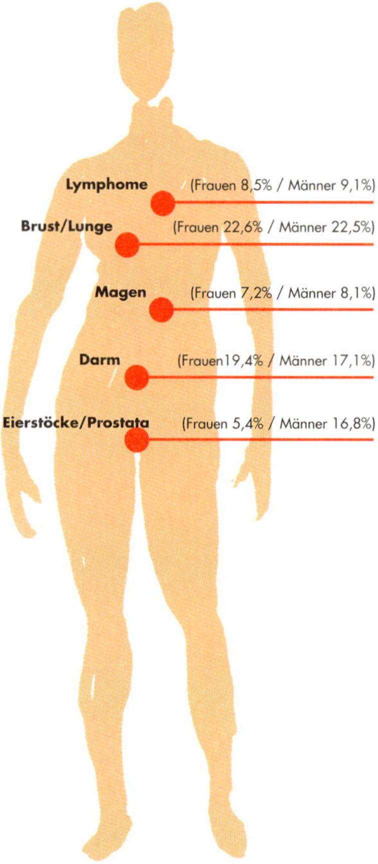

Krebshäufigkeit bei Frauen und Männern

Ähnlich wie in den Blutadern eine Thrombose entsteht, bildet sich in den Verdauungswegen die Verschlackung. Zuerst setzen sich kleinste Teilchen an den Darmwänden fest. Täglich kommen weitere hinzu, und mit der Zeit entsteht eine Innenschicht, die das Fassungsvermögen des Darms auf die Hälfte oder noch weniger reduziert.

So wird der Durchfluß von Speisebrei erheblich behindert. Am empfindlichsten wirkt die Verengung sich in den Dickdarmbiegungen aus, die ohnehin anatomische Problemzonen darstellen, in denen der Darminhalt sich nicht selten anstaut, so daß es zeitweise zum Stillstand der Darmbewegungen kommt.

Natürlich erzeugt der in Zersetzung befindliche Darminhalt fortwährend giftige Gase, die im Bestreben sich auszudehnen, den Leib aufblähen, die Darmwände durchdringen und so in den Blutkreislauf gelangen.

Je nachdem wie der Mensch sich ernährt, entstehen verschiedene Gase. So bildet die proteinreiche, tierische Kost des Fleischessers vorwiegend Fäulnisgase, wogegen die Pflanzennahrung des Vegetariers in Gärung übergeht und neben Gärungsgasen auch Fuselalkohole hervorbringt, die natürlich ebenso die Darmwände durchdringen und in den Blutkreislauf gelangen.

Beim Verdauungsgestörten wird nur ein Bruchteil dieser giftigen Substanzen mit abgehenden Blähungen oder über den Atem ausgeschieden. Der größte Teil verbleibt im Körper, bewirkt Blähbauch und Völlegefühl, den Hochstand des Zwerchfells (Roemheld-Syndrom), worauf Herz- und Kreislaufschäden beruhen, und was das giftbeladene Blut allenthalben im Organismus ablädt, verursacht einen erheblichen Anteil an Leiden des rheumatischen Formenkreises, von denen der Verdauungsgestörte regelmäßig betroffen ist.

Zudem fällt auf, daß die am intensivsten giftbeladenen Dickdarmkurven, speziell im Bereich des S-förmigen Endabschnitts, mit rund 50 Prozent, besonders häufig von Dickdarmkrebs befallen werden.

Wie die Praxis gezeigt hat, können diese Problemzonen nur durch eine mit Darmmassage kombinierte COLON-HYDRO-THERAPIE saniert werden.

Die Erfahrung, daß Kotsteine und jahrelang verhärtete Ablagerungen nur mit Hilfe der COLON-HYDRO-THERAPIE beseitigt werden können, fand in dem nachfolgend geschilderten Fall ihre eindrucksvolle Bestätigung.

Fallbeispiel:

Ein katholischer Geistlicher hatte die Gewohnheit, aus gesundheitlichen Gründen alljährlich vier Wochen unter fachkundiger Anleitung zu fasten. Die Kur wurde mit Glaubersalz und Einläufen unterstützt. Weil aber seit dem 12. Kurtag keine nennenswerten Darmausscheidungen mehr stattfanden, beschloß er am 20. Kurtag, sich einer COLON-HYDRO-THERAPIE zu unterziehen, mit dem Ergebnis, daß länger als eine Woche noch alltäglich versteckte Darmschlacken zutage gefördert wurden.

Dieses Beispiel zeigt neben vielen anderen, daß der Darm durch Fasten allein nicht vollkommen gereinigt werden kann.

Ein großer Vorteil liegt darin, daß Sie getrost alles vergessen dürfen, was Ihnen vielleicht noch aus Kindertagen an ungemütlichen, wässerigen Erlebnissen mit Einläufen und Klistierspritzen in der Erinnerung haftet. Wie die Abbildung zeigt, liegt der Patient mit unbedecktem Bauch, bequem ausgestreckt auf dem Rücken. In seinem Darmausgang steckt (auf dem Bild unsichtbar), etwa zehn Zentimeter tief, ein daumendickes Zwei-Wege-Rohr aus weichem Plastikmaterial, das außerhalb des Körpers in Verlängerungen für zufließendes Frischwasser und abfließenden Darminhalt mündet.

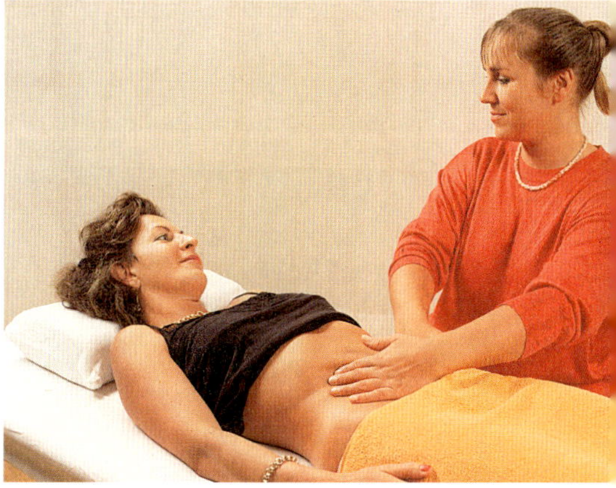

Alle diese Teile sind für einmaligen Gebrauch bestimmt, sie werden nach der Behandlung sofort vernichtet.

Das COLON-HYDROMAT-Gerät ist fest installiert und über ein Filtersystem nebst Thermostat mit der Kalt- und Warmwasserzuleitung verbunden. Zudem besitzt es einen Regelmechanismus, womit die Wassertemperatur, je nach Bedarf, zwischen 21° C und 41° C variiert werden kann.

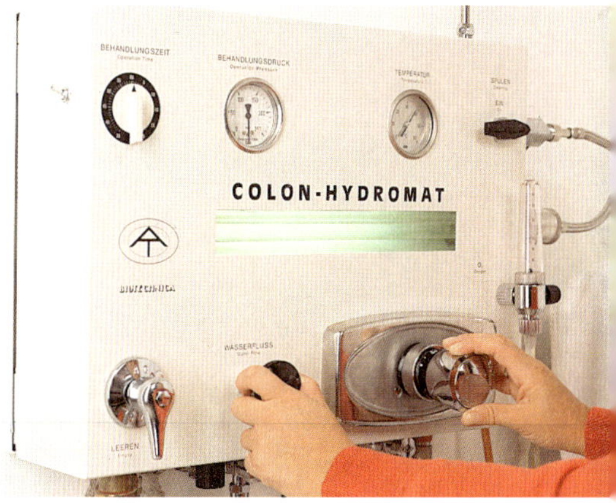

Wärmewechsel innerhalb dieser Grenzen wirkt sich vorteilhaft aus. Leicht temperiertes Wasser (etwa 4° C über Körperwärme), kann Verkrampfungen lösen, kälteres hingegen, das die Körperwärme deutlich unterschreitet, regt den Dickdarm zu lebhafterer Bewegung an. Beides ist nötig, um aufweichende Ablagerungen allmählich von den Darmwänden zu lösen und für den Abtransport nach außen mobil zu machen.

In welchem Ausmaß das gelingt, kann in dem beleuchteten Sichtfenster des COLON-HYDROMATEN kontrolliert werden. Alles, was den Körper des Patienten verläßt, fließt auf dem Weg zur Kanalisation in einem durchsichtigen Rohr an diesem Fenster entlang. Dabei sind kompakte Substanzen durch das beigemischte Wasser soweit aufgelöst, daß deutlich erkennbar ist, um was es sich handelt. Überbleibsel jüngst verzehrter Mahlzeiten sind von manchmal jahrealten Rückständen, die bereits mobilisiert wurden, leicht unterscheidbar.

Auch das Abfließen von Schleim und Darmgasen, die sich zuweilen äußerst hartnäckig in den Dickdarmkurven behaupten, kann beobachtet und beurteilt werden. Dies alles vollzieht sich in dem hermetisch abgeschlossenen System des COLON-HYDROMATEN ohne jegliche Geruchsbelästigung.

Die Erfahrung hat gezeigt, daß die COLON-HYDRO-THERAPIE am wirksamsten ist, wenn sie durch Massage der Bauchwand unterstützt wird.

Fließendes Wasser, das den Dickdarm abwechselnd warm und kalt durchspült, vermag zwar aufzuweichen, aber verkrustete Ablagerungen werden nach der wäßrigen Vorbereitung am ehesten mobilisiert, wenn die erfahrene Hand des Therapeuten an den Stellen nachhilft, wo die Darmpassage durch solche Rückstände ertastbar behindert ist.

Nach sorgfältiger Befragung und im Zweifelsfall internistischer Abklärung, und wenn der Zustand des Patienten es erlaubt, wird seine Bauchdecke, genauer gesagt, sein Dünn- und Dickdarm, während der COLON-HYDRO-Behandlung mit speziellen Massagegriffen ununterbrochen in Bewegung gehalten.

Reisschleim-Kur
siehe Seite 116

Je nach Ursache gestalten sich die Probleme des Patienten unterschiedlich, weswegen unterstützend zur Entgiftung, eine individuelle Reduktionsnahrung empfohlen wird, die aus basischer Kost bestehen kann und notfalls bis zur Tee-Fasten-Kur reicht. Viele Patienten kommen während dieser Therapie mit Reisschleim und Apfelkompott aus.

Dem Fingerspitzengefühl des Therapeuten obliegt es, den krankmachenden Darminhalt und Gase auf sanfte und für den Patienten angenehme Art hinaus zu befördern. Dies gelingt am besten, wenn die überlegene Ruhe des Therapeuten auf den Patienten übergeht.

Die Anzahl der Colon-Hydro-Bäder und Massagen richtet sich nach dem Zustand des Patienten. In leichten Fällen sind 6 - 8 Behandlungen ausreichend, wogegen schwierige Fälle 10 - 15 Sitzungen erfordern. Tägliche Anwendungen, ohne Unterbrechung, haben sich bewährt, weil dadurch vermieden wird, daß zwischendurch Neuverschlackung stattfindet.

Im Schnitt verliert ein Patient - egal welcher Statur - etwa 5 % Gewicht (2 - 6 Kilo) innerhalb einer Woche. Das ist mehr, als er bei reduzierter Kost abnehmen würde. Etwa die Hälfte besteht aus alten Schlacken, die im Darm eingelagert waren.

Verschiedene, einfache Untersuchungstechniken

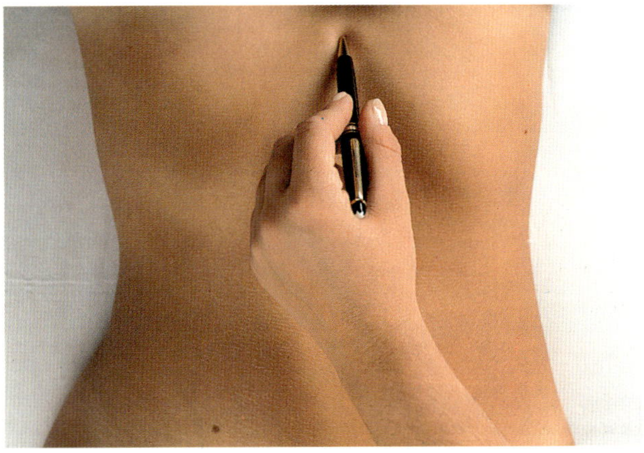

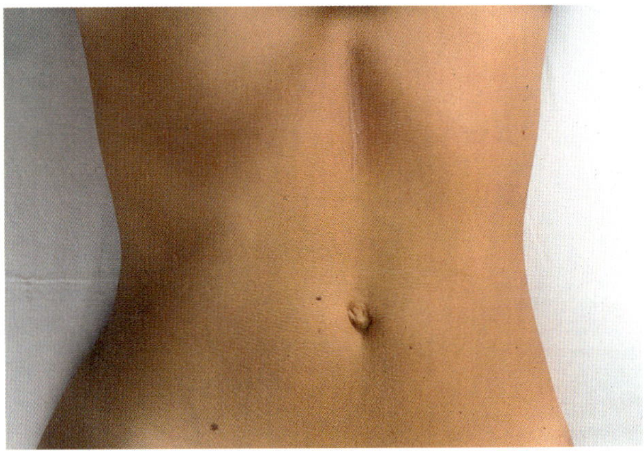

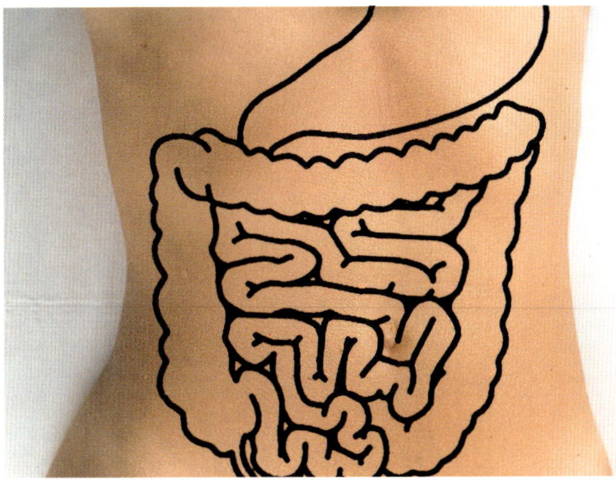

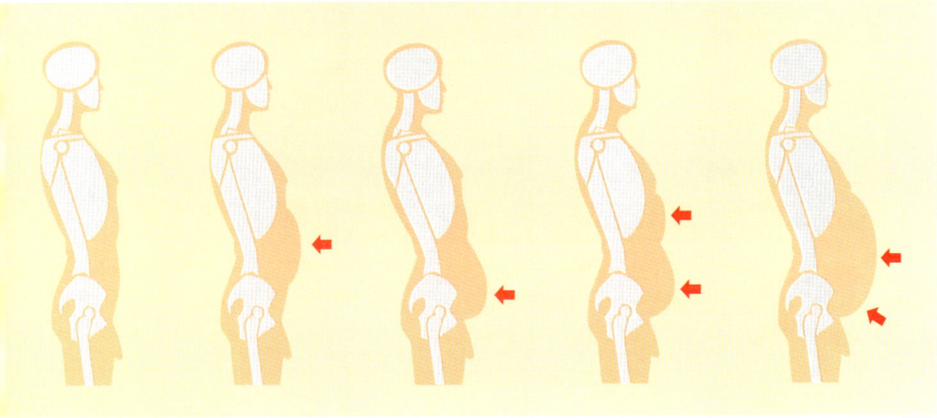

Der Zustand des Darms steht, wie wir wissen, in direktem Zusammenhang mit der Haut. Neben Festigkeit, Farbe und Fettigkeit zeigt der Darm seinen Zustand auf der Haut zusätzlich über den Verschlackungsgrad an, der durch den "Scratch"-(=Kratz)-Test festgestellt werden kann.

Durchführung mit einem spitzen, aber nicht scharfen Gegenstand, zum Beispiel einem Kugelschreiber.

Man ritzt die Haut einmal pro Sekunde an und wartet auf die Rötung. Je später sie einsetzt, desto höher der Verschlackungsgrad.

"Scratch"-Test-Optimum:

Rötung erscheint nach dem ersten Mal ohne sonstige Veränderung der Haut.

Vor Beginn der Massage wird der Bauch durch Palpation (Abtasten) und Auskultation (Abhören) auf Schwachstellen untersucht.

Das Ergebnis des Abtastens bedingt das Vorgehen bei der Massage.

Im Idealfall beginnt die Massage unterhalb des rechten Rippenbogens und führt im Zickzackkurs bis zum Beginn des Dickdarms, dessen Verlauf im Bauchbereich weiter massiert wird.

Damit wäre das Thema Darmmassage erledigt, wenn nicht ein Problem auftauchte:

Der Idealfall ist äußerst selten! In der Regel hat man es mit verschiedenartigsten Formen zu tun. Den idealen Bauch gibt es bei unserer heutigen Ernährungs- und Lebensweise kaum noch!

Vorbereitung zur Colon-Hydro-Therapie

Dies ist ein Colon-Hydro-Therapie-Gerät.

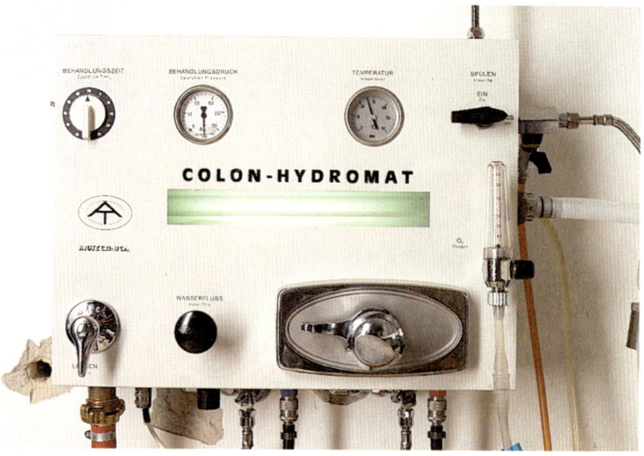

Und so beginnt mit dem Einführen des Spekulums die Behandlung. Der Patient liegt auf der Seite und wendet dem Behandler den Rücken zu.

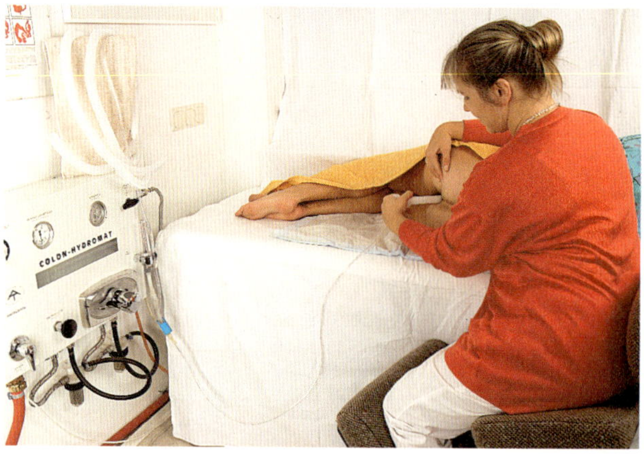

In dieser Position läßt sich das Spekulum am leichtesten und sichersten problemlos einführen.

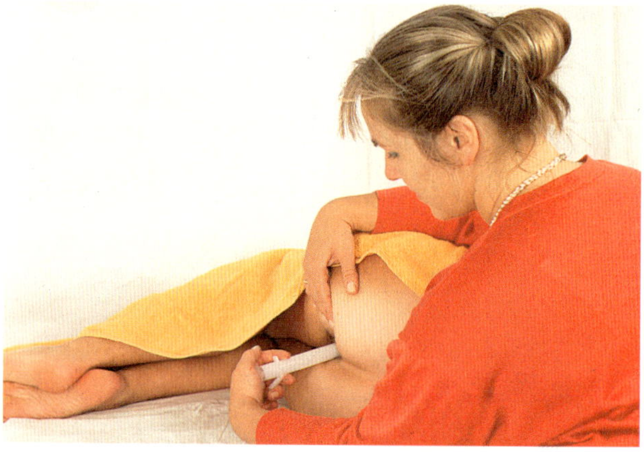

Das "Röhrchen" wird an der Spitze mit Vaseline versehen und nur 6 - 10 cm tief in den Enddarm geschoben, die Einführhilfe wird entfernt und das "Abflußrohr" auf das Spekulum gesteckt.

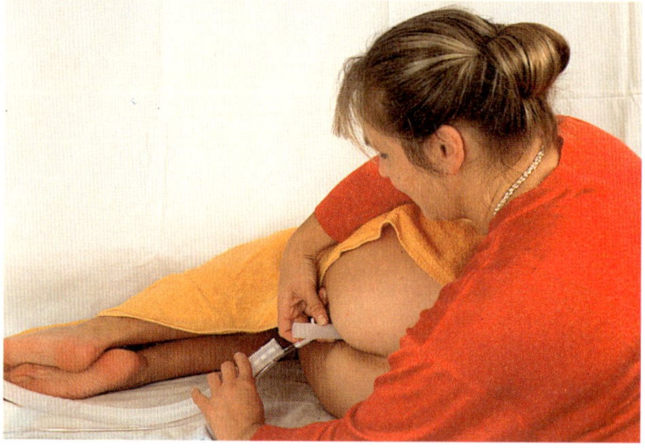

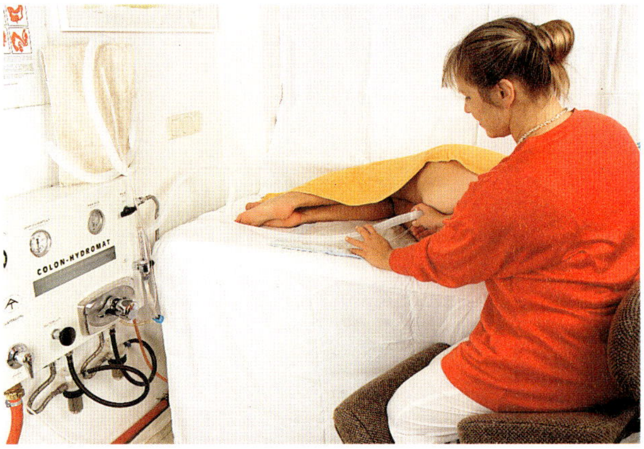

Das "Abflußrohr" wird ans Gerät gesteckt, der Behandler hält dicht hinter dem Po des Patienten alle Schläuche mit der Hand fest zusammen, während der Patient sich wieder auf den Rücken legt.

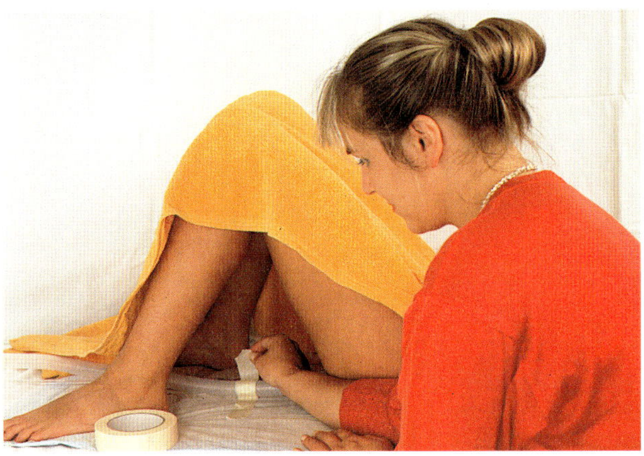

Beide Schläuche werden nun mit einem Klebestreifen fixiert, damit der Behandler beide Hände zur Massage frei hat.

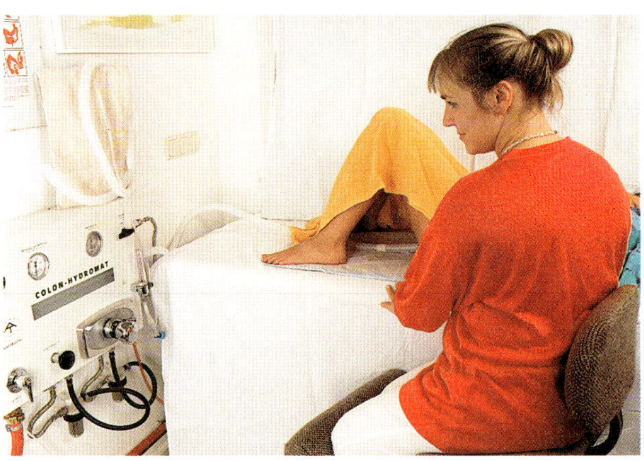

Besonders geeignet für den Therapeuten sind sogenannte Kniestühle, die fahr-, dreh- und höhenverstellbar sind.

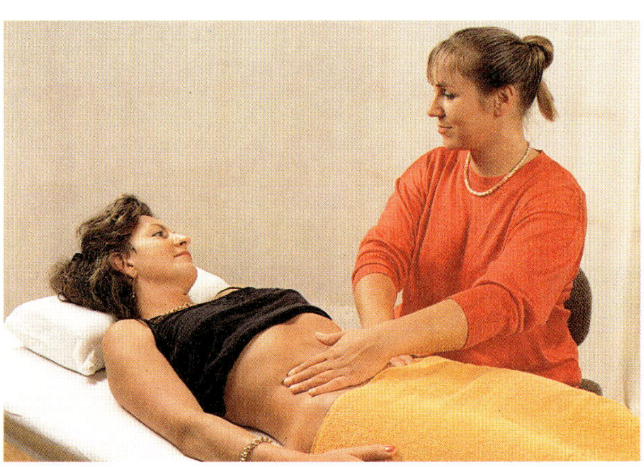

Dadurch ist ihm eine körperschonende Haltung gewährleistet.

Dünn- und Dickdarm-Massage

Mit leichten, kreisenden Bewegungen

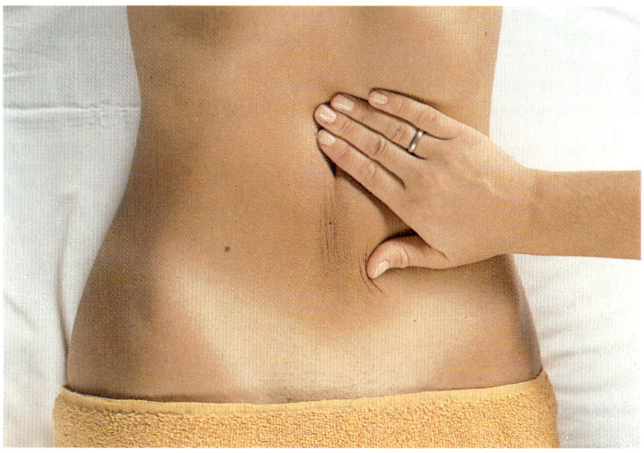

und sanftem Druck im Uhrzeigersinn

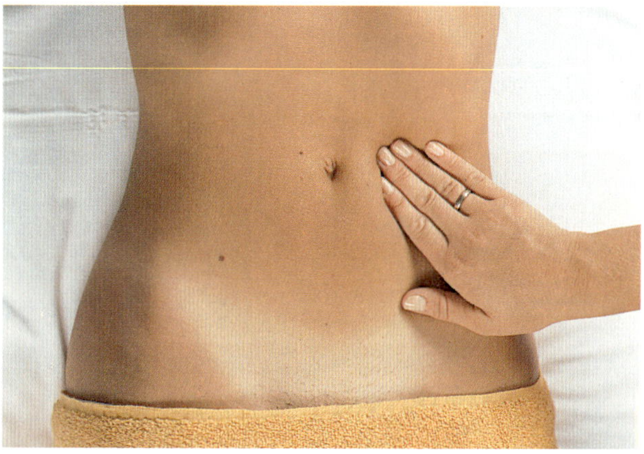

wird der Bauch spiralförmig massiert.

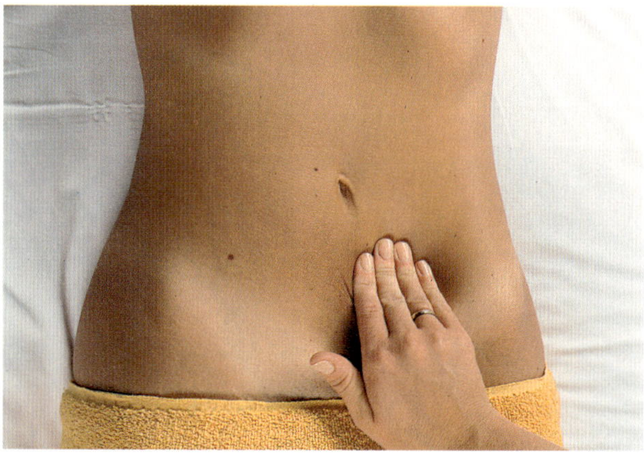

Am Übergang vom Dünndarm zum Dickdarm (Höhe Blinddarm) geht die Massage im Richtungsverlauf des Dickdarms weiter. Luftgefüllte oder entzündete Bäuche werden mit sanftem Druck leicht massiert, weil der Patient sonst Schmerzen bekommt und sich verspannt.

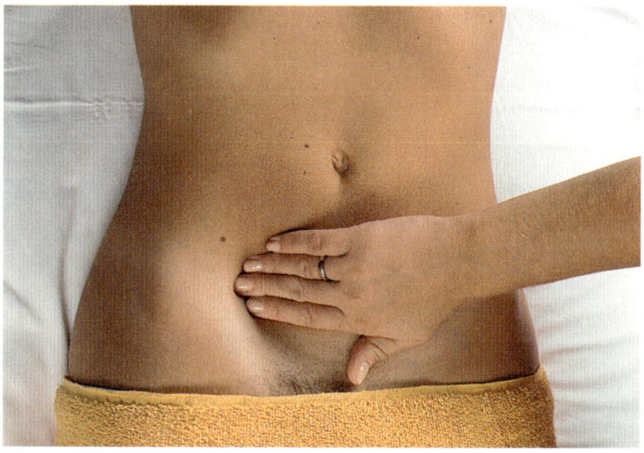

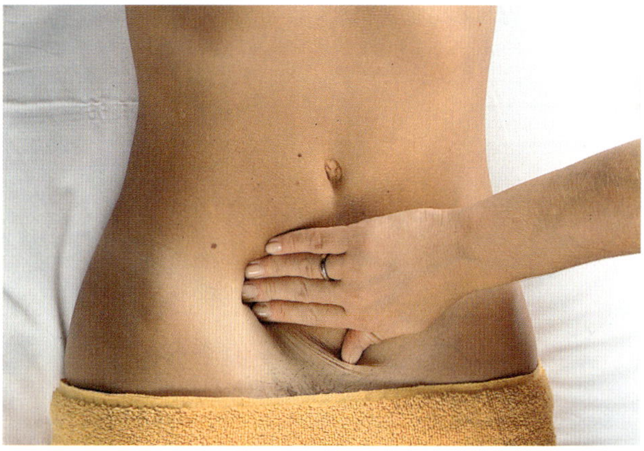

Die spiralförmige Massage dreht im Uhrzeigersinn immer enger werdende Kreise,

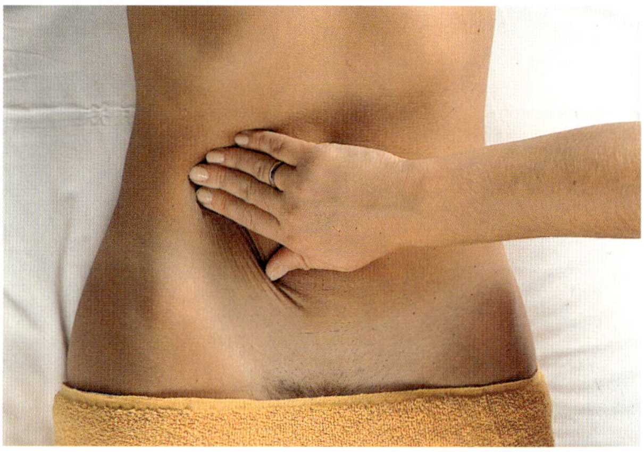

die mit sanftem Druck und Fingerspitzengefühl ausgeführt werden.

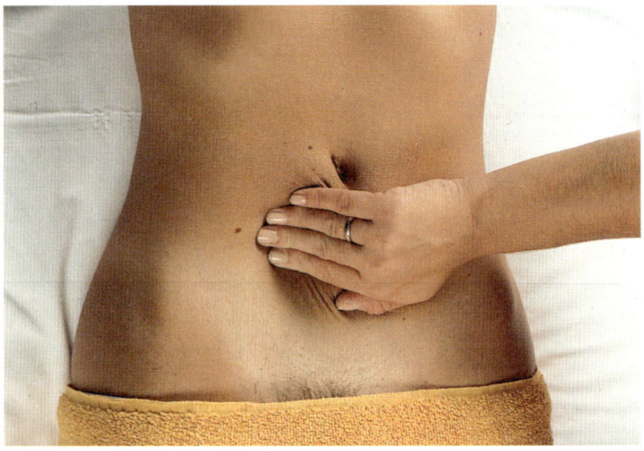

Sensiblere Therapeuten spüren schon am Anfang der Massage, wo Luft und Schlacken im Darm festsitzen

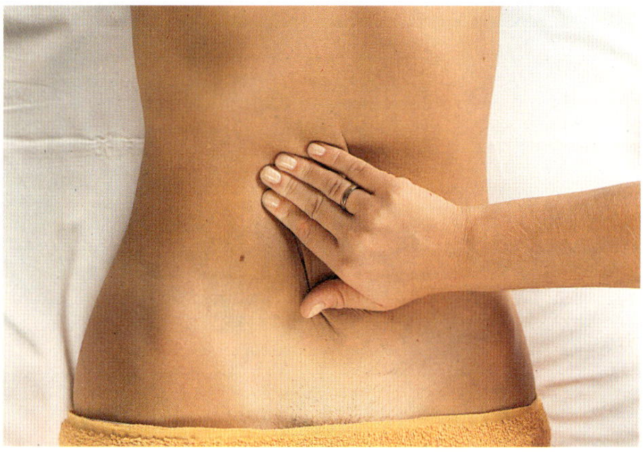

und bringen sie vorsichtig in Bewegung.

Mit *weichen, flachen* Händen werden die Massagebewegungen abwechselnd von beiden Händen ausgeführt.

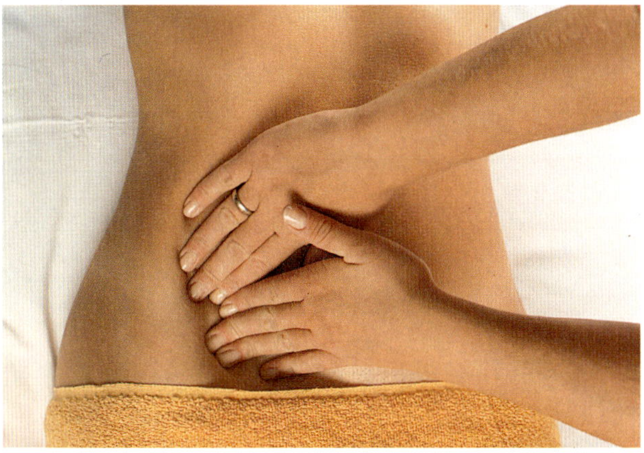

Diese Technik erinnert an das "Milchtreten" junger Katzen, es wird weniger aus der Kraft der Arme, als mit dem Körpergewicht gearbeitet.

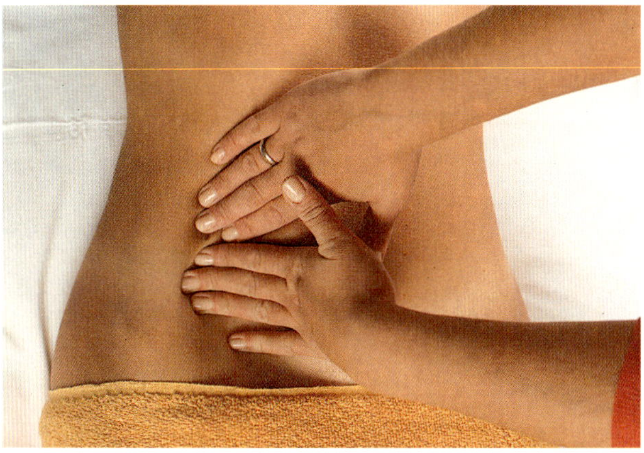

Der Bauch wird mit einer Hand zur Mitte gezogen und "gehalten",

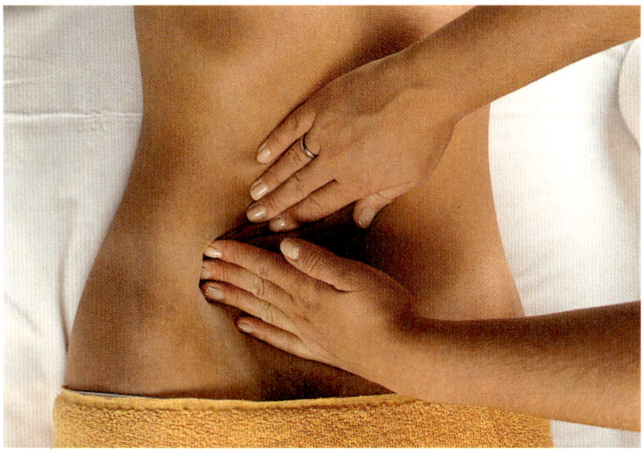

während die andere Hand den querliegenden Teil des Dickdarms bis zum Beginn des absteigenden Astes massiert.

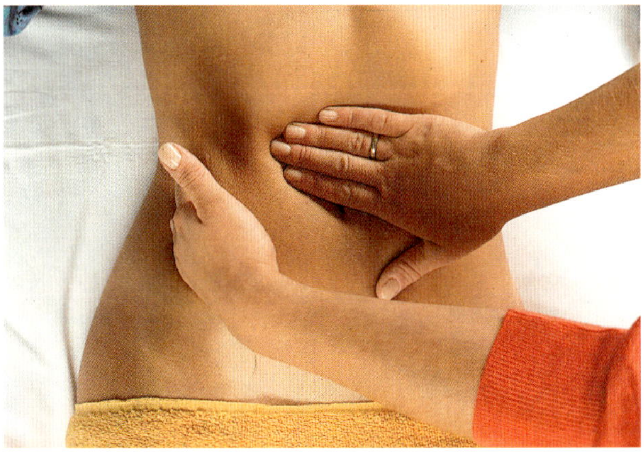

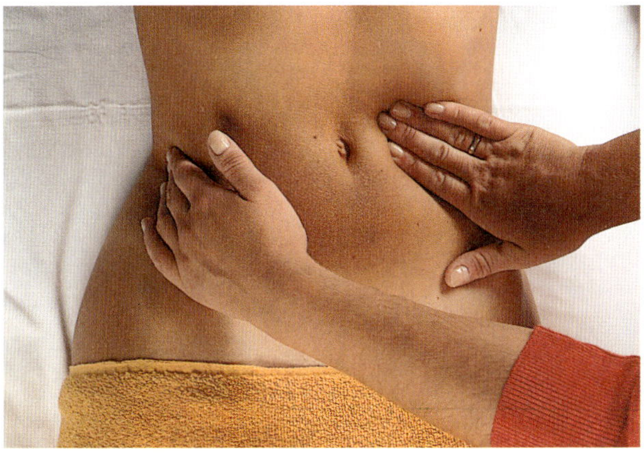

Speziell bei Fäulnisbäuchen und kreislauflabilen Patienten muß mit besonderer Vorsicht am querliegenden Teil des Dickdarms massiert werden.

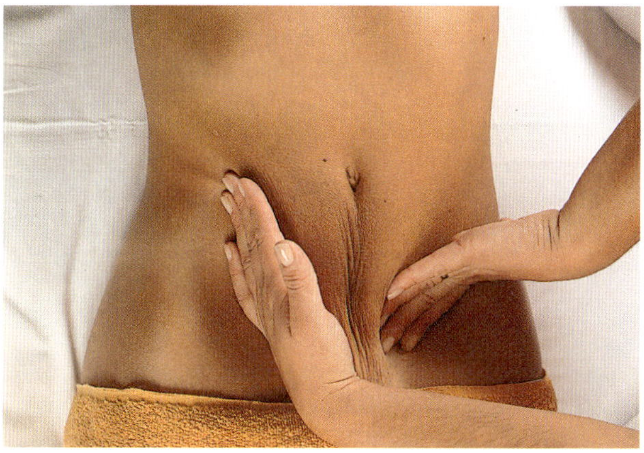

Der Oberbauch ist in den meisten Fällen schmerzempfindlich, was bei starker Luftstauung zu Koliken führen kann. Durch Verdrängung des Zwerchfells nach oben können Kreislaufprobleme entstehen.

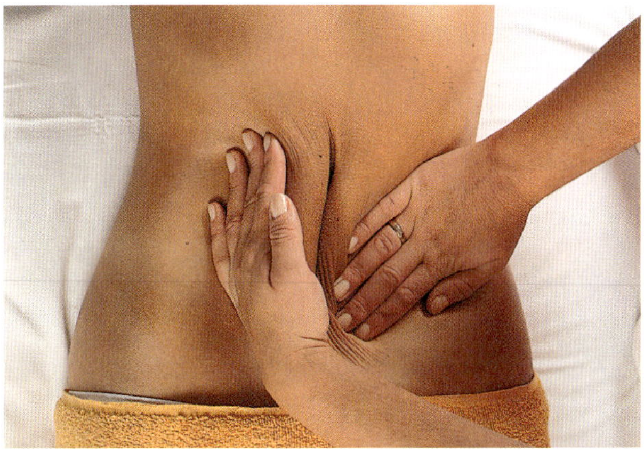

Der Bauch wird mit flachen Händen zum Nabel hin bewegt,
während die Hände fortwährend weiter tasten und aufeinander zu arbeiten.

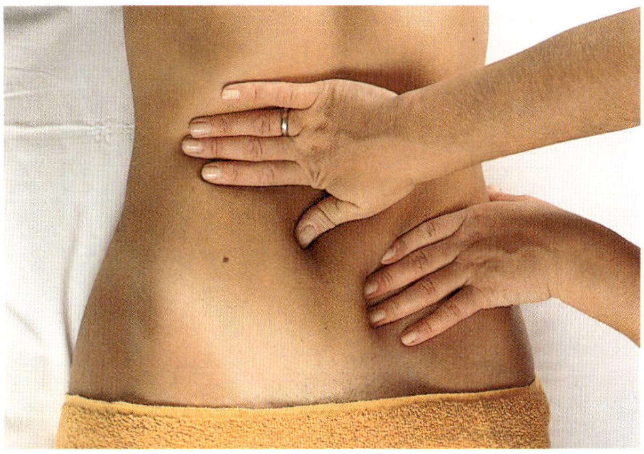

Bei der Massage wird auf weiche, flexible Hände Wert gelegt, um Problemzonen schmerzfrei zu entstören.

Dieses Foto zeigt, wie die linke Hand sich dem Becken-knochen und die rechte dem Rippenbogen anpaßt.

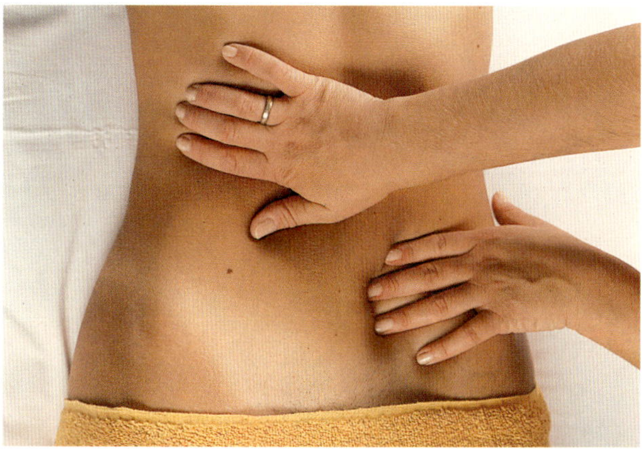

Erfahrungsgemäß ist es für den Patienten unangenehm, wenn der querliegende Teil des Dickdarms in die Tiefe hinein massiert wird.

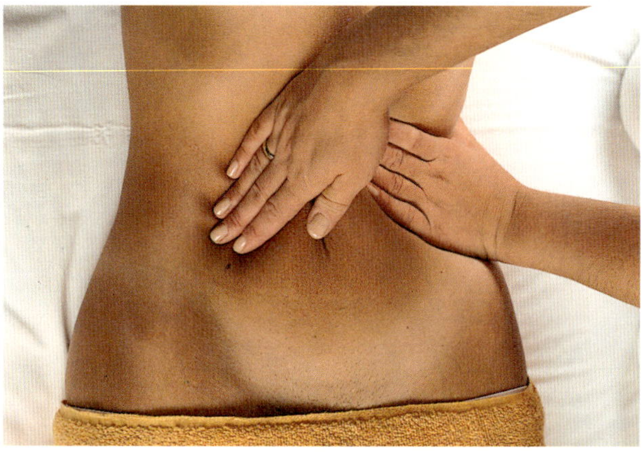

Deshalb hält man mit einer Hand den Bauch in Position, während die andere massiert.

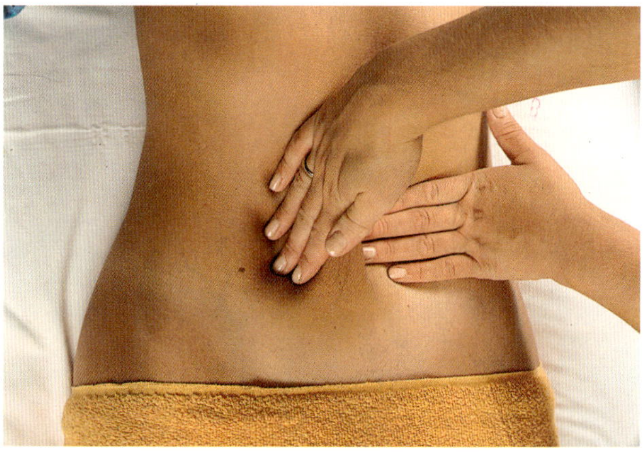

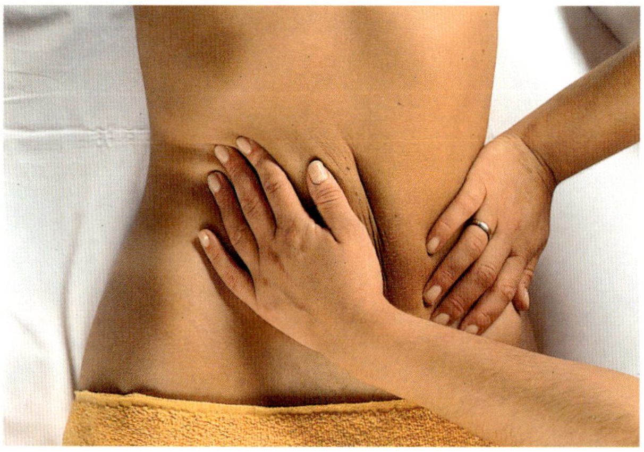

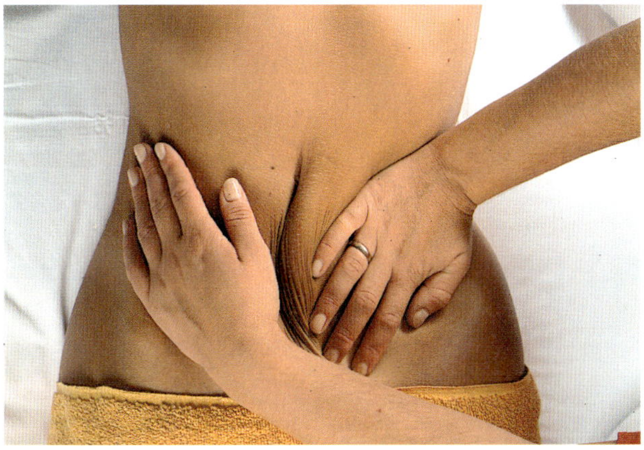

Nachdem der Darm des Patienten soweit wie erträglich, mit Wasser gefüllt wurde, beginnt man, den Bauch mit sanften Bewegungen von einer Seite

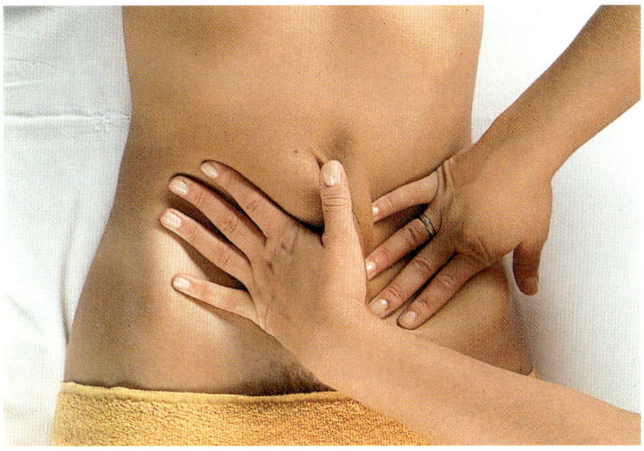

zur anderen zu schieben. Diese Technik dient dem Einweichen sehr alter Kotablagerungen.

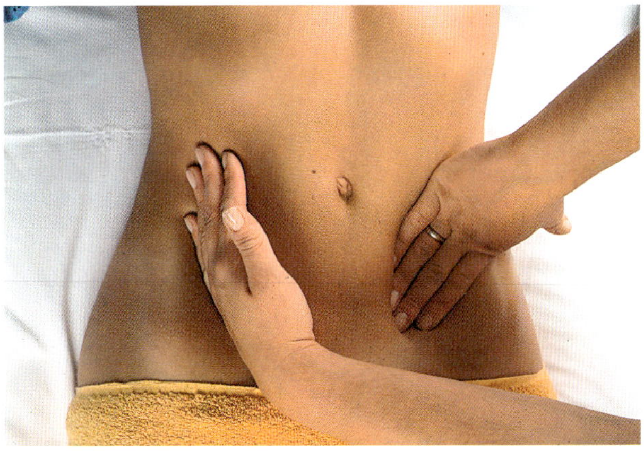

Hat der Patient sich an das Wasser gewöhnt, läßt man wieder etwas hinzulaufen und weicht weiter mit wellenförmigen Massagebewegungen ein. Dieser Vorgang kann, je nach Zustand, öfters wiederholt werden.

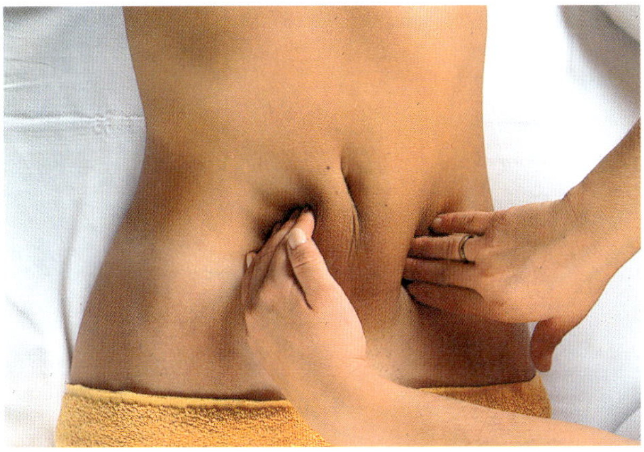

Wenn das Ventil geöffnet und der Darm von seiner Last befreit ist, erhöht der Behandler wieder den Wasserdruck und hilft mit unterstützender Massage, den Darm zu entleeren.

Luft, die sich im Dünndarm festgesetzt hat, ist oft ausgesprochen hartnäckig.

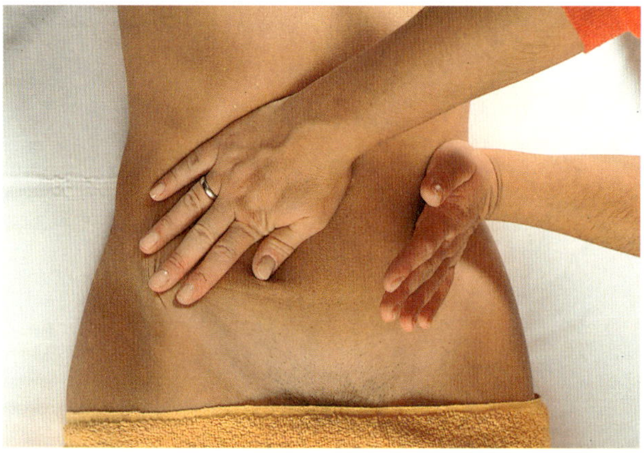

Sie muß mit Fingerspitzengefühl und der Anatomie des Dünndarms folgend, herausmassiert werden.

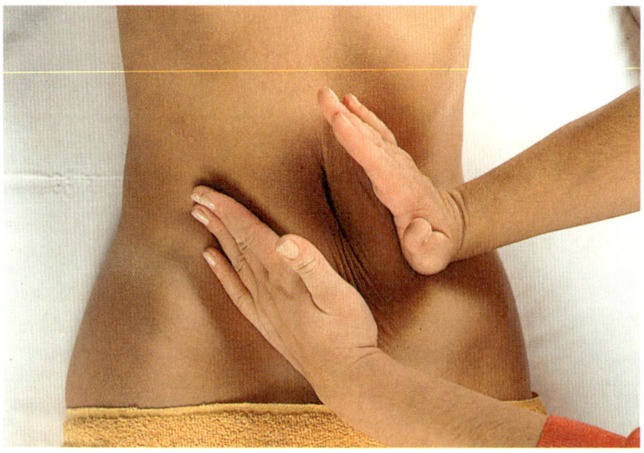

Dabei hat es sich als vorteilhaft erwiesen, diesen Bereich aus verschiedenen Massagerichtungen

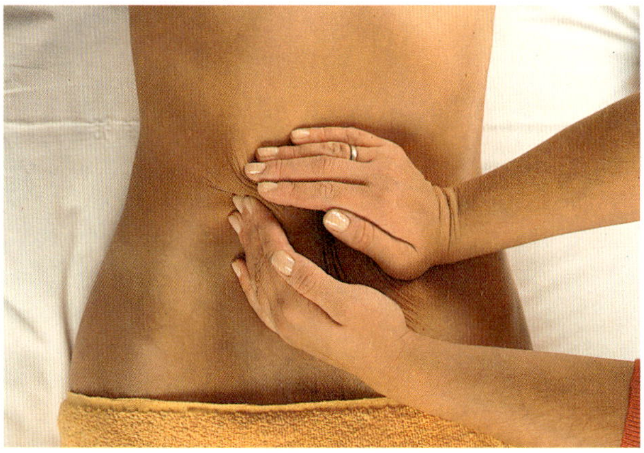

zu einer Halbkugel zu formen.

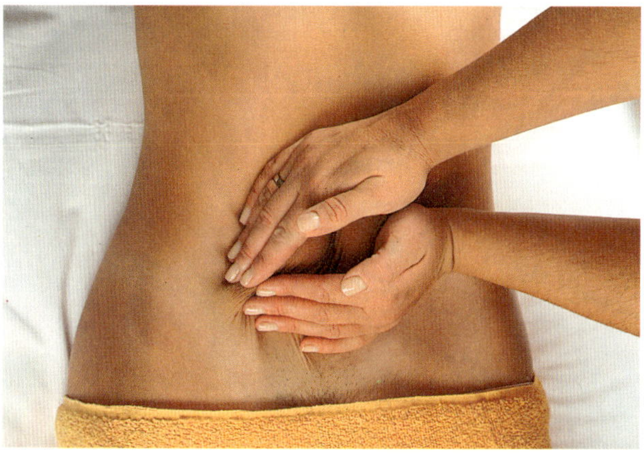

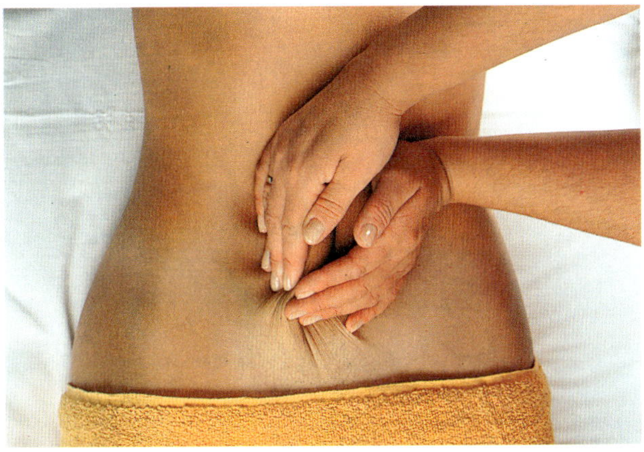

Wenn ein Bauch nicht sehr druckempfindlich ist, oder die ersten Behandlungen schon hinter sich hat, kann bei der Massage wesentlich tiefer gegriffen werden.

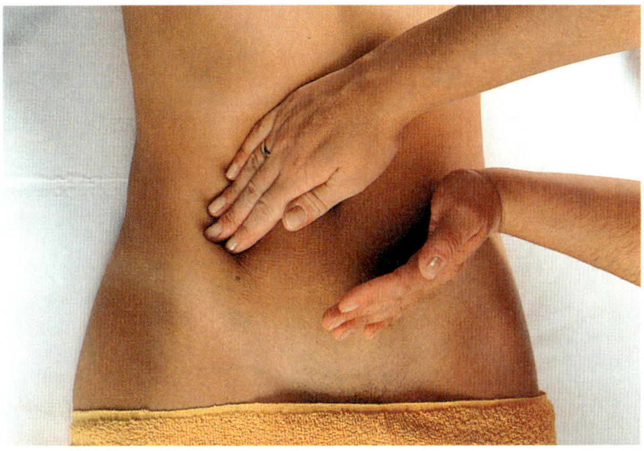

Der Behandler setzt sein Körpergewicht ein, um sich regelrecht in den Bauch hineinzulehnen. Das klingt viel anstrengender, als es in Wirklichkeit ist.

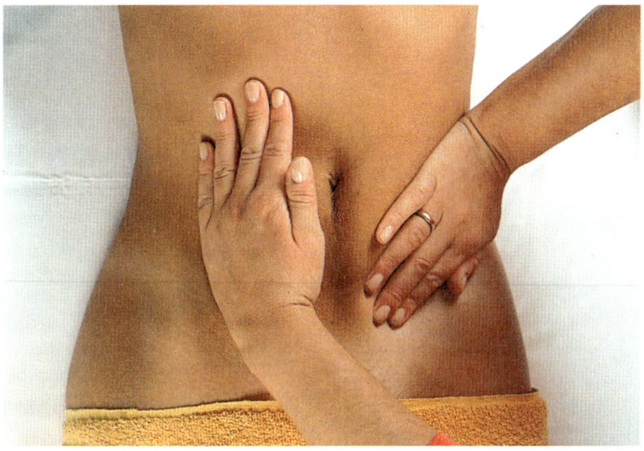

Die Massage fühlt sich dadurch nicht punktuell begrenzt an, sondern als großflächiger, wellenförmiger Bewegungsablauf, was dem Tonus des Verdauungstraktes am ehesten entspricht.

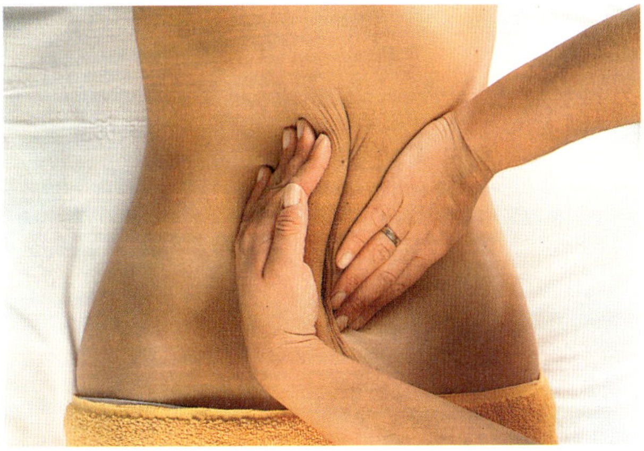

Als positiver Nebeneffekt für den Behandler ist es wesentlich entspannender, mit Körpergewicht, anstatt nur mit Muskelkraft zu arbeiten. Dies wirkt sich bei täglicher Behandung auf die Leistungskraft des Therapeuten vorteilhaft aus.

Technik und Verlauf der Colon-Massage I

Eine sehr wirkungsvolle und äußerst sanfte Technik ist die Hand-auf-Hand-Massage. Der Druck wird dabei von der oberen Hand ausgeübt, während die untere sich führen läßt und somit den Druck wirksam verteilt. So kann man punktuell vorgehen und Schlackenstoffe gezielt aus dem Darm herauslösen.

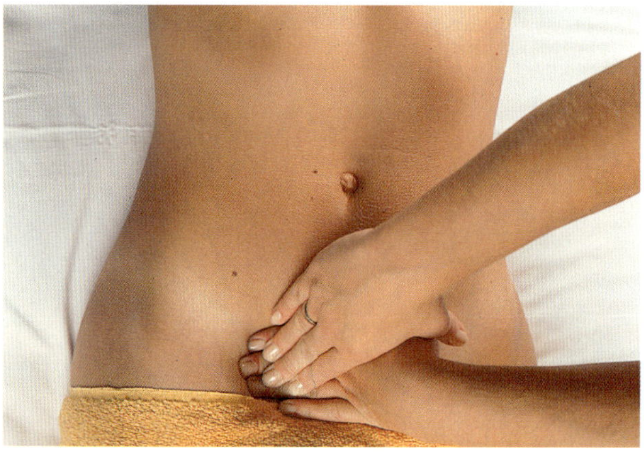

Durch diese Technik wird es möglich, die schwierig zu erreichenden Darmzonen unterhalb des Rippenbogens wirkungsvoller zu massieren.

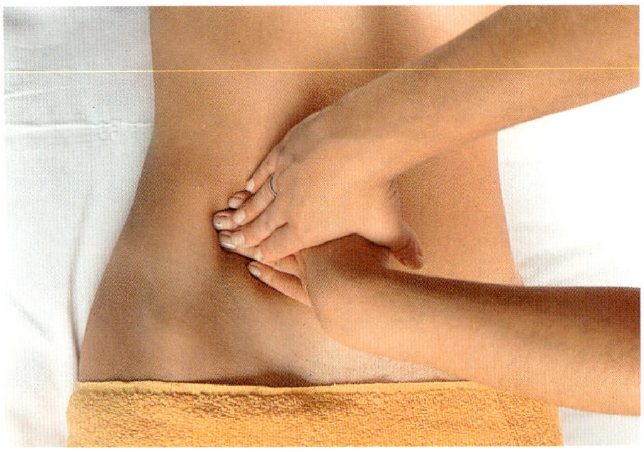

Anfang und Ende des Dickdarms enthalten erfahrungsgemäß die größten Kotansammlungen, während unterhalb der Rippen geballte Luft steht.

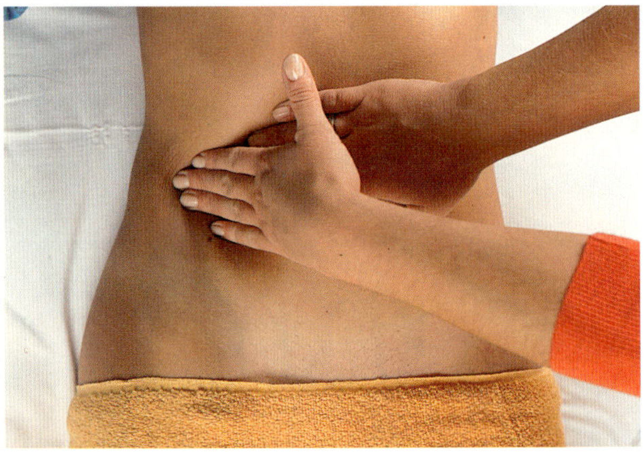

Diese Luftansammlung drückt das Zwerchfell nach oben und behindert dadurch die Arbeit des Herzens, was auch zu Kreislauf-Problemen führen kann.

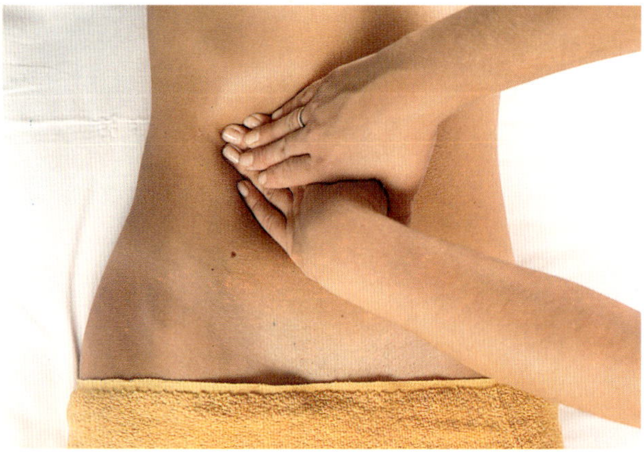

Technik und Verlauf der Colon-Massage II

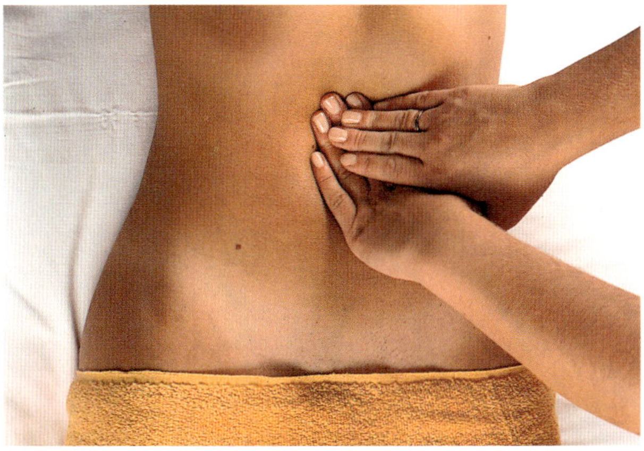

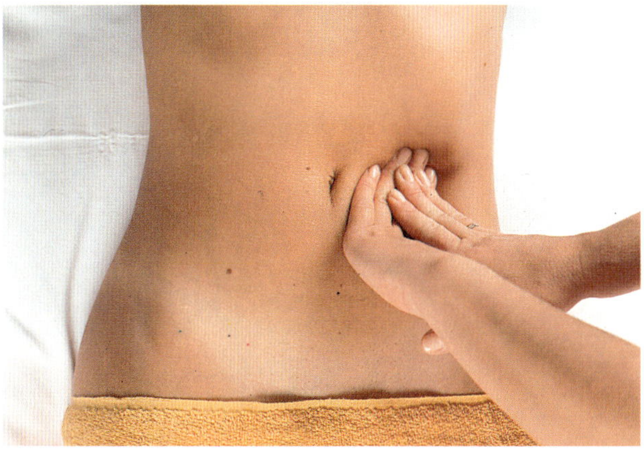

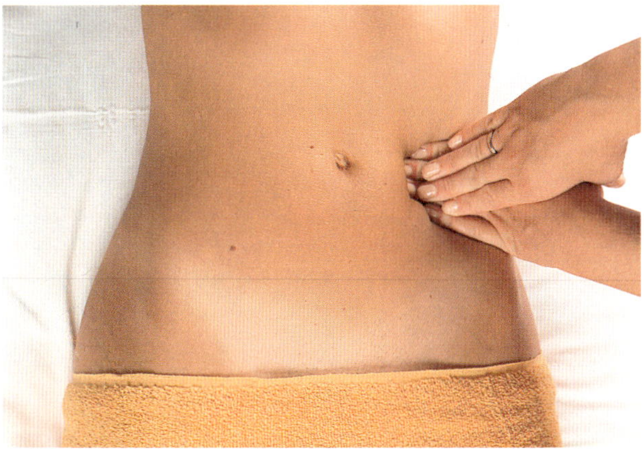

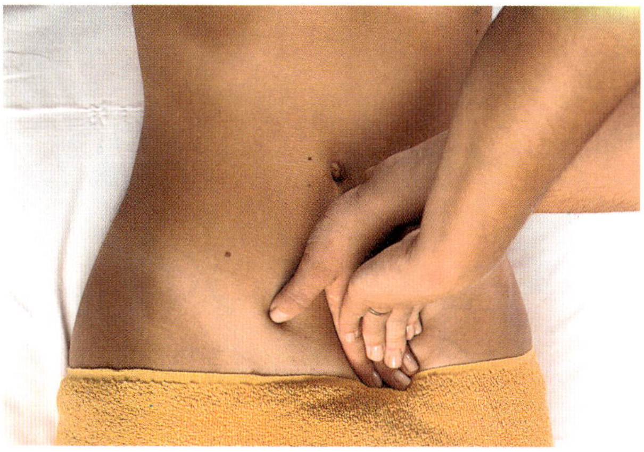

Den Dickdarm immer im Uhrzeigersinn massieren !

Abschließend ist zu sagen, daß eine entspannte Atmosphäre, wenn möglich eine auf den Patienten abgestimmte Musik im Hintergrund, und das Wissen, daß der Therapeut sich eine Stunde Zeit nimmt, erheblich zum schnellen und dauerhaften Erfolg der Therapie beitragen.

Entstehung von Fäulnis- und Gärungsbäuchen

Gärungsbäuche entstehen bei stark betont vegetarischer Ernährung. Im Gegensatz zu Fäulnisbäuchen halten die Gase sich vorwiegend im Unterbauch auf, was bei der Darm-Massage berücksichtigt werden muß.

Fäulnisbäuche entstehen vorwiegend durch Fleischgenuß. Bei Zersetzung des tierischen Proteins entstehen Gase, die das Darmsystem aufblähen.

Nicht selten haben starke Fleischesser Probleme mit Kreislauf und Atmung, um nur die ungefährlichsten Nebeneffekte eines Fäulnisbauches zu erwähnen.

Eine Darmsanierung bringt oft Abhilfe, da Lunge und Herz, durch "Entlüftung" und "Entschlackung" wieder Raum für ihre Funktionen bekommen.

Wenn diese Verformungen nicht beachtet werden, kommt es zu schwerer wiegenden Problemen.

Meist geht dem entzündlichen Bauch ein Fäulnis- oder Gärungsbauch voraus. Je nach Stärke der Entzündung sind diese Formen leicht bis hochgradig berührungsempfindlich, was sich regelmäßig bei der Abtastung zeigt.

Die am häufigsten betroffenen Partien sind der Anfang des Dickdarms (Blinddarm) und das Endstück des Dickdarms, in dem der Stuhl sich am längsten aufhält. Bezeichnenderweise sind hier die meisten krebsigen Entartungen festzustellen.

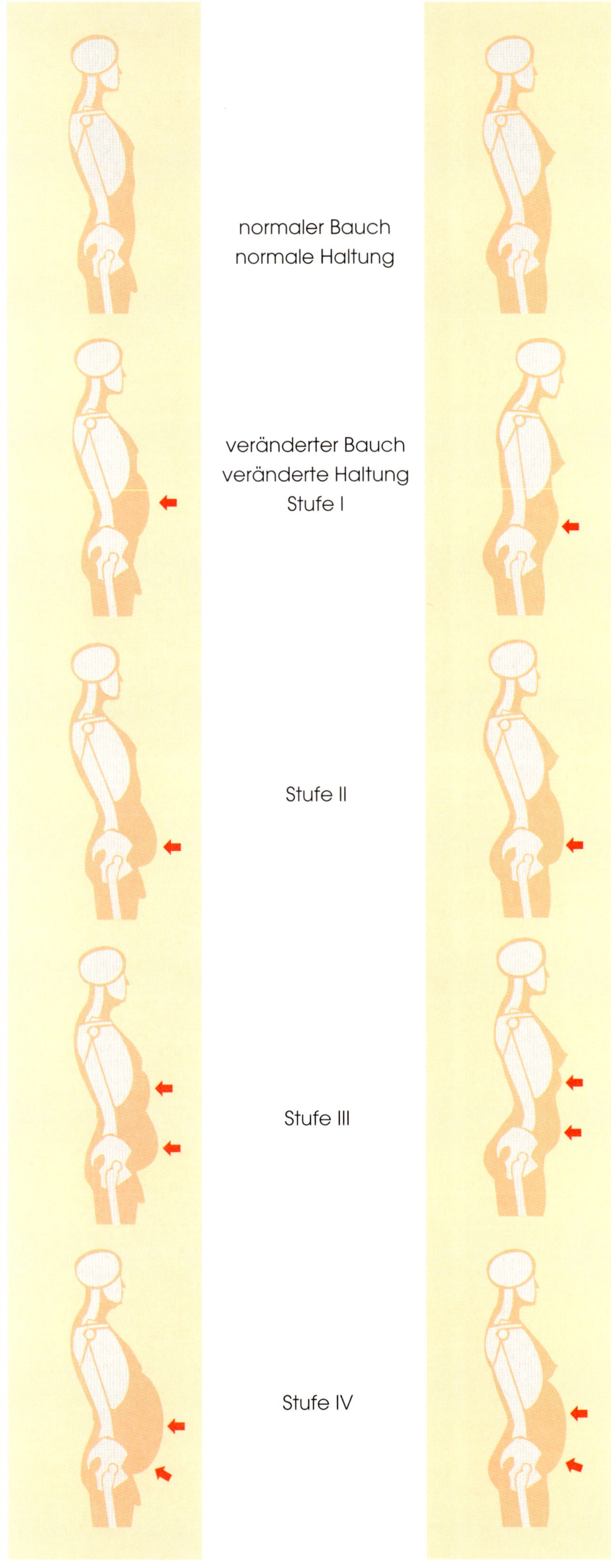

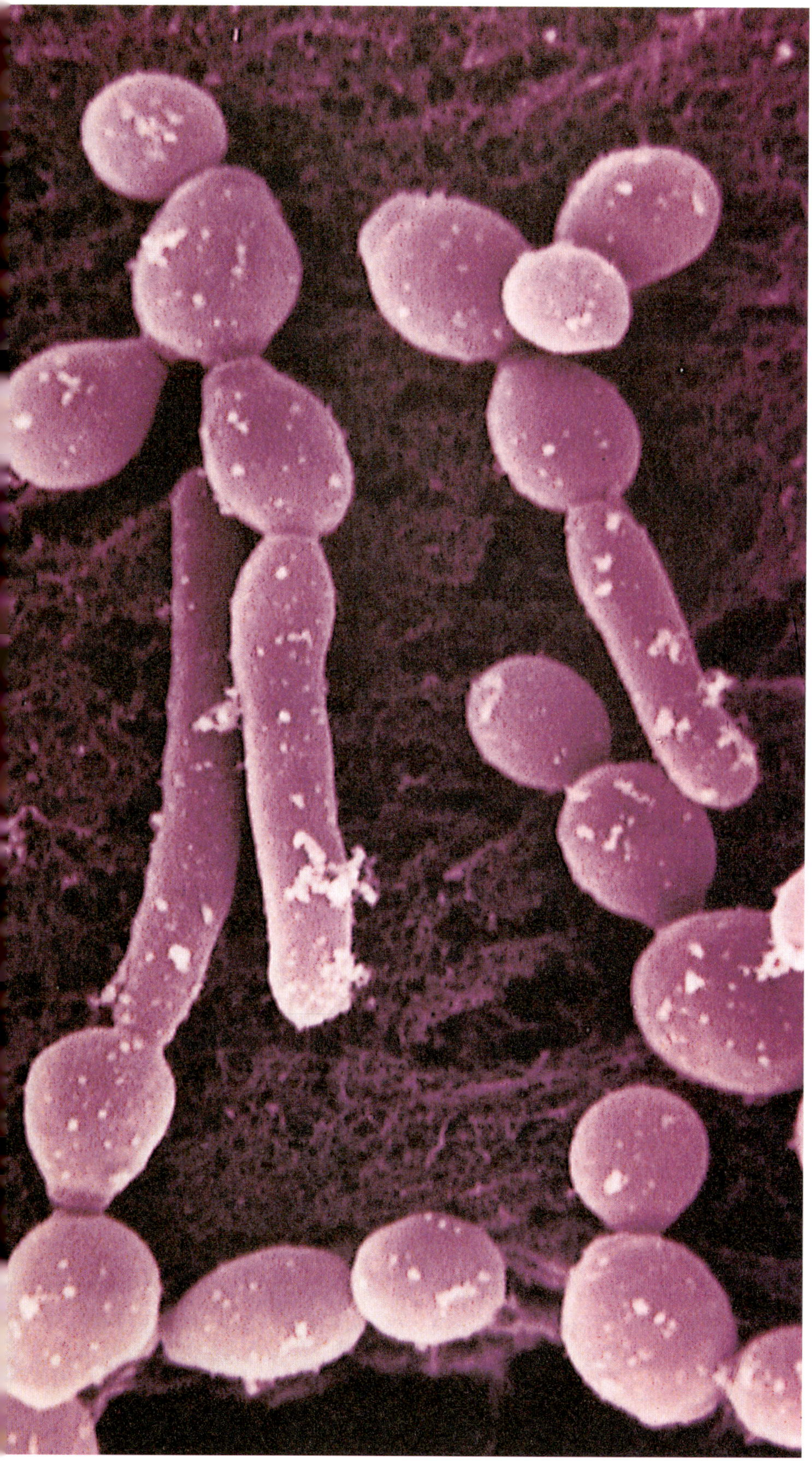

Woher kommen Pilze überhaupt?

Aus der Luft? Aus dem Staub? Aus Wasch- und Duschräumen? Dem Schwimmbad? Man hört immer, Pilze seien allgegenwärtig, man müsse halt mit ihnen leben.

Im Verdauungstrakt vieler Menschen - auch Tiere - befinden sich nicht nur Bakterien, sondern auch verschiedene mikroskopisch kleine Pilze. Zum Teil sind sie nützlich oder wenigstens harmlos, zum Teil hingegen schädlich, einige sogar lebensgefährlich.

Unter günstigen Bedingungen können diese Pilze sich rasant vermehren, innerhalb einer einzigen Nacht um ein Vielfaches. Durch Reduktion des Nahrungsangebots wird einer solchen millionenfachen Vermehrung entgegengewirkt. Dies erfordert einige Kenntnis darüber, wie Pilze sich ernähren und vermehren.

Unter dem artenreichen und formenreichen Gemisch von Pilzen, das die Natur hervorgebracht hat, ist nur ein winziger Teil in der Lage, den Menschen zu besiedeln, und von diesen sind es nur wenige Dutzend Arten, die so gefährlich sind, daß sie sein Leben bedrohen.

Diese Pilze muß man erkennen und bekämpfen.

Pilzerkrankungen: ein unterschätztes Risiko

Die Pilzverseuchung der Menschheit nimmt von Tag zu Tag zu. Nicht nur die Pilzinfektionen der Haut sind ein Gesundheitsproblem. Mehr noch gewinnen die durch Pilze verursachten Erkrankungen innerer Organe an Bedeutung. Seit bekanntgeworden ist, daß allein in Deutschland jährlich etwa 7000 Menschen an Pilzinfektionen sterben und Zehntausende neu daran erkranken, wird klar, daß bisher viel zu wenig dagegen unternommen worden ist.

Was also tun?

Gewissenhafte Aufklärung ist geboten! Wer nicht informiert ist, gerät in Gefahr, sobald seine Lebensumstände sich ändern. Es ist bekannt, daß eine Krankheit leicht eine andere nach sich zieht. Tausende haben erlebt, daß sie wegen einer fieberhaften Erkrankung ein stark wirkendes Antibiotikum, zum Beispiel das Pilzpräparat Penicillin, erhielten. Aber Anfang gut - Ende schlecht! Eine Krankheit verschwand - hinterher kamen Pilze.

Organpilze überwinden die Abwehr des Darms

Aus mancherlei Gründen kann es im Verdauungstrakt zu einer Überwucherung durch krankmachende Hefepilze kommen. Dann besteht Gefahr, daß mögliche (potentielle) Krankheitserreger durch den Darm in die Lymph- oder Blutbahn und damit in innere Organe gelangen. Niere, Herz, Leber, Gehirn und Augen können an Verpilzungen erkranken.

Im Zottengewirr von Zwölffingerdarm und Dünndarm und in den faltenreichen Abschnitten des Dickdarms (Haustren) bestehen für Mikropilze ideale Schlupfwinkel, in denen sie anfangs von faulenden Stoffen (saprophytisch) leben, aber unter für sie günstigen Umständen auch parasitisch entarten können.

Neugeborene sind anfälliger

Bei Neugeborenen und Säuglingen, deren Immunsystem noch nicht ausgereift ist, oder bei Patienten, deren körperliche Abwehr durch Krankheit, Genußgifte oder Medikamente (zum Beispiel Cortison) geschwächt ist, sollte das Immunsystem durch geeignete Behandlung gestärkt werden.

Zudem ist öfters eine pilzfeindliche Diät empfehlenswert, und ab dem zehnten Lebensjahr kann eine COLON-HYDRO-THERAPIE mit begleitender Anti-Pilz-Therapie nötig werden, um Pilznester auszuräumen.

Toleranzgrenze

Wenn aus dem Darm beständig Nachschub an Pilzgiften eingeschleust wird, oder wenn Hefepilze sich bei hohem Blutzuckergehalt üppig vermehren, wird das Immunsystem so stark überfordert, daß es die großen Mengen körperfeindlicher Substanzen nicht komplett vernichten kann. Als Folge bleiben Pilzklümpchen in den haarfeinen Blutgefäßen (Kapillaren) hängen, einzelne Sproßzellen oder Hefefäden dringen durch die Blutgefäßwände ins Gewebe und verursachen dort die gefürchtete Organmykose.

Sekundärtod durch Hefen

Sekundäre Mykosen, die als Begleiterscheinung mancher Krankheiten auftreten, sind selten aber lebensgefährlich. Über Nacht kann aus einer scheinbar harmlosen Pilzkolonie im Darm eine lebensvernichtende Pilzsepsis entstehen.

Eubiose verhindert Pilzbefall und eine Selbstvergiftung durch den Darm

Um das Eindringen durch die Darmwände (Persorption) zu verhüten, müssen im Darm angesiedelte Pilzkolonien frühzeitig beseitigt werden, was am ehesten vermittels der COLON-HYDRO-THERAPIE und Anti-Pilz-Therapie möglich ist. So schaffen wir nämlich eine Eubiose, deren Vorhandensein durch labortechnische Folgeuntersuchungen kontrolliert werden kann.

Diagnosemöglichkeiten der Labors:

	Schuler	Mikro-ökologie	Enterosan	Hauss
Bifidobakterien	X		X	
Bacteriodes, ges.	X		X	
Bacteriodes, diff.	X			
Eubakterien	X			
Clostridien, ges.	X		X	
Clostridien, diff.	X			
Enterobakterien, ges./diff.	X	X	X	X
Escherichia coli, ges.	X	X	X	X
Escherichia coli, diff.	X	X	X	
Pseudomanas, ges./diff.	X		X	
Lactobazillen, ges.	X	X	X	X
Lactobazillen, diff.		X		
Hefepilze, ges.	X	X	X	X
Hefepilze, diff.	X		X	X
Schimmelpilze, ges.	X	X	X	X
Schimmelpilze, diff.	X	X		X
pH-Wert	X	X	X	
Therapiehinweise	X		tel.	X
allgemein/differenziert			tel.	X
Ernährungshinweise	X		tel.	
Preise (DM)gesamt	212,00	160,00	60,97	122,54
Pilze extra	46,00			

(Zusatzuntersuchungen und Beratungen nach tel. Absprache)

Zusätzlich zu den oben rechts genannten Empfehlungen wird das Diätetikum "Microflorana-F" angeboten, das zur Ergänzung der Symbionten als allgemeines Aufbaupräparat dient.l

Anschriften von Labors, die Stuhluntersuchungen auf dysbiotische und mykotische Zustände hin durchführen und auf Grund der Ergebnisse entsprechende Präparate empfehlen:

Labor Dr. Schuler
Etztalstraße 14
82335 Berg
Tel.: 08151/50044

Institut f. Mikroökologie
Am Kornmarkt 34
35745 Herborn
Tel.: 02772/41033

Enterosan-Labor
Mangelsfeld 4
97708 Bad Bocklet
Tel.: 09708/91000

Labor Drs. Hauss
Postfach 12 07
24332 Eckernförde
Tel.: 04351/3411

Informationen erteilt:

BDS GmbH Biologische und diätetische Spezialitäten
82296 Schöngeising
Tel: 08141/106 56

Was ist eigentlich Candida?

Was begünstigt diesen Pilz?

1. chemische Medikamente
2. Belastungen von außen
3. kohlehydratreiche Ernährung
4. Wärme, Feuchtigkeit und Säure

Candida ist ein *opportunistischer Erreger*. Er wartet auf eine günstige Gelegenheit, wenn das Immunsystem des Körpers gestört ist. Antibiotika zum Beispiel töten im Darm Bakterien, die den Pilz normalerweise als Nahrungskonkurrenten im Zaum halten. Cortisonpräparate und alle Wirkstoffe, die das Immunsystem schwächen, kommen für Candida albicans gelegen. Sie tragen dazu bei, daß Hefepilze sich mitunter über die Blut- und Lymphbahnen im ganzen Körper ausbreiten können.

Umweltbelastungen aller Art, Wohngifte, wie Radon und Asbest, Amalgam in Zahnfüllungen - alle diese Faktoren schaffen ideale Voraussetzungen zur Ausbreitung von Candida.

Da dieses Buch sich mit drängenden Gesundheitsproblemen befaßt, darf der Hinweis auf die Pilzgefahr nicht fehlen.

Hefepilze greifen erst an, wenn der Organismus vorgeschwächt ist. Plötzlich sind sie da, verbreiten sich, wenn sie nicht rechtzeitig erkannt werden, hemmungslos im ganzen Verdauungstrakt und den benachbarten Organen, scheiden Gifte aus und ruinieren den bereits erkrankten und geschwächten Körper vollends.

> Neugeborene infizieren sich schon im Geburtskanal oder in den allerersten Lebenstagen beim Stillen, denn der Pilz ist überall anwesend. Sobald er in den Darm gelangt, siedelt er sich dort zunächst in harmloser Ko-Existenz mit der Darmflora an. Sobald aber deren Eubiose aus dem Gleichgewicht gerät, greift Candida unverzüglich auf das Nächstliegende, den weiblichen Genitalbereich über, der mit Wärme, Feuchtigkeit und saurem Milieu ein idealer Nährboden für Parasiten ist.

Beim Säugling ist die Gefahr noch verhältnismäßig gering, weil mit der Körperpflege zwangsläufig auf die Genitalzone geachtet wird.

Candida in Wechselwirkung mit anderen Erkrankungen

Ganz anders verhält es sich bei Erwachsenen, die unerwartet von dem Pilz befallen werden. Juckreiz, weißlicher Ausfluß, der nach Hefe oder Essig riecht, sind die ersten Symptome. Ihnen folgt Harnröhrenkatarrh und Blasenentzündung, und wenn die Behandlung nicht einsetzt, können Eileiter und Ovarien entzündlich befallen, der monatliche Zyklus empfindlich gestört werden.

Zugleich treten allgemeine Symptome auf, wie Kopfschmerzen und Migräne. Muskelverspannungen im Nacken und Schulterbereich können als verdeckte allergische Reaktionen auf giftige Ausscheidungen absterbender Pilze hinzukommen.

Candida-Pilze können mit den giftigen Ausscheidungen ihrer Fortpflanzungsorgane, der Myzelien, auch Gefäßwände angreifen und die Durchblutung einzelner Organe, zum Beispiel des Gehirns, behindern. So entstehen allergische Reaktionen, und wenn die im Darm angesiedelten Hefepilze sich entsprechend ausgebreitet haben, verursachen sie quälendes Afterjucken.

Pilze als Ursache vieler Erkrankungen?

R.W. Crook, der Autor des Buches *"The Yeast Connection"*, der sich ausführlich mit den durch Hefepilze verursachten Leiden beschäftigt hat, vermutet bisher ungeklärte Zusammenhänge zwischen Candida und lebensbedrohenden Krankheiten, wie der Multiplen Sklerose, der Muskelschwäche Myasthenia gravis und verschiedenen Formen von Darmentzündung.

Candida wird häufig übersehen, denn durch Pilze entstehen die verschiedensten Symptome

Wegen der vielfältigen Symptome wird der Befall mit Candida albicans in der ärztlichen Praxis oft falsch behandelt. Bei Scheidenausfluß werden zum Beispiel Pilzmittel zur lokalen Anwendung verschrieben, was bei extensiver Ausbreitung des Pilzes nicht reicht. Gegen Harnröhren- und Blasenkatarrh kommen Breitbandantibiotika zur Anwendung, die bei Candida albicans nicht helfen, sondern nur das Vordringen des Pilzes begünstigen. Cortison, das oft bei allergischen Reaktionen verschrieben wird, bedeutet eine zusätzliche Schwächung des Immunsystems. Andere Symptome, Kopfschmerzen, Migräne, Muskelverspannungen oder depressive Zustände werden vielfach leichthin als "psychosomatische Irritation" abgetan.

Auch Pilze brauchen Nahrung!

Leider versäumen manche Ärzte, ihre Patienten darauf hinzuweisen, daß fehlerhafte Ernährung den Pilzbefall fördert. Hefegebäck und stark gezuckertes Naschwerk aus dem Bäckerladen begünstigen das Wachstum von Candida albicans.

Die nach diesem Pilz benannte Krankheit Candidiasis ist heute schon weit verbreitet und zu einer Zivilisationskrankheit geworden, die ernstgenommen werden muß, weil sie aufs Ganze gesehen, eine Gefahr für das ohnehin stark belastete Immunsystem darstellt.

Keine Candidabeseitigung ohne Stärkung des Immunsystems!

Bei Patienten, die unter Candidabefall leiden, ist das Immunsystem bereits geschwächt. Deshalb reicht es nicht aus, nur die Symptome der Pilzerkrankung zu behandeln. Die anderen Ursachen der Immunschwäche, Fehlernährung, Belastung durch Umweltgifte und Antibiotika, müssen ausfindig gemacht und beseitigt werden, denn nur durch allumfassende umweltmedizinische Behandlung kann Candidiasis geheilt oder wenigstens auf ein weniger gefährliches Minimum reduziert werden.

Zeichen bei Pilzbefall

1. Jucken an Augen oder Nase?
2. Verstopfung?
3. Blähungen?
4. Mißmutigkeit?
5. Gedächtnisstörungen?
6. Afterjucken?
7. Schleimhautentzündung im Nasen- und Rachenraum?
8. Sehstörungen - Probleme durch doppeltes Sehen?
9. Hautausschläge?
10. Belegte Zunge?
11. Allergische Reaktionen?
12. Unverträglichkeit von Nahrungsmitteln?
13. Empfindlichkeit gegen Haushalts-Chemikalien?
14. Starke Müdigkeit?
15. Schlafstörungen?

Nur für Frauen:

16. Juckreiz an den Schamlippen?
17. Starker Scheidenausfluß?
18. Häufige Blasenentzündungen?
19. Häufiger Harndrang, verbunden mit dem Gefühl, die Blase nicht ganz entleeren zu können?
20. Unterleibskrämpfe?
21. Nehmen Sie die Pille?

Je mehr Fragen Sie mit ja beantworten können, um so wahrscheinlicher ist eine Pilzerkrankung, und um so notwendiger diagnostische Abklärung.

Darüber hinaus sollten die Ernährungsgewohnheiten erörtert werden. Welche Brotsorten bevorzugen Sie? Essen Sie mehr Kartoffeln oder Reis? Welche Gemüsesorten kommen regelmäßig auf den Tisch? Welche Fleisch- und Fischsorten sagen Ihnen am meisten zu?

Wurden Sie in Ihrer Jugend wegen Akne oder Erkältungen mit Antibiotika behandelt? Ist Ihnen Cortison verschrieben worden?

Besserung des Befindens durch Entzug der Nahrung für die Pilze

Hefegebäck, Zuckerwerk, Alkohol, vergorene Speisen und Getränke begünstigen Candidiasis. Wenn Sie diese Nahrungsmittel im Verlauf einer Hefepilz-Kontrolldiät einige Wochen konsequent vermieden haben und Ihre Beschwerden abklingen, kann das ein Hinweis auf Candidiasis sein.

Manche Menschen erkennen diese Krankheit erst, wenn es fast schon zu spät für eine Behandlung ist. Wer mit ernsten, unerklärlichen Beschwerden ins Krankenhaus eingeliefert und wegen vermeintlicher Altersschwäche an den Tropf gehängt wird, so daß er zwangsläufig auf die gewohnte zuckerreiche Ernährung ebenso verzichten muß, wie auf das abendliche Bierchen, wird sich zum Erstaunen der Ärzte plötzlich bedeutend besser fühlen, weil den Hefepilzen in seinem Darm die Nahrung entzogen ist.

Pilze - schön aber gefährlich !

Von rund einer halben Million Pilzarten, die es gibt, ist keine einzige befähigt, ihren Nahrungsbedarf aus Licht, Luft und Wasser selber herzustellen, wie grüne Pflanzen es tun. Für ihre Ernährung sind Pilze auf den organisch gebundenen Kohlenstoff toter oder lebender Organismen angewiesen.

Manche ernähren sich von abgestorbenen Zellverbänden pflanzlicher oder tierischer Herkunft, andere führen ein Schmarotzerdasein, indem sie ihre Nahrung aus lebender Substanz beziehen, wobei sie entweder das Leben des Wirtes zerstören (Rostpilze) und dabei selber mit eingehen, oder sie erweisen sich als mehr oder minder nützliche Symbionten, indem sie sich den Lebensumständen ihrer Wirte so weit anpassen, daß beide Partner aus der Symbiose Nutzen ziehen. Was die Symbionten im menschlichen Verdauungstrakt betrifft, so funktioniert das Miteinander der verschiedenen Arten nur reibungslos, wenn sie sich im naturgewollten, eubiotischen Verhältnis zueinander befinden, worunter zu verstehen ist, daß sie einander mengenmäßig gegenseitig in Schach halten.

Dieser Zustand kann auf verschiedene Weise gestört werden. Fehlerhafte Ernährung, wie sie an anderer Stelle eingehend erörtert wurde, führt beispielsweise zum Überhandnehmen gewisser Hefepilze, die unter solch abwegiger Ernährung krankmachende (pathogene) Eigenschaften entwickeln. Keimtötende Medikamente (Antibiotika) führen in der Regel zu Ausfall oder nachhaltiger Schädigung der Darmflora und bereiten damit zahlreichen Pilzen, die gegen solche Medikamente immun sind, einen Nährboden, auf dem sie entarten, was vielfach zu spät erkannt wird und ernsthafte Folgen nach sich zieht.

Pathogen gewordene Pilze verhalten sich nämlich in der Regel äußerst aggressiv. Selbst einen gesunden Menschen, dessen Immunsystem noch intakt ist, können sie empfindlich schädigen. In bedeutend höherem Maße trifft dies zu, wenn die eubiotische Darmflora, die nach heutiger Kenntnis einen wesentlichen Teil des Immunsystems stellt, ausgefallen oder dezimiert ist. Schwerwiegenden Infektionen hat der Organsimus dann keine ausreichende Abwehr mehr entgegenzusetzen.

Die Ernsthaftigkeit des Problems erhellt vor allem aus den Schwierigkeiten, die der Diagnose im Wege stehen. Nur in Speziallabors kann auf Grund differenzierender Stuhluntersuchungen festgestellt werden, wie weit die Darmflora geschädigt ist. Ihr Aufbau sollte in der Regel neu gestaltet werden, daher ist vor einer Aufforstung der Symbionten deren mengenmäßige Untersuchung über den Stuhl unumgänglich.

Penicillium chrysogenum

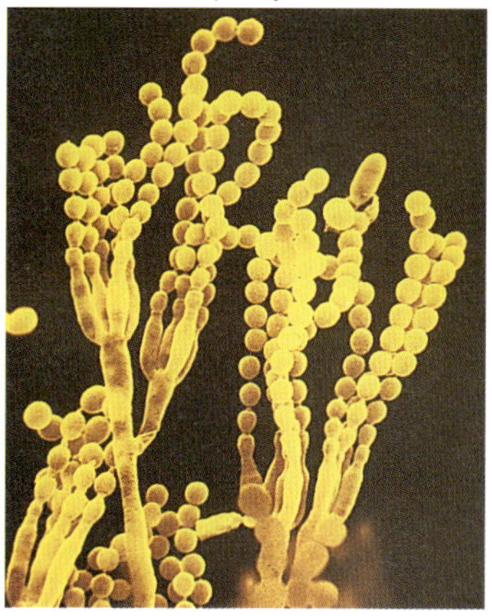

Mucor racemosus

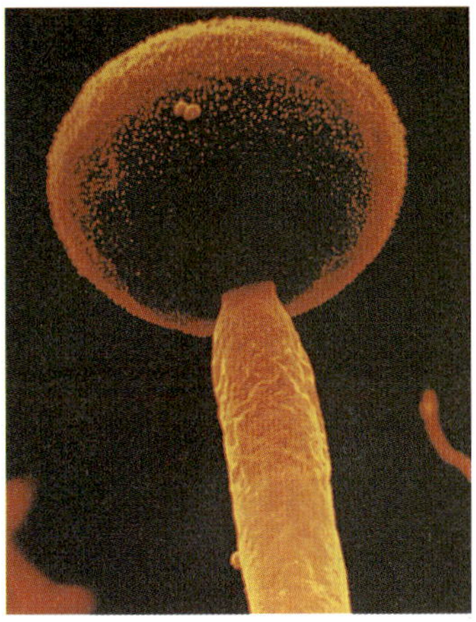

Aspergillus niger

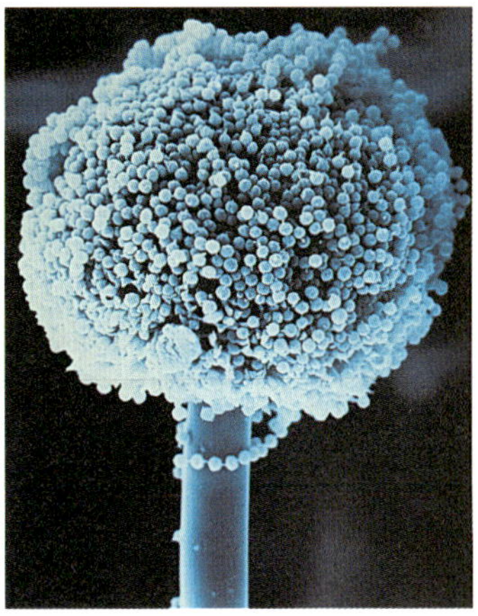

Candida parapsilosis

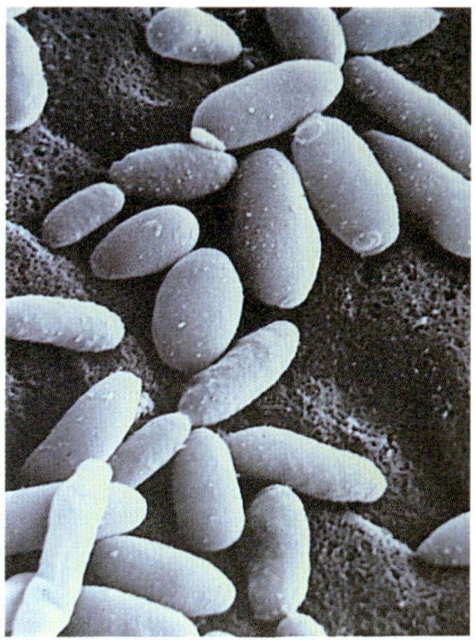

Therapie gegen Pilzbefall

Als Basis einer Therapie gegen Candidiasis sind das Austesten der allergischen Symptome, ihre Behandlung und der Wiederaufbau des geschädigten Immunsystems anzusehen, denn die durch Candida verursachte Immunschwäche führt zwangsläufig zur Entwicklung und Ausbreitung anderer Probleme, die im Grunde nicht von Hefepilzen abhängen.

Für das subjektive Gefühl, krank zu sein, sind jedoch viele Allergien verantwortlich. Candida-Patienten leiden häufig unter einer Überempfindlichkeit gegen Milchprodukte, Weizen, Körner aller Art und Hausstaubmilben. Diese Symptome lassen sich durch Vermeiden der genannten Nahrungsmittel und umweltbewußtes Reduzieren des Staubrisikos eindämmen.

Stoffe, die imstande sind, gefährliche Mikropilze abzutöten - je rascher, um so besser - sind dringend erforderlich. Nur: Sie dürfen dem Menschen keinen Schaden zufügen. Sie dürfen keine schädlichen Nebenwirkungen haben.

Für den Wiederaufbau des Immunsystems kommen verschiedene naturheilkundliche Therapien in Betracht, wie zum Beispiel Inhalieren von ionisiertem Sauerstoff, Eigenblut-Injektionen und einige Medikamente, unter denen Mistelpräparate und Peptide sind, die als Spaltprodukte des Eiweißabbaues den Fehlbestand an körpereigenen Abwehrstoffen wirksam ergänzen können.

Bei schwerem Candidabefall kann nach genauer Abklärung und langsam steigender Dosierung auch Nystatin, ein Heilmittel biologischen Ursprungs, angewandt werden. Es wirkt der übermäßigen Besiedlung des Verdauungstraktes durch Hefepilze entgegen. Auch mit Lapacho-Tee, Haifischleberöl und homöopathischen Anti-Pilz-Mitteln sind nennenswerte Erfolge zu erzielen.

Hefepilze suchen Zuckerkonsumenten, um sie zu schädigen

Unerläßlicher Bestandteil jeder Behandlung ist eine dem Therapieziel angepaßte Ernährung. Pilze, die befähigt sind, auch bei anderen Lebewesen zu parasitieren, befallen vorwiegend solche Wirte, die ihnen Totalversorgung, nämlich neben Nahrung, eine Chance sich anzusiedeln und damit Nestwärme für ihre Brut bieten.

Hefepilze brauchen vor allem Zucker, denn ihnen fehlt das Chlorophyll der grünen Pflanzen, die aus Kohlensäure, Wasser und Sonnenlicht ihren Zuckerbedarf selber decken.

Demnach bildet der Organismus von Menschen, die sich zuckerreich ernähren, ein ideales Millieu für Hefepilze, unter denen sich nicht wenige Arten befinden, die gefährliche Krankheiten verursachen können.

Alle Pilzarten, die sich in Gedärmen oder sonstwo im Körper ansiedeln, wirken sich durch die Produkte ihres Stoffwechsels nachteilig aus. Im Verdauungstrakt produzieren sie fortwährend Gase, die vom Darminhalt mitgeführt und oft wochenlang gespeichert, den Leib aufblähen. Zudem erzeugen sie beim Abbau von Zuckermolekülen unerwünschte Fuselalkohole, die eine nicht zu unterschätzende Belastung der Leber darstellen.

Beim Zuckerabbau erzeugen Pilze giftige Fuselalkohole

siehe Gärungsbäuche Seite 46

Darum muß der Patient, um das Therapieziel nicht zu verfehlen, für die Dauer der Behandlung auf zuckerhaltige Nahrung verzichten. Nicht allein Bonbons, Konfekt und Konditorwaren sind zu meiden, auch alle süßen Obstsorten und Produkte daraus, wie Marmeladen, Fruchsäfte, Limonaden, Gelees und Rote Grütze, kurz, alles, was Zucker in irgendeiner Form enthält.

Eine Anti-Pilz-Diät muß nicht eintönig sein: Anstatt zuckersüßer Speisen werden essigsauere empfohlen, die nötigenfalls mit künstlichem Süßstoff schmackhaft gemacht werden können. Salate zum Beispiel mit Essig zu würzen, ist im Rahmen dieser Diät durchaus erwünscht.

Individuell orientiertes Vorgehen ist wichtig!

Essigsäure ist eine wichtige organische Säure, die imstande ist, ihr Methyl (CH_3) abzuspalten, das in der Leber für gewisse Stoffwechselprozesse andauernd gebraucht wird.

Essig innen und außen

siehe Apfelessig-Kur Seite 117

Im Magen wird 5%ige Salzsäure benötigt, ohne die das Enzym Pepsin den ersten (und notwendigen) Schritt der Eiweißspaltung nicht vollziehen kann. Doch sind Rezepte für die Zubereitung von Speisen mit dieser Säure nirgends zu finden.

Auch die menschliche Haut soll schwach sauer reagieren. Dies trägt dazu bei, daß säureempfindliche Bakterien gehemmt werden. Man spricht vom "Säuremantel" der Haut.

Gegen Pilze ist dieser Mantel aber unwirksam. Sie vertragen die Hautsäure unbeschadet. Einige Pilze vernichten sogar die Säure der Haut, indem sie Alkalien ausscheiden. Damit durchlöchern sie den Säuremantel, so daß der Bakterienschutz, den er bieten soll, verlorengeht.

Essigsaure Waschungen schaffen hier Abhilfe. Lauwarmes Wasser mit einem Schuß Essig, ist für Fieberkranke eine Wohltat. Ein Schwamm - oder auch ein Tuch -, mit Essig getränkt, vor die Nase gepreßt, erleichtert das Durchatmen und ist eine gute Einleitung für wohlriechend gewürzte Speisen der Anti-Pilz-Diät.

Fallbeispiel:

"Ich bin wirklich keine Alkoholikerin, aber mein Arzt glaubt es mir nicht", schrieb eine Patientin, deren pathologische Leberwerte als alkoholbedingt angesehen wurden. Vermutlich lag Eigenproduktion von minderwertigem Fuselalkohol durch eine von Pilzen verursachte Darmgärung vor.

Veränderung der Ernährung ist unumgänglich

Wenn Vaginalmykosen oder Nagelmykosen immer wieder auftreten, liegt der Verdacht auf zu reichlichen Verzehr zuckerhaltiger Nahrung nahe, und es wird geprüft werden müssen, ob süße Obstsorten, Säfte oder andere Süßwaren als Ursache in Betracht kommen, denn auch geringe Reste von Pilzansiedlungen, die nach beendeter Kur noch übrig sind, machen sich wieder störend bemerkbar, wenn sie infolge zuckerreicher Ernährung reaktiviert werden.

In solchen Fällen kann nur eine drastische Veränderung der Ernährungsgewohnheiten endgültige Heilung bringen.

Besonders bei weiblichen Patienten kann die Umstellung der Ernährung auch bewirken, daß zunächst unauffälliger Pilzbefall im Mundbereich als Quelle von Rückfällen in chronische Vaginalmykosen wirksamer ausgeschaltet werden kann.

Essig und Öl nicht nur für Salate

Unabhängig von den Vorgängen im Körperinnern kann Essigsäure auch von außerhalb zur Pilzbekämpfung beitragen. Mache Pilze siedeln sich nämlich auf Hautpartien an, wo sie einen höchst lästigen Juckreiz hervorrufen.

Essigsäure, ein natürliches Mittel (Fungizid) gegen Pilzbefall

Das ist nur möglich, weil der von Natur aus vorhandene "Säuremantel", der gegen zahlreiche Bakterien einen wirksamen Schutz bietet, Pilzen gegenüber unwirksam ist. Einige Pilze vernichten ihn sogar, durch alkalische Ausscheidungen, womit die befallenen Hautpartien für Krankheitskeime anfällig werden.

Hier kann Waschen mit Apfelessigwasser Abhilfe schaffen. Den unter Hautpilzen leidenden Patienten befreit es nachhaltig von diesem Teil seiner Qualen.

Zahnbürste alle zwei Wochen erneuern!

In ähnlicher Weise kann auch geholfen werden, wenn die Atemwege unter Pilzbefall leiden. Hier genügt es, mehrmals täglich durch einen essiggetränkten Schwamm oder ein entsprechend präpariertes Tuch einzuatmen, denn fast alle Pilze sind gegen Essigsäure empfindlich und gehen ein, wenn sie damit bekämpft werden.

Übrigens wird der erfrischende Essigdurft vielfach als angenehme Einleitung zu den wohlriechend gewürzten Speisen der Anti-Pilz-Diät empfunden.

Um dieses Kapitel abzuschließen, fasse ich zusammen: Wer seinen zuckersüchtigen Darmschmarotzern den Garaus machen will, tut gut daran, den tausenderlei Verlockungen der Süßwarenhersteller zu widerstehen und sein Geschmacksempfinden auf zartbittere und aromatisch-würzige Speisen umzustellen.

So wird üppige Pilzvermehrung wirksam gestoppt

Der Verzicht auf Süßigkeiten lohnt sich in jedem Falle. Eine Anti-Pilz-Kur, eine COLON-HYDRO-THERAPIE, und pilzableitende, homöopathische Mittel befreien zuverlässig von diesen Quälgeistern, die das Verdauungssystem der Betroffenen mit der Folge schleichender Selbstvergiftung zum Gärbottich für giftige Fuselalkohole umfunktionieren und damit nicht allein die Lebensqualität herabsetzen, sondern zudem den Lebensnerv ihrer meist ahnungslosen Wirte bedenklich schädigen.

Verzicht auf Zucker befreit von Unpäßlichkeiten und schützt vor Selbstvergiftung

Das isopathische Heilverfahren gegen Pilzbefall

Während die Homöopathie nach dem Prinzip entwickelt wurde, Ähnliches mit Ähnlichem (similia similibus) zu heilen, beruht das isopathische Heilverfahren, in Anlehnung an das homöopathische Prinzip, auf dem Gedanken, Gleiches mit Gleichem (aequalia aequalibus) zu behandeln.

Demnach werden hier nicht Arzneien aus pflanzlicher oder tierischer Herkunft angewandt, deren Wirkung vorher beim Gesunden erprobt worden ist, sondern isopathische Medikamente sind Züchtungsprodukte aus Erregerkulturen, die im Verlauf ihrer Entwicklung unschädliche (apathogene) Phasen aufweisen, in denen sie befähigt sind, krankmachende (pathogene) Keime aus der "eigenen Verwandtschaft" ebenso unschädlich zu machen.

Behandlungen nach dem isopathischen Prinzip können mit Präparaten der unten genannten Firma durchgeführt werden:

Sanum-Kehlbeck GmbH & Co KG
Hasseler Steinweg 9-12
27316 Hoya
Tel.: 04251/491

Außerdem gilt auch hier, daß ein Mittel, welches in großen Dosen krank macht, in den minimalen Gaben der homöopathischen Verdünnung, Heilung bewirkt, worunter bei der Darmbehandlung in der Regel Symbioselenkung zu verstehen ist, denn es geht darum, dysbiotische Zustände, die im notwendigen Miteinander der Darmflora eingerissen sind, durch Mittel zu kurieren, die ihrer Natur nach den Eigenschaften der Darmflora am ehesten entsprechen.

Mag das Verfahren auch an Impfung erinnern, der die Naturheilkunde aus mancherlei Gründen reserviert gegenübersteht, so widerspricht Isopathie doch nicht dem Prinzip, eubiotische Verhältnisse, die sich dysbiotisch verändert hatten, wieder herzustellen.

Bedeutung der Darmflora bei der Sanierung

menschenfreundliche und menschenfeindliche Darmflora unterscheiden sich durch verschobene Mengenverhältnisse der Bakterienflora.

Als man in der zweiten Hälfte des vorigen Jahrhunderts entdeckte, daß im menschlichen Darm massenhaft Bakterien vorhanden sind, hielt man dies zunächst für einen krankhaften Zustand. Man ging davon aus, daß Bakterien im lebenden Körper zwangsläufig Erkrankungen hervorrufen müßten. Bald erkannte man aber, daß die Besiedlung des menschlichen Darms ein normaler Zustand ist. Als man begann, sich mit diesem Phänomen eingehend zu befassen, wurde erkannt, daß eine normale Darmflora, wie die Besiedlung in ihrer Gesamtheit genannt wird, für die Gesundheit des Menschen von größter Bedeutung ist.

Im Darmkanal sind normalerweise vielerlei verschiedene Bakterienarten anzutreffen, die teils der Fäulnisflora, teils der Säuerungsflora angehören. Beim Gesunden besteht zwischen beiden ein biologisches Gleichgewicht, das als Eubiose bezeichnet wird. Im krankhaft gestörten Zustand nennt man es Dysbiose.

Bestandteile und Keimgruppen der Darmflora

<u>Norm der Flora</u> (Eubiose) beim gesunden Menschen:
Bifidobakterien +
Bacteriodes 90 %

<u>Begleitflora</u>:
Coliforme Enterokokken
Lactobazillen ca. 10 %

<u>Restflora</u>
Proteus, Clostridien,
Staphylokokken, Sporenbildner, Hefen ~ 1 %

Etwas mehr als die Hälfte der "notwendigen" Dickdarmflora besteht zu ungefähr gleichen Teilen aus zwei unterschiedlichen Bakteriengruppen, nämlich Bifidobakterien und mehreren Bacteroidesarten, die sich gegenseitig in Schach halten. Die Erstgenannten gehören zur Säuerungsflora. Sie verwerten Kohlehydrate und bilden daraus saure Säfte, die den Verdauungsvorgang fördern. Die zweite Gruppe ist der (putriden =) Fäulnisflora zuzurechnen, die außer Kohlehydraten auch Eiweiß abbauen kann.

Über diese beide Gruppen hinaus gehören in kleineren Mengen noch verschiedene Arten von Eubakterien, Enterokokken, Clostridien und Colibakterien zur Normalflora des Dickdarms.

Sie alle zusammen bilden beim Gesunden einen zuverlässigen Schutz gegen körperfeindliche Keime, die sich in Gegenwart der "residenten Darmflora", die seit Urzeiten in Symbiose mit dem Menschen lebt, nur schwerlich ansiedeln können. Der Schutz, den die Symbionten gewähren, wird in der ärztlichen Fachsprache als Kolonisationsresistenz bezeichnet.

Jede der vorhin genannten Bakterienarten gehört einer weltweit verbreiteten Familie mit unzähligen Arten und Formen an, die nur in beschränkter Auswahl und begrenzten Mengen der Gesundheit zuträglich sind. Sobald eine Art überhand nimmt, was meist auf Kosten einer anderen geschieht, kann das gestörte Gleichgewicht (Dysbiose) höchst unangenehme Darmstörungen verursachen.

Bakterienart und -anzahl bestimmen über Wohlbefinden und Krankheit

Durchfälle, die Clostridium perfringens hervorruft, oder Veränderungen im Gallenstoffwechsel, für die Clostridium innocuum verantwortlich ist, seien als besonders häufige Beispiele hier genannt.

Auch das allgemein bekannte Bakterium Escherichia coli, das in geringen Mengen der normalen Darmflora angehört, tritt häufig in atypischen, körperfeindlichen Varianten auf, die auf Reisen, bei Klimawechsel und ungewohnter Kost als Ursache von Darmgiften, übermäßiger Gasbildung im Darm und plötzlichen Durchfällen anzusehen sind.

Reisekrankheiten und "Montezumas Rache" werden über Veränderungen der Darmbakterien ausgelöst.

Auf die Frage, wie es trotz persönlicher Hygiene zu Dysbiose der Darmflora kommt, muß zunächst auf mangelhaft gepflegte Sanitäranlagen, verunreinigte Toiletten entlang der Autobahnen, in Eisenbahnzügen und Flugzeugen hingewiesen werden, deren Benutzung oft unvermeidbar ist.

Speziell der weltumspannende Luftverkehr, der binnen weniger Stunden kontinentale Entfernungen überbrückt, bringt die Gefahr mit sich, daß ausgeruhte Stämme körperfeindlicher Keime aus fernen Klimazonen eingeschleppt und auf Menschen übertragen werden, die über keine ausreichenden Abwehrkräfte gegen diese Fremdlinge verfügen. Abgesehen von diesen Ursachen dürfen medikamentös ausgelöste Einflüsse auf die Darmflora nicht unterschätzt werden. Durch Einnehmen von Antibiotika werden die in Symbiose mit dem Menschen lebenden Darmbakterien mehr oder weniger stark geschädigt.

Fremdflora bedeutet Krankheit

Mitunter sind in der gestörten Dickdarmflora Hefepilze anzutreffen. Sie gehören ebenso wie verschiedene Fäulinsbakterien zur unerwünschten Fremdflora, die mit Produkten ihres Stoffwechsels, wie Ammoniak und Fuselalkoholen, den Organismus unnütz belasten und zugleich dem harmonischen Miteinander der residenten Darmflora entgegenwirken.

Hefepilze siedeln sich bei gestörter Symbiose von Darmbakterien an und erzeugen Candidiasis!

Durch Zufuhr von lebenden Keimen der Säuerungsflora, Bifidobakterien und Lactobazillen, ist es möglich, die schädlichen Eindringlinge zu verdrängen.

COLON-HYDRO-THERAPIE wirkt einer Fremdbesiedlung des Dünndarms durch die Dickdarmflora entgegen.

Die Dünndarmflora besteht normalerweise nur aus Lactobazillen und wenigen Enterokokkenarten. Eine kräftig entwickelte Lactobazillenflora schützt den Dünndarm gegen die völlig anders geartete Dickdarmflora und gegen pathogene Vertreter von Escherichia coli.

Störung des biologischen Gleichgewichts = Dysbiose

Die Abbildung zeigt, wie eine eubiotisch, also normal funktionierende, Dickdarmflora zusammengesetzt ist.

Eine Eubiotische Darmflora ist heutzutage kaum noch zu finden. Es ist daher in den meisten Fällen unumgänglich, einen konsequenten Aufbau der Darmflora, meist über ½ Jahr, durchzuführen.

Die eubiotische Darmflora

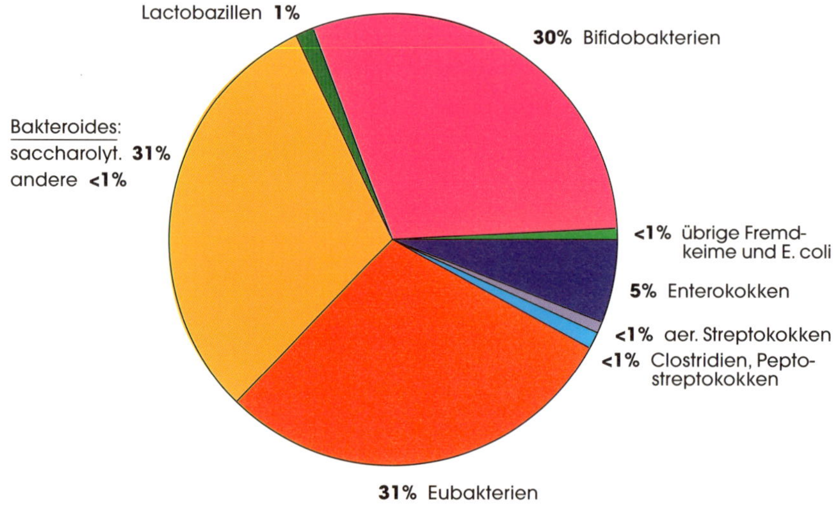

Antibiotika überraschen oft mit unerwünschten Nebenwirkungen vielfältigster Art!

Das biologische Gleichgewicht der Darmflora kann durch verschiedene Einflüsse gestört oder geschädigt werden:

- Antibiotika vermindern oder vernichten einen Teil der Darmflora, während einige Arten, die immun gegen diesen Angriff sind, sich ungebremst über ihren normalen Anteil hinaus, ausbreiten können. So endet die natürliche Kolonisationsresistenz, und körperfeindliche Keime, speziell Hefepilze der Gattung Candida, die gegen Antibiotika absolut unempfindlich sind, können sich ansiedeln. Als Folge davon wandelt die Eubiose sich zur Dysbiose, aus der eine akute Infektion erwachsen kann.

Risiko - Notwendigkeit abschätzen!

- Cortison und andere Medikamente, die zum Beispiel zur Nachbehandlung bei Krebs angewandt werden, verändern die Natur der Darmschleimhaut, so daß sie mit Dysbiose ihrer Bakterienbesiedlung reagiert. Eine ähnliche Reaktion erfolgt auf die sogenannten H-2-Antagonisten, die eingesetzt werden, um der Magensäure entgegenzuwirken.

- Bei Reisen in andere Klimazonen kommt die Darmflora mit Fremdkeimen in Berührung, die ihre eubiotische Harmonie stören. Vielfach reicht die Kolonisationsresistenz dann nicht aus, um eine Infektion abzuwehren, und zwangsläufig gleitet die Darmflora in dysbiotische Zustände ab.

- Fehlerhafte Ernährung oder überraschende Umstellung auf andere Kost überfordern das Verdauungssystem und begünstigen die Fäulnisflora des Dickdarms durch übermäßige Mengen halbverdauter Speisen. Dadurch vermehrt sich der Clostridienanteil der Darmflora, was mit erheblicher Gasbildung einhergeht und dysbiotische Verhältnisse erzeugt, die unter ungünstigen Umständen auch die Flora des Dünndarms mit einbeziehen.

- Alle Dysbiosen zeichnen sich durch den Verfall lebenswichtiger Teile der Darmflora aus, während tolerierte Minderheiten und körperfeindliche, giftproduzierende Fäulniserreger sich lebhaft vermehren. Wie die Verteilung bei Dysbiose aussehen kann, ist auf der folgenden Farbskizze dargestellt.

Apfel-Sauerkraut-Kur oder Apfelessig-Kur siehe Seite 117

Ernährungsumstellung fördert oder schadet

Bei negativ veränderter Darmflora können Sie ihrem Wohlbefinden **Ade** sagen!

Zuerst dysbiotische Darmflora durch COLON-HYDRO-THERAPIE verringern, dann mit eubiotischen Symbionten individuell aufforsten.

Beispiel für eine dysbiotische Darmflora

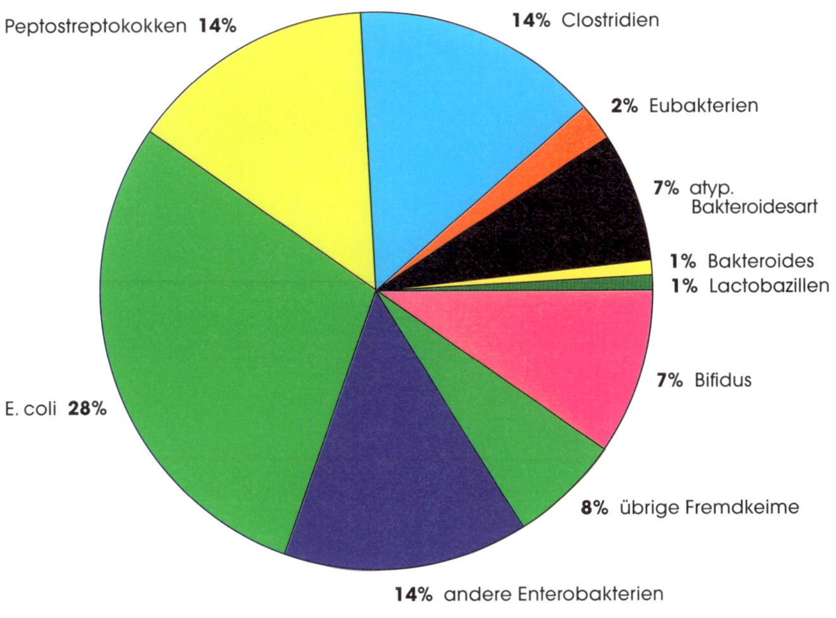

Literatur: Labor Dr. R. Schuler
Physiologie und Pathologie der Intestinalflora (für Behandler)
Gesunde Darmflora im Mittelpunkt des Körpers (für Patienten)

Bakteriologische Stuhluntersuchung
- eine Bestandsaufnahme der Darmflora -

Keine Gesundheit ohne Darmsanierung durch bakteriologische Stuhluntersuchung und Symbioselenkung

Damit die Dysbiose der Darmflora mit Aussicht auf Erfolg behandelt werden kann, sind zuvor ihre Ursachen zu erforschen. Sowohl innere als auch äußere Faktoren können am Entstehen krankhafter Zustände beteiligt sein.

Demnach sind die Anamnese früher überstandener Leiden und dagegen angewandte Medikamente ebenso in Betracht zu ziehen, wie aktuelle Unpäßlichkeiten.

Als von außen wirksame Faktoren sind Reisen in fremde Klimazonen, Kuraufenthalte und außergewöhnliche Mahlzeiten die bekanntesten, während der tägliche Streß in Beruf und Familie als Ursache für Darmstörungen den meisten Patienten seltener bewußt ist.

Erst wenn diese Themenkreise ausgiebig mit dem Patienten erörtert sind, kann durch bakteriologische Stuhluntersuchung geklärt werden, mit welchen Mitteln sein gegenwärtiges Leiden behandelbar ist.

Ergebnis der bakteriologischen Stuhluntersuchung

Die Untersuchung der Stuhlproben erfolgt in einem Labor, das sich speziell mit der Analyse von Darmfloren befaßt und seine Befunde in schriftlichen Berichten vorlegt. Darin wird die Zusammensetzung der Darmflora, aufgeschlüsselt nach Art und Menge der vorgefundenen Bakterien, ausführlich beschrieben und im Zusammenhang mit der Anamnese erörtert.

Hieraus abgeleitete Ernährungs- und Therapieempfehlungen zielen darauf ab, körperfeindliche Keime durch Zufuhr von nützlichen Darmbakterien, die unter sterilen Laborverhältnissen angezüchtet sind, zu verdrängen.

Wenn eine alarmierende Fehlbesiedlung des Darms durch besonders gefährliche Keime oder Befall durch den Pilz Candida albicans vorliegt, werden die dagegen einzuleitenden therapeutischen Maßnahmen im Befundbericht ausdrücklich empfohlen.

Wiederaufbau einer intakten Darmflora

Bei dysbiotischen Verhältnissen im Darm hat die Säuerungsflora meist erheblich abgenommen, während Fäulnisbakterien sich übermäßig ausgebreitet haben. Mithin besteht das Therapieziel darin, diesen Zustand durch Vermehren der Säuerungsflora umzuwandeln, wodurch die (putride =) Fäulnisflora auf ihren ursprünglichen Bestand zurückgedrängt wird.

Das Problem ist leichter lösbar, als zuweilen befürchtet wird. Die Natur trifft nämlich bei oraler Zufuhr von Keimen eine nützliche Auswahl. Unerwünschte Eindringlinge, die meisten Krankheitserreger und Fäulnisbakterien, die durch den Mund ins Körperinnere gelangen, sind gegen das salzsauere Milieu des Magens sehr empfindlich. Sie sterben darin ab, bevor sie den Darmtrakt erreichen, während erwünschte Symbionten, als naturgewollte Partner, die Säuresperre im Magen unbeschädigt überwinden.

Gesundheitsfördernde Bakterien werden von Magensäure nicht vernichtet !

Der Erfolg tritt um so sicherer ein, je höher die Zufuhr von körperfreundlichen Keimen dosiert wird und je eher der Patient sich bereitfindet, auf die Bedürfnisse der Darmflora Rücksicht zu nehmen. Was in dieser Richtung zu tun ist, erfährt er sowohl im Befundbericht des Labors als auch in der Sprechstunde.

Beseitigung von Störfaktoren erhöht die Erfolgsaussichten

Symbiontenkulturen und angezüchtete Lactobazillen können aufgrund des Ergebnisses der Stuhluntersuchung den speziellen Bedürfnissen jedes Patienten angepaßt werden, so daß er exakt jene Keime erhält, die ihm fehlen. Selbstverständlich werden nur solche Bakterienstämme eingesetzt, die sich als Hemmnis gegen unerwünschte Fäulnisflora schon bewährt haben.

Individuelle Zusammenstellung je nach Diagnose, bringt ein Optimum an Erfolg !

Um das zu verstehen, muß man wissen, daß körperfreundliche Symbionten als Verdauungshilfe Milchsäure herstellen. Es gibt zweierlei Sorten davon, die chemisch völlig gleich sind, sich aber physikalisch unterschiedlich verhalten. Sobald man einen Lichtstrahl in diese Flüssigkeiten richtet, dreht die eine ihn nach rechts ab, die andere nach links. Deshalb wird von L(+) rechtsdrehender und L(-) linksdrehender Milchsäure gesprochen.

Labors und Präparate für Symbionten

siehe Seite 49

Nur die rechtsdrehende Sorte hilft beim Aufschließen der Nahrung, indem sie die Wirkung der im Körper hergestellten Verdauungssäfte (Enzyme) nachhaltig unterstützt und zugleich damit das Immunssystem stärkt, von dem wir wissen, daß es zu 80 % im Darm angesiedelt ist.

Mithin liegt beim Aufforsten der Darmflora sehr viel daran, ihr nur Symbiontenstämme zuzuführen, die vorwiegend L(+) rechtsdrehende Milchsäure herstellen und damit sowohl Verdauungshilfe leisten, als auch zur Entgiftung beitragen. Daraus resultiert das notwendige Gleichgewicht (Homöostase) der Körpersäfte, das zu Gesundung und Wohlbefinden führt.

Fasten - das älteste Heilmittel

In ein paar Jahren beginnt das dritte Jahrtausend unserer Zeitrechnung, und am Ende des zwanzigsten Jahrhunderts stehen weite Teile der Menschheit, von Zivilisationsleiden geplagt, vor der Frage, ob die enorm explodierenden Kosten ihres Gesundheitswesens in der Zukunft noch tragbar sein werden.
Ist es aus dieser Sicht verständlich, daß die mit Abstand billigste Therapie, nämlich das Fasten, so wenig angewandt wird?

Vielleicht liegt dies daran, daß Fasten im Ursprung unseres Bewußtseins, eine religiöse Praxis gewesen ist, die heute als unmodern, wenn nicht gar unglaubhaft empfunden wird. Ein törichtes Vorurteil! Denn ebenso wie das Ein und Aus des Atmens, wie die Zeiten des Schlafens und Wachseins, bestimmen Essen und Fasten seit jeher unseren Lebensrhythmus. Wenn wir von Mahlzeiten sprechen, umschließt Fasten unausgesprochen alle Zeiträume, die dazwischen liegen.

Ursprünglich, als der Mensch noch ein Jäger- und Sammlerleben führte, hingen seine Mahlzeiten vom Jagdglück und vom Finden eßbarer Früchte ab. Dazwischen gab es nichts zu essen. Fastenzeiten waren die natürlichen Pausen zwischen den Eßgelegenheiten, und diese Pausen konnten lang sein.

Im Zuge der Entwicklung ist der Zufallsrhythmus weitgehend überwunden worden. Die Zeiten, in denen keine Nahrung erreichbar ist, sind auf wenige Stunden reduziert. Praktisch ist immerdar Nahrung vorhanden, so daß wir pausenlos essen könnten. - Eine gefährliche Versuchung, denn unser Organismus ist, was Essen betrifft, nicht auf Dauerbetrieb eingerichtet.

Zuviel Wohlstandsspeck zerstört die Gesundheit!

Hier knüpft die Erkenntnis an, daß ein Zuviel an Nahrung auf die Dauer unbekömmlich ist, weil der Körper nicht verdauen kann, was das Fassungsvermögen seiner Organe übersteigt. Zwar hat die Natur gegen übermäßige Eßlust das Hemmnis des Widerwillens aufgerichtet, aber wie die Erfahrung zeigt, wirkt es in unserer Zeit des permanenten Überflusses nicht lange genug. Die Eßlust ist oft stärker und verleitet zum Verzehr wohlschmeckender Köstlichkeiten, die samt und sonders nicht wirklich benötigt werden. Wer mehr auf die Waage bringt als normal wäre, verdankt sein Übergewicht in aller Regel den Fettdepots, die der Organismus aus solch überschüssiger Nahrung notgedrungen angelegt hat.

Den sichersten Weg, sie wieder abzubauen, bietet das Fasten, der zeitweilige Verzicht auf feste Nahrung. Dadurch wird der Körper wieder angeregt, die ihm ohnehin lästigen Vorräte und alles, was damit zusammenhängt, zu verbrauchen.

Mag auch für die meisten, die sich zu einer Fastenkur entschließen, der Wunsch abzunehmen, im Vordergrund stehen, aus naturheilkundlicher Sicht stellt Gewichtsverlust eher eine zwangsläufige Begleiterscheinung von Heilvorgängen dar, die durch Fasten in einer von der Natur vorgegebenen Reihenfolge ausgelöst werden.

Der Gedanke, tagelang gegen Magenknurren und quälenden Hunger ankämpfen zu müssen, verleitet manchen, den Entschluß zu einer Fastenkur immer wieder aufzuschieben. Verständliche, aber unbegründete Befürchtungen! Wer schon einmal gefastet hat, weiß aus Erfahrung, daß es nicht mit Hungern verbunden ist; ebensowenig wie etwa ein Kranker, der nichts essen mag, deswegen Hunger bekommt.

Wer fastet, braucht nicht zu hungern !

Vordergründig gesehen, besteht der Vorteil des Fastens darin, daß der Organismus seine wesentlichsten Funktionen zu Lasten der Körpersubstanz aufrecht erhält, die dadurch abnimmt. Zudem wird der Verdauungstrakt geschont, der bei normaler Nahrungszufuhr erhebliche Energiemengen verbrauchen würde, die nun anderwärts verfügbar sind.

Da beim Fasten nicht mit Getränken, Tee, Kräuter- und Gemüsesäften gespart wird, (2 - 3 Liter pro Tag sind nötig), fehlt es dem Magen nicht am gewohnten Füllungsdruck, so daß er sich beschäftigt fühlt und keine Alarmsignale aussendet, die Hungergefühle auslösen könnten.

Der Erfolg des Fastens hängt auch von der Flüssigkeitsmenge ab

Das Hungergefühl wird zwar oft von "Magenknurren" begleitet, aber nicht davon erzeugt. Seine Ursachen sind entweder Nahrungsmangel oder zu geringer Zuckergehalt im Blut. Ähnlich wie Durst, Müdigkeit oder Ekel, ist Hunger als ein "Gemeingefühl" anzusehen, das nicht durch einen bestimmten Reiz ausgelöst wird, sondern einen psycho-physikalischen (seelisch-körperlichen) Gesamtzustand anzeigt, der sich, wenn nötig, durch Injektion einer Nährlösung in die Blutbahn sofort beheben läßt.

Appetit und Hunger sind nicht dasselbe

Nicht selten wird der Appetit auf bestimmte, auserlesene Speisen irrtümlich für Hunger gehalten. Infolge der luxuriösen Zeitverhältnisse haben wir das Gefühl für den Unterschied zwischen Appetit und Hunger weitgehend eingebüßt.

Appetit entsteht nicht im Magen, sondern im Kopf

Der Sinn des Appetits lag ursprünglich darin, zwischen besonders wohlschmeckenden und weniger attraktiven Speisen zu wählen. Weil Essen nicht nur nahrhaft, sondern auch schmackhaft sein sollte, haben wir uns angewöhnt, stets das Wohlschmeckendste vorzuziehen, und weil es so gut schmeckt, mehr davon zu verzehren, als der Hunger verlangt.

Das Gefühl, gesättigt zu sein, wird vielfach von der Eßlust verdrängt, die um des Gaumenkitzels willen öfter zugreift und mehr verzehrt, als der Körper benötigt.

Zwischenmahlzeiten belasten unnötig den Darm

So kommen die unzähligen Zwischenmahlzeiten zustande, die uns als solche zuweilen gar nicht bewußt werden, bis sich an manchen Tagen jenes warnende Völlegefühl einstellt, dem wir, um das Unheil komplett zu machen, mit hochprozentigen Alkoholika am sinnvollsten entgegenzuwirken meinen.

Falsche Ernährungsgewohnheiten führen nicht nur zu Übergewicht!

Solche Ernährungsgewohnheiten führen mit Sicherheit zu beträchtlichem Übergewicht und bilden damit die Grundlage für vielerlei Körperschäden und Krankheiten, die schwer zu behandeln und in manchen Fällen sogar unheilbar sind.

Eine konsequent durchgeführte Fastenkur kann in vielen Fällen Schlimmes verhüten und dazu beitragen, die Eßgewohnheiten des Patienten wieder in gesundheitlich vertretbares Verhalten umzuwandeln.

Heilfasten - die zeitgemäße Therapie

Wir essen, um zu leben, aber wir leben nicht, um zu essen! - Oder ?

Vor knapp vierhundert Jahren schrieb ein ägyptischer Arzt: "Der Mensch ißt zuviel, er lebt von einem Viertel dessen, was er verzehrt, von den restlichen drei Vierteln leben wir Ärzte." Das mag im ägyptischen Altertum für eine dünne Oberschicht gegolten haben, die sich am Pyramidenbau nicht schinden mußte. Heute und hierzulande trifft es ohne Standesunterschied beinahe auf jeden Zweiten zu. Wer bringt denn sein Sollgewicht auf die Waage? Ein Zuviel von fünf bis zehn Kilo und mehr ist nicht selten.

Das wird eine Zeitlang ertragen, aber allmählich entstehen außer Figurproblemen, die noch das geringste Übel wären, ernsthafte Gesundheitsstörungen. Übergewicht belastet Herz und Kreislauf, die Verdauung funktioniert nicht mehr, wie sie sollte, das Zwerchfell erscheint aufwärts gewölbt (Roemheld), zuweilen kommt Gelenkrheuma hinzu, und was man viel zu lange vor sich her schob, die Fastenkur, wird unvermeidlich. Sie ist völlig ungefährlich und keinesfalls gleichbedeutend mit Hungern. Trotzdem sollte man nicht versuchen, sie allein im stillen Kämmerlein zu absolvieren, denn nur straffe Aufsicht kann vor der Versuchung bewahren, vermeintlich "läßliche" Sünden zu begehen, die den Erfolg in Frage stellen.

Auf die gewohnte Magenfülle braucht man ohnehin nicht zu verzichten, es gibt nämlich reichlich zu trinken. Zwei bis drei Liter täglich unterdrücken etwa auftretende Eßlust, die ja kein Hunger ist, im allgemeinen erfolgreich.

Wenn der gewohnte Nachschub an fester Nahrung nicht im Magen eintrifft, versteht der Körper dies als Appell zum Großreinemachen, und unverzüglich fängt er damit an. Im Grunde kommt dem Organismus nichts gelegener. Faulende und gärende Überbleibsel zu reichlicher Mahlzeiten, die sich im Darm festgesetzt haben, treten als ungewöhnlich übelriechende Ausscheidungen schon bald zutage. Zudem bezeugen schlechter Atem, belegte Zunge und übler Mundgeruch, daß auch der Kreislauf in den Reinigungsprozeß einbezogen ist, und spätestens am dritten Tag, wenn der Gürtel sich schon etwas enger schnallen läßt, spürt man den beginnenden Abbau von Wohlstandsspeck. So weit, so gut. Es gibt allerdings Besseres. Wer sich Zeit fürs Heilfasten genommen hat, - drei Wochen wären ideal -, kann allerlei tun, um den Erfolg der Kur zu steigern. Statt den Tag mit Tee und Mineralwasser zu beginnen, könnte ein Glas offizinelles Bitterwasser (Magnesium sulfuricum) am Morgen wahre Wunder wirken. Es gibt kein gründlicher wirkendes Abführmittel.

Fasten reinigt Körper/Seele/Geist

Zugegeben, das Zeug schmeckt miserabel, aber der Erfolg ist es wert. Fastenerfahrene empfehlen: Augen zu, mit zwei Fingern einer Hand die Nasenflügel zudrücken, und das Glas in einem beherzten Zug hinunterschütten - in die Kehle, versteht sich!

Das Wichtigste beim Heilfasten: Erholungspause für die Organe

Man hört gelegentlich die Meinung, Heilfasten sei ein mit Hungerleiden erzwungenes, stumpfsinniges Abspecken, das aber zwecklos sei, weil man gegen seine Veranlagung zur Korpulenz nichts Dauerhaftes unternehmen könne. Das klingt genauso dumm, wie die Annahme, Essen habe gar keinen Zweck, weil man ja doch nach einiger Zeit wieder Hunger habe.

Heilfasten bedeutet mehr als bloßes Abspecken

Die Physiologie des freiwilligen Nahrungsverzichts unter fachkundiger Anleitung ist gründlich erforscht. Wer seine Fastenkur mit der nötigen inneren Einstellung absolviert, wird dauerhaften Nutzen davon haben.

In den ersten Tagen verfügt der Körper noch über gewisse Reserven an Kohlehydraten, die er in Form von Glykogen, in der Leber gespeichert hat. Sobald sie verbraucht sind, etwa am dritten oder vierten Fasttag, ist er mit seinem Energiebedarf auf Selbstversorgung angewiesen.

Am dritten Tag beginnt die Kur zu greifen

Dafür steht ihm nichts weiter zur Verfügung, als die körpereigenen Fettdepots nebst Abfällen des Eiweißstoffwechsels (den sogenannten Schlacken), im Muskelgewebe und rheumatisch irritierten Gelenken.

Rechenexempel

Nun geht's an dieses Eingemachte! Der Organismus greift seine Fettreserven an und lebt dabei nicht schlecht.

Die Rechnung des "Inneren Fastenarztes" sieht so aus:

Bisheriger Kalorienverbrauch pro Tag	= 3.000 kcal
30 Prozent davon eingespart, weil der Verdauungstrakt Erholungspause hat	= - 900 kcal
täglich 250-300 Gramm Fett verheizt (1 Gramm = 9,3 kcal)	= - 2.558 kcal
Insgesamt verfügbar pro Tag	= .458 kcal

Kombiniert mit COLON-HYDRO-THERAPIE 6 - 10 Kilo mehr

Wenn man mit dieser Rechnung bei 20 kg Übergewicht innerhalb von drei Wochen rund 10 Kilo abnimmt, verliert man unter anderem rund 6 Kilo pures Fett (ca. 285 Gramm pro Tag).

Außerdem werden dabei allerlei giftige Substanzen frei, die einst wegen zu reichlicher Nahrungszufuhr weder verarbeitet noch ausgeschieden werden konnten und deshalb, im Körperfett eingelagert, zum Teil Jahrzehnte überdauert haben. Jetzt werden sie als Schlacken mit verheizt.

Der Organismus des Fastenden hungert nicht

Eine bemerkenswerte Erkenntnis aus der oben dargebotenen Rechnung liegt, neben dem Nachweis der Gewichtsabnahme, in der Tatsache, daß der Patient keinen Hunger haben kann, da seinem Organismus trotz des Fastens sogar mehr Kalorien zur Verfügung stehen, als er gewohnt ist.

Das Problem liegt in der Umstellung und im Kreislauf

Zum anderen geht daraus hervor, daß der Fastende seinem Körper bedenkenlos normale Leistungen abverlangen darf. Der Organismus hungert ja nicht, wenn er seine überschüssigen Fettvorräte verbraucht.

Fastenkuren lösen auch geistig-seelische Probleme

Mögen auch für die meisten Fastenden ihr Übergewicht oder sonstige Leiden im Vordergrund des Interesses angesiedelt sein, der naturheilkundlich orientierte Fastenarzt oder Therapeut kann nicht außer acht lassen, daß körperliche Befindlichkeiten des Patienten stets im Zusammenhang mit seinem geistig-seelischen Zustand gesehen und behandelt werden müssen.

Körper-Seele-Geist - eine Einheit, die über Gesundheit oder Krankheit entscheidend eingreift

Nach Erkenntnissen der psychosomatischen Medizin entfaltet die geistige Persönlichkeit Aktivitäten, die im Sinn einer zentral gelenkten Steuerung allen Körperfunktionen übergeordnet sind. Daraus ergibt sich, daß Störungen im Körper/Geist/Seele-Komplex als Auslöser oder Nährboden körperlicher Leiden angesehen werden müssen, von denen der Patient nur dann dauerhaft geheilt werden kann, wenn es gelingt, das Dreigefüge seiner Persönlichkeit zu harmonisieren.

Nachdem Krankheiten, die auf gestörter Harmonie dieses Gefüges beruhen, häufiger auftreten, ist es unerläßlich, bei der Fastenkur auch die seelische Komponente des Patienten in den purgatorischen (reinigenden) Prozeß einzubeziehen.

Wenn die Kur in fachkundiger Umgebung durchgeführt wird, bereitet dieses Problem keine Schwierigkeiten, weil Fachkräfte dafür zur Verfügung stehen, denen es meist gelingt, die Gedankenwelt des Fastenden positiv zu bewegen, damit die Steuerungsaktivität seines Geistes zu körperlicher Gesundung oder Erholung beiträgt.

Positives Denken fördert den Erfolg

So findet die uralte lateinische Spruchweisheit "Mens sana in corpore sano" - hier in zeitgemäßer Umkehr -: "Gesunder Körper durch gesunden Geist" ihre eindrucksvolle Bestätigung.

Fastenkuren regen nämlich Abwehrkräfte im Organismus an, deren wir in einer mit modernen Giften belasteten Umwelt um so mehr bedürfen, als nicht allein Heilung, sondern angesichts der munter aufwärts wendelnden Kostenspirale im Gesundheitswesen, nicht minder Prophylaxe (Vorbeugung) nachdrücklich anzuraten ist.

Abwehrkräfte werden mobilisiert

Wie lange man fasten sollte?

Um es vorwegzunehmen: Kurzes Fasten, das nur ein paar Tage dauern soll, hat wenig Sinn. Der Körper braucht immerhin drei Tage, bevor er den Verzicht auf Nahrung ernstnimmt. Erst danach beginnt er, sich auf Selbstversorgung umzustellen.

Nur ein paar Tage nützen nichts, zwei Wochen sollten es schon sein

Wegen der Dauer einer Fastenkur holt man am besten den Rat des Arztes oder Therapeuten ein, der den Patienten kennt und demnach am ehesten beurteilen kann, was dessen körperlicher Verfassung zuträglich ist. Fastenärzte empfehlen aus reicher Erfahrung, mindestens 14 Tage einzuplanen und sich für den Fall, daß die Kur anspricht und gut vertragen wird, auf eine Verlängerungswoche vorzubereiten.

Fastenbrechen wird zum Festmahl

Es liegt auf der Hand, daß der Körper am Ende der Kur nicht mit altgewohnter Kost überfordert werden sollte. Der Verdauungstrakt, Magen und Gedärme, können nach der Erholungspause nur allmählich zu ihren normalen Funktionen zurückfinden.

Fast wie im Paradies - Mit einem Apfel beginnt neue Lust am Essen!

Als idealer Fastenbrecher gilt nach wie vor ein gesunder Apfel. Nehmen Sie aber bitte keinen besonders verlockenden vom Wochenmarkt, denn der ist höchstwahrscheinlich auf einem reich gedüngten Spalierobststamm gewachsen und obendrein mit Insektengift gespritzt, so daß Sie ihn schälen müßten, um nicht sogleich wieder eine Portion Giftmüll mit zu verzehren.

Der Tag danach beginnt mit einem Apfel und mündet in einer Kartoffelsuppe

In Ihrer Nähe gibt es gewiß ungespritztes Obst aus biologischem Anbau, womit Sie das Fastenbrechen einleiten können.

Der Apfel (nur ein einziger) sollte ungeschält und mitsamt dem Kerngehäuse verspeist werden, damit das Pektin der Schale und die Zellulosebestandteile, sorgfältig zerkaut, allen Abschnitten des Verdauungsweges etwas zu tun geben. Wer sein Fastenbrechen auf diese Art einleitet, wird in den Gedärmen keine Revolution erleben und die zum ersten Mittagessen nach der Fastenkur servierte Kartoffelsuppe als ein wahres Festmahl genießen.

Weiterer Aufbau nach dem Fasten

Heißhunger auf Genußmittel ist verschwunden

Am Ende einer Fastenkur, wenn der Alltag des Patienten wieder seine Rechte fordert, erhebt sich die Frage, wie lange der erreichte Zustand wohl anhalten mag. Allgemeines Wohlbefinden und die knapper gewordene Taille haben zweifellos den Boden für heilsame Vorsätze bereitet. Gar nicht zu reden vom verschwundenen Heißhunger auf Genußmittel, die man im Grunde schon immer verabscheute, ohne sie loszuwerden.

Der Zeitpunkt für einen Neubeginn scheint günstig. Wenn man in Betracht zieht, daß der Patient durch den Nahrungsverzicht deutlichen Abstand zu seinen früheren Eßgewohnheiten gewonnen hat, dürfte es ihm jetzt, was Ernährung betrifft, tatsächlich nicht schwerfallen, den Empfehlungen zu folgen, die ihn ins normale Leben zurückbegleiten.

Geruchs- und Geschmackssinn empfinden wieder natürlicher

Nachdem der Verdauungstrakt eine Zeitlang ruhiggestellt war, haben die Bedürfnisse des Patienten einen bemerkenswerten Wandel erfahren. Geruchs- und Geschmacksinn empfinden wieder, ihrer ursprünglichen Bestimmung gemäß, gesunden Appetit auf natürliche, naturbelassene Kost, wogegen überfettete, übermäßig gesüßte und schwerverdauliche Nahrung ebenso gesunden Widerwillen auslöst.

Auf dieser Basis beruhen die im folgenden vorgestellten Ratschläge und Rezepte der "Milden Darm-Schonkost", deren der Patient sich für kurze Zeit stufenweise bedienen kann, um sein neugewonnenes, gesundes Allgemeinbefinden bei leichtverdaulicher, schmackhafter Kost zuverlässig abzusichern.

Die "Milde Darm-Schonkost" zielt demnach darauf ab, dem soeben durch Fasten gereinigten Verdauungstrakt mit magen- und darmfreundlicher Nahrung seine volle Leistungskraft zurückzugeben, damit er die ihm anschließend wieder zugedachte Dauerkost mühelos bewältigen kann.

Aufbaukost für kurze Zeit verhilft zu dauerhaftem Therapieerfolg!

Die der Schonkost vorausgehende Aufbaukost ist nicht als ständige Einrichtung gedacht. Der Zeitraum dafür sollte im allgemeinen nicht länger ausgedehnt werden, als das vorangegangene Fasten gedauert hat.

Die wahre Eßkultur

Es geht hier nicht um Benimm-Regeln, wie sie einst der Freiherr Knigge für den Umgang mit Menschen geschrieben hat. Die Regeln der "Wahren Eßkultur" empfehlen, ausschließlich an uns selber zu denken.

Mundverdauung ist der Zündkopf des Stoffwechsels

Hast, Nervosität und Ungeduld unserer Zeit sollten Sie zumindest vom Eßtisch verbannen.

Kauen Sie noch richtig oder schlingen Sie Ihr Essen so genußlos hinunter, wie es die Hektik und Schnellebigkeit unserer Zeit leider mit sich bringt? Sind Sie schon so sehr Sklave Ihres Berufes und täglichen Zeitplans, daß Sie Mahlzeiten als lästige Störungen empfinden, um Ihre Hungergefühle zu stillen? Vielleicht ähnlich unvermeidbar, wie die Befriedigung anderer Triebe?

Genießer oder Vielfraß?

Eine Möglichkeit des Neubeginns wäre das Zurückfinden zu wahrer Eßkultur.

Wenn Sie die Untugend, beim Frühstück nebenher die Morgenzeitung zu lesen, wenigstens am Mittagstisch vergäßen und stattdessen die Köchin lobten, die Ihnen wieder mal etwas Köstliches gezaubert hat, würden Sie nicht allein das Aufleuchten in den Augen der Lebensgefährtin ernten, nein, auch der Magen wäre dankbar für die paar Spritzer Verdauungsspeichel aus dem "Reißwolf" da oben, der sich endlich mal Zeit nimmt, das Aroma der Speise zu genießen, die sich nun leichter verdauen läßt.

Eßkultur!
Essen sollte nicht zum notwendigen Übel degradiert werden

Verstehen wir uns? Kleine Bissen im Mund, langsam mit Wohlbehagen gekaut, mit dem Speichel des Feinschmeckers vermischt - d a s ist es, was ich Ihnen unter dem Stichwort "Wahre Eßkultur" ans Herz legen möchte.

Man kann es nicht oft genug wiederholen: kauen !

Zuviel verlangt? Ich gestehe gern, richtiges Kauen wieder neu erlernt, gewissenhaft bis vierundfünfzig gezählt und dann erst verschluckt zu haben.

Nach ein paar Tagen spürte ich, wie ganz anders ich satt wurde und wie leicht es mir fiel, rechtzeitig aufzuhören. Dazu kamen noch positive Nebenwirkungen, das Loswerden überschüssiger Pfunde und mehr Leistungskraft für Körper, Seele und Geist.

Natürlich sollte man nichts übertreiben und den "goldenen Mittelweg" einhalten.

Tagesablauf während der Darmsanierung

1. Täglich morgens nüchtern:	¼ Liter lauwarmes Wasser oder Kräutertee, mit gestrichen vollem Teelöffel Bittersalz (nach Absprache)
2. Frühestens nach ½ Stunde:	Frühstück mit Eßkultur, geruhsam, kleine Bissen!
3. Nach weiteren 4 ½ Stunden:	Freude am Mittagessen!
	54 x kauen, einspeicheln und öfters über die Zunge gleiten lassen
4. Abends:	1 - 2 Tassen Lindenblüten-, Zitronenmelisse- oder Malventee. (Je nach Verordnung mit einem Teelöffel Honig und einem Apfel)
5. Tagesüber:	Öfter trinken! Kräutertee, Wasser, Mineralwasser (2 bis 3 Liter pro Tag)
6. Vor dem Mittagessen:	½ Stunde Entspannungspause oder Hinlegen mit Kräuterwickel
7. Morgens und abends:	Trockenbürsten des ganzen Körpers, danach duschen, heiß und kalt oder abfrottieren und mit trockenem Tuch warmreiben
8. Abends:	Kräuterwickel auf dem Bauch
9. Während der ganzen Therapie:	abends spätestens um 22 Uhr schlafengehen
10. Verbote:	Beispielsweise bestimmte Medikamente (nach Absprache mit dem Therapeuten), schweinefetthaltige Kost, Wurstwaren, die Schweinefett enthalten, Bohnenkaffee,Industriezucker, Fernsehen

Je kultivierter und disziplinierter Sie essen, kauen und einspeicheln, um so schneller werden sie gesund !

Mögliche Kräutertees und sonstige Getränke:
Kräutertees und Früchtetees ohne künstliche Aromen, nicht im Beutel.

Nur aus heimischen, mitteleuropäischen Gefilden, nach Absprache mit dem Therapeuten

Frische Gemüsesäfte, Apfelsaft, Volvic Wasser

Fastenerfahrene fasten während der Entschlackung und erhalten anstatt Reisschleim oder Weizenbrei, Tee als Mahlzeiten

Die Aufbaukost

Einen richtigen Nahrungsaufbau durchzuführen, ist wichtiger als das Fasten selbst. Begreiflich wird dies, wenn man bedenkt, daß ein Motor oder eine Maschine nach längerer Arbeitspause niemals mit voller Belastung neu gestartet werden kann. Ähnlich verhält es sich mit unserem Verdauungstrakt. Magen, Dünn- und Dickdarm, Bauchspeicheldrüse und Leber müssen sich erst wieder an normale Nahrungszufuhr gewöhnen.

Oder meinen Sie, es ginge auch anders?

Um die Wahrscheinlichkeit eines Magendurchbruchs, eines Darmverschlusses oder einer Darmperforation zu erhöhen, benötigen Sie nach einer Fastenzeit lediglich Ölsardinen aus der Dose, eine im eigenen Fett gebratene Schweinshaxe und eiskaltes Mineralwasser mit möglichst viel Kohlensäure.

An Verhaltensregeln wäre noch anzuraten, so wenig wie möglich die Zähne zu bewegen und alles so schnell wie möglich in den Magen zu befördern.

Sollte Ihr Magen nicht spontan, entgegen der Schwerkraft, alles wieder zurückschießen, werden Sie um längere kolikartige Schmerzen oder Magenkrämpfe nicht herumkommen, und wenn Sie eine einigermaßen gute Konstitution haben, wachen Sie sogar im Krankenhaus wieder auf.

Da Ihnen diese Aussicht sicher nicht gefällt, können Sie die letzten Absätze getrost vergessen und gönnen sich nach unserem Rat eine Schonzeit mit normaler Aufbaukost, die so lange währen sollte, wie das Fasten gedauert hat.

Danach beginnen sie mit Schonkoststufe 1, die zur 2. und danach zur 3. Stufe weiterführt. Die Dauer der einzelnen Stufen ist je nach Fall unterschiedlich. Je schwerer und dauerhafter eine Erkrankung ist, um so länger sollten die Stufen durchgeführt werden, bis man zur nächsthöheren übergeht. Tritt eine Verschlechterung ein, so geht man sofort auf die vorhergehende Stufe zurück und sucht, wenn sich keine Besserung einstellen sollte, seinen Therapeuten auf.

Die Umstellungszeit zwischen dem ersten Teefasten/Reisschleim- oder Weizenbrei-Tag und dem Beginn der Reduktionskost sollte mindestens ein halbes Jahr betragen. Einer Verlängerung dieser Zeitspanne sind keine Grenzen gesetzt.

Gewohnte Nahrung
↓
Teefasten/Reisschleim oder Weizenbrei
↓
Aufbaukost
↓
Schonkoststufe 1
(etwa 4 Wochen)
↓
Schonkoststufe 2
(etwa 8 Wochen)
↓
Schonkoststufe 3
(etwa 12 Wochen)
↓
Reduktionskost ohne individuelle Unverträglichkeiten, angelehnt an Vollwerternährung

Je nach Schweregrad der Erkrankung und Zustand des Patienten unterschiedliche Dauer der einzelnen Stufen. Umstimmung insgesamt mindestens ½ Jahr

Bei einer Fastenkur muß der Aufbau + Schonkost länger dauern, da Darm und Stoffwechsel sich erst langsam an die Nahrung gewöhnen müssen.

Beispiel:

2 Wochen Weizenbrei- oder Reisschleimkur,
1 Woche Aufbau, 2 Wochen Schonkoststufe 1

Danach Übergang in die Apfel-Kur für drei Tage. Eine Woche sollte der Aufbau dauern, bevor man mit der nächsten Schonkost-Stufe beginnt.

Nach dem Schweregrad der Erkrankung und der Erfahrung des Therapeuten, werden diese Schonkost-Kuren variiert eingesetzt.

Wenn der Zustand des Patienten es erlaubt, sollte man folgende Faustregel beachten: Je schwerer der Krankheitsgrad, und der Zeitdruck unter dem der Patient zu stehen meint, um so intensiver muß die Nahrung reduziert werden. Dadurch wird der Umstimmungseffekt schneller und tiefgreifender bewirkt, der Heilungsprozeß schneller in Gang gesetzt.

Der normale Aufbau nach Weizenbrei oder Reisschleim sieht wie folgt aus:

1. Tag:	Frühstück:	Apfel	
	mittags und abends: Äpfel		
2. + 3. Tag:	wie am ersten Tag		
4. Tag:	Frühstück:	Äpfel	)
	mittags:	Kartoffeln	) 1. Aufbautag
	abends:	Kartoffelsuppe	)
5. Tag:	Frühstück:	Äpfel	
	mittags:	Kartoffeln und Karotten (gekocht)	
	abends:	Karottenbrei	
6. Tag:	Frühstück:	Äpfel	
	mittages:	Kartoffeln, Karotten und Brokkoli (gekocht)	
	abends:	dasselbe wie mittags	
7. Tag:	Frühstück:	Äpfel	
	mittags:	Kartoffeln, Karotten, Brokkoli und Spinat	
	abends:	dasselbe wie mittags	

Danach Übergang zur ersten Schonkost-Stufe für 2 Wochen.

Bei 14 Tagen Tee-Fasten wird der Aufbau genauso durchgeführt, wie oben beschrieben. Die Schonkost-Stufe I allerdings doppelt so lange.

Milde Darm-Schonkost

Für die Zeit der Schonkost werden zum Übergang auf eine variantenreiche, gesunde und dauerhaft verträgliche Ernährung drei Stufen von möglichst gleichlanger Dauer empfohlen. Jeden Tag gibt es die üblichen drei Mahlzeiten, Frühstück, Mittag- und Abendessen. Dabei werden Menge und Qualität der Speisen von Stufe zu Stufe gesteigert, um das Verdauungssystem nach der Fastenpause allmählich wieder an normale Belastungen zu gewöhnen.

Frühstück ausgiebig
Mittagessen gestreckt
Abendessen karg

Zwischenmahlzeiten belasten den Darm

Erste Stufe

Für das Frühstück stehen zur Auswahl:

Kräutertees, Magerquark, Joghurt, Gemüsesäfte oder -brühe, Hafer- oder Reisschleim, Äpfel, Bananen, Zimt, Butaris, Vanilleschoten, Ahornsirup, frische Küchenkräuter, Weintrauben, Melonen und sonstiges, rechts aufgeführt.

Zum Mittagessen gibt es

je nach der Jahreszeit, Gemüsesuppe "quer durch den Garten", nach Art von Kartoffelsuppe, ohne Mehl zubereitet, (vorsichtig Gewürze einsetzen - siehe rechts)

oder/außerdem (ab der 2. Woche)

zartes, leicht verdauliches Gemüse, mit etwas Butaris zubereitet, gekochtes Fischfilet.

Zum Abendessen wird (nur beinahe) gefastet. Zwei oder drei Tassen Kräutertee, mit jeweils einem Teelöffel (nicht mehr) Ahornsirup gewürzt, stillen zuverlässig etwaige Hungergefühle, wenn das aromatische Getränk langsam, teelöffelweise genossen wird.

Stufe I erlaubt:
Hafer, Gerste, Hirse, Reis, Kartoffeln, Grünkernmehl, Dinkel, Zucchini, Auberginen, Karotten, Schnittbohnen, Spargel, Brokkoli, Spinat, Kürbis, Oliven, Rüben, Sellerie, Kohlrabi, Chicoree, Rote Bete, Fenchel, Äpfel, Bananen, Weintrauben, Melonen, Muskat, Zimt, Vanilleschoten, frische Küchenkräuter, Gewürznelken, Meersalz, Lorbeerblätter, Apfelessig, Obstessig, Mais- und Weizenkeimöl, Olivenöl, Sesamöl, Ahornsirup, Apfelkraut, Vitagen-Margarine, Butaris, Fisch, Magerquark, Joghurt

Mag die Nahrung der ersten Schonkoststufe sich auch kärglich ausnehmen, im Vergleich mit dem eben erst beendeten Fasten, bedeutet sie für das Verdauungssystem eine echte Belastung.

Rezeptvorschläge zur Darm-Schonkoststufe I finden Sie ab Seite 145

Um das zu verstehen, muß man sich vor Augen halten, daß zum Beispiel die Speisen der Mittagsmahlzeit, mögen sie auch leicht verdaulich sein, eine Menge Substanzen enthalten, die für den Organismus, der sich eben erst von schädlichen Begleitstoffen früherer Nahrung befreit hat, praktisch einen neuen Anfang bedeuten, der durch Verzicht auf die feste Abendmahlzeit jedoch erleichtert wird.

Stufe II erlaubt:
Wirsing, Maiskolben, Lauch, Knoblauch, Zwiebel, Rüben, Sojasprossen, Tomaten, Erbsen, Weißkraut, Avocados, Mangold, Mandeln, Maismehl, Champignons, Austernpilze, Maronen (Kastanien), Kichererbsen, Kokosmilch, Natron, Gemüsebrühe, Butter, Eier, Bergkäse, Mozzarella, Parmesan, Pute, Hähnchen, Kalb, Rind, Saure Sahne, Granovita-Ursüße

Rezeptvorschläge zur Darm-Schonkoststufe II finden Sie ab Seite 149

Zweite Stufe

Zum Frühstück ist die Auswahl an Getränken noch dieselbe, aber statt des Magerquarks, ist nun eine Sorte mit höherem Fettgehalt, oder Rahmkäse (Gervais) erlaubt.

Außerdem kann das Knäckebrot oder Sauerteigbrot mit Kalbs- oder Rinderschinken (nichts vom Schwein) oder einem weich gekochten Ei angereichert werden.

Zum Mittagessen können die Suppengerichte mit einem eingequirlten Ei, etwas Butter verfeinert werden.

Als Fleischspeisen kommen Putenschnitzel, Kalbsrücken, Hühnerbrust und Rind hinzu, die in Bratfolie fettlos zubereitet, eine schmackhafte Sauce aus dem eigenen Saft hergeben.

Zum Abendessen sollte wieder mit ein paar Tassen gesüßtem Tee beinahe gefastet werden. Wenn aber noch Appetit auf feste Speisen besteht, kann man dem Organismus Knäckebrot mit wenig Butter und Quark oder Rahmkäse unbedenklich zumuten. Auch Joghurt oder ein Apfel paßt zum abendlichen Speiseplan.

Stufe III erlaubt alles außer:
Südfrüchten, Schweinefleisch, Aal, Fertigwaren, Auszugsmehl, raffiniertem Zucker, Wurst aus Schweinefleisch, Nahrungsmitteln, die mit Konservierungs- oder Farbstoffen versetzt sind.

Dritte Stufe

Alle Mahlzeiten dieser Stufe sind als Übergänge auf die künftige Reduktionskost anzusehen.

Zum Frühstück wird zu den Getränken außer Knäckebrot nun auch Weißbrot oder Vollkornbrot empfohlen. Müsli und verschiedene Käsesorten (zum Beispiel Camembert), kommen hinzu. Beim Obst bereichern Dörrpflaumen die schon beachtliche Vielfalt.

Zum Mittagessen bleiben die bisherigen Suppengerichte zwar weiterhin empfehlenswert, aber frische Salate kommen hinzu, und die für den "Hauptgang" vorgesehenen Gemüse können jetzt mit Butter oder Speiseöl (Olive, Maiskeim, Sonnenblume) zubereitet werden.

An Fleischspeisen sind außer Kalb und Rind jetzt auch Lammfilet oder Wildbret aller Art, entweder als Gulasch oder leicht angebraten, wieder erlaubt.

Zum Abendessen wird nach dem reichlicher gewordenen Mittagsmahl auch weiterhin (und für die Zukunft) etwas Zurückhaltung empfohlen. Die paar Tassen Kräutertee, leicht gesüßt und löffelweise zugeführt, dürften meist genügen. Sollte jedoch Hungergefühl auftreten, sind Äpfel, Johurt oder zerdrückte Früchte auf Weißbrot mit wenig Butter unbedenklich.

Rezeptvorschläge zur Darm-Schonkoststufe III finden Sie ab Seite 160

Allgemeine Richlinien zur Reduktionskost

1. Essen Sie nur eine von Ihnen bisher besonders gut vertragene, leicht bekömmliche Kost in bescheidener Menge (Eßkultur!).
2. Meiden Sie fette Gerichte, alles Eingebrannte, Gebackene, Panierte, Schweinefleisch und -fett und deren Produkte (Würste!), tierische Fette (außer der sehr empfohlenen Butter!), Mayonnaisen.
3. Meiden Sie während der Therapie zuviel zellulosereiche Kost, Hülsenfrüchte, Kraut, Kohl, Rohkost, Obst, Fruchtsäfte, Kompotte.
4. Meiden Sie Fabrikzucker, Süßigkeiten, Schokolade und dergleichen.
5. Meiden Sie Bohnenkaffee auf Therapiedauer.
6. Bevorzugen Sie jetzt: gesäuerte Milchprodukte, Rahm, Quark (Topfen), leicht verdauliche Käsesorten, zarte, gedämpfte Gemüse, Gemüsesuppen, Pellkartoffeln, Karotten, Sellerie, Spinat, Fenchel, leicht verdauliche Getreidearten, Haferflocken, Maisgrieß, Hirse, Reis, altbackenes Gebäck, Hefeflocken, kalt gepreßte Pflanzenöle, Pflanzenmargarine (Reformhaus), Landbutter, Honig, Malzkaffee, heimische Gewürze, Meersalz
7. Vorwiegend Kräutertees, Gemüsesäfte, stille Wasser (Volvic), natürliches Mineralwasser, selten, mäßig Alkohol (Bier, Wein), keine Cola-Getränke oder Limonaden. Andere Obstsäfte mengenmäßig eingeschränkt.
8. Unkonservierte und natürliche, farbstofflose Produkte sollen bevorzugt werden.
9. Schieben Sie häufiger Rezepte der Reduktionskost ein.

Kurzgefaßter Therapieablauf

Beginn mit Fasten, Reisschleim, Weizenbrei oder Kartoffeln und Gemüse.

Gleichzeitig: Entschlackung durch COLON-HYDRO-THERAPIE, danach Stuhluntersuchung. Je nach Befund, Aufforsten der Symbionten.

Bei Pilzbefall: Einstellung auf Anti-Pilz-Diät und Anti-Pilz-Therapie. Bei Unverträglichkeit auf andere Nahrungsmittel ausweichen.

Dem Schweregrad der Erkrankung und der verfügbaren Zeit entsprechend, Begleittherapien nach Wahl.

Stabilisierungsphase mindestens ½ Jahr Reduktionskost Dauer je nach Schwere der Erkrankung

Eßkultur

Langsam essen, gut kauen und gut einspeicheln.
½ Stunde vor oder 1 Stunde nach dem Essen nichts trinken.
Beim Essen nicht viel reden, denn das führt häufig zu Aerophagie, dem Luftschlucken mit folgenden Bauchschmerzen (durch einen luftgefüllten Magen).
Sich an jedem Bissen freuen und rechtzeitig aufhören, wenn das Hungergefühl abgeflaut ist.
nicht Hunger macht dick, sondern die nachher fortbestehende Eßlust, wenn der Hunger schon gestillt ist.

Trennkost für optimale Verdauung

Grundnahrungsmittel der Hauptmahlzeiten

Sollten die Probleme, derenthalben die Ernährung umgestellt worden ist, nach der dritten Schonkoststufe noch nicht überwunden sein, so empfiehlt es sich, zur optimalen Auswertung der Nahrung und leichteren Verdauung, eine Zeitlang das Prinzip der Trennkost anzuwenden.

Es beruht auf der Überlegung, daß unser Verdauungssystem mit der ihm zugeführten Nahrung auf unterschiedliche Weise fertig wird.

Wenn auch grundsätzlich gilt, daß der Körper fast jede Nahrung, die wir ihm zuführen, biochemisch aufschließen, das heißt, in ihre Bestandteile zerlegen muß, um sie verwerten zu können, so bestehen doch, was die Verdauung betrifft, erhebliche Unterschiede.

reich an Kohlehydrtaten:
Kartoffeln,
Reis und Getreide, Körner,
Gries, Mehl, Flocken,
Pop-Corn, Stärke,
alle Brotsorten

Die kohlehydratreichen Grundnahrungsmittel, Kartoffeln, Reis, Mehlspeisen, alle Getreidearten und die meisten Gemüse- und Obstsorten sind leicht verdaulich. Gut gekaut, werden sie schon im Mund und von den Magensäften weitgehend aufgeschlossen.

Anders hingegen verhält es sich mit allen Fleisch- und Wurstwaren, Fisch und Geflügel. Ihr hoher Proteingehalt und versteckte Anteile an tierischen Fetten aktivieren zusätzlich die Verdauungssäfte von Leber und Bauchspeicheldrüse.

reich an Proteinen:
Rindfleisch, Kalbfleisch, Hammel,
Wild, Geflügel, Fisch
und alle Produkte daraus,
Wurst, Eier,
gekocht, gebraten, geräuchert
oder gepökelt

Mithin werden, wenn wir uns beiderlei Grundnahrungsmittel mit derselben Mahlzeit zuführen, verschiedene Verdauungsvorgänge ausgelöst, die sich gegenseitig behindern.

Als Folge davon wird der Darm überlastet. Einiges durchfließt ihn im halbverdauten Zustand und wird nicht optimal genutzt. Anderes verweilt unter dem Einfluß von Zersetzungsvorgängen länger als normalerweise nötig. So entstehen Verstopfung, Gase und Schlacken, die weitgehend vermeidbar sind, wenn die Nahrung in einer als Trennkost empfohlenen Zusammenstellung zugeführt wird, die den Verdauungsweg weniger belastet.

Diese Ernährungsform muß weder einseitig noch abwechslungslos sein, denn zahlreiche Lebensmittel, die im Sinn von Trennkost als neutral gelten, sind so beschaffen, daß sie entweder mit der an Kohlehydraten reichen Grundnahrung oder mit vorwiegend proteinhaltiger Kost gut kombinierbar sind.

Es gibt zahlreiche Kochbücher, die Vorschläge für Trennkostgerichte bereithalten. Aber lassen Sie sich nicht beirren, wenn Sie dadurch unterschiedliche Auffassungen kennenlernen, oder wenn Ihnen fürs Kombinieren der Hauptmahlzeiten Anregungen unterbreitet werden, die den vorhin erläuterten Grundsätzen der Trennkost zu widersprechen scheinen.

Die meisten Lebensmittel oder Zutaten, die als "neutral" im Sinn von Trennkost gelten, enthalten geringe Mengen an Bestandteilen, die streng genommen, weder zu einer Hauptmahlzeit mit Kohlehydraten noch mit Proteinen passen.

Allein auf die Menge kommt es an!

Fast jede Nährwerttabelle trägt in der Kopfzeile einen Hinweis, der klarstellt, daß die Tabellenzahlen sich jeweils auf 100 Gramm verzehrbarer Anteile beziehen. Ein Beispiel:

Das Stärkepulver, womit Sie die Soße Ihres Sonntagsbratens binden, enthält 83 Prozent Kohlehydrate; aber der halbe Teelöffel voll, den Sie für eine Mahlzeit verwenden, wiegt weniger als 3 Gramm; und davon 83 Prozent sind knapp 2½ Gramm, die bei einem Braten von etwa 300 Gramm, wovon Sie eine Scheibe essen, getrost vernachlässigt werden können.

Ähnlich verhält es sich mit allem, was nebenstehend zur Kombination mit Hauptmahlzeiten empfohlen wird.

Sie werden den Begriff "Trennkost" schon in anderem Zusammenhang gehört oder gelesen haben. Bei manchen Krankheiten wird diese Ernährungsform als Heilmittel empfohlen, weil sie das komplizierte Basen/Säuren-Verhältnis im Organismus günstig zu beeinflussen vermag.

Basenbildner sind Obst, Gemüse und Salate. Je mehr davon Sie täglich verzehren, um so gesünder werden Sie sich fühlen. Es kann nur vorteilhaft sein, wenn Sie deswegen die Proteinzufuhr einschränken, denn deren Verdauungsrückstände neigen dazu, sich in Gelenken und Muskelgewebe abzulagern, was zu vielerlei Beschwerden des rheumatischen Formenkreises führt.

Schließlich ist zu beobachten, daß sorgfältig zusammengestellte Trennkost in der Regel Gewichtsabnahme verursacht.

Neutral im Sinn von Trennkost

Zur Kohlehydrat-Mahlzeit:

Salatsoßen aus Sauermilchprodukten, Kefir, Joghurt, Dickmilch und Pflanzenöl

als Beilagen alle Gemüsesorten, entweder roh als Salat, gedünstet oder gekocht

alle Küchengewürze

Obst nach der Jahreszeit ohne Zuckerzusatz

Für Proteinmahlzeit:

zum Braten und Garen:
Butter, Margarine, Pflanzenöle
alle Gemüse, roh als Salat, gedünstet oder gekocht,
Pilze, Oliven, alle frischen Küchenkräuter, Preiselbeeren

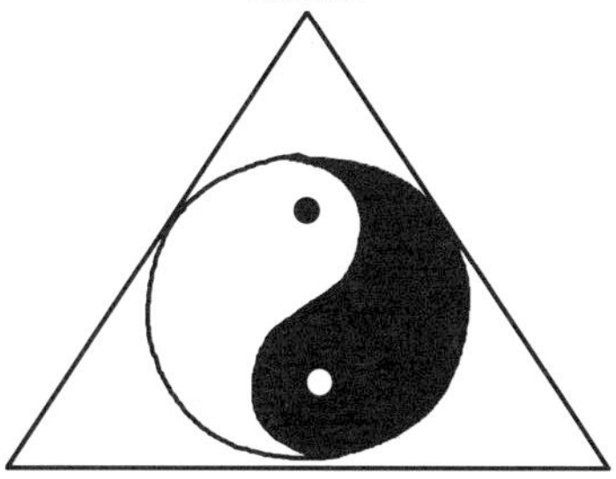

Dreidimensionale Verankerung!

Seelisch bedingte Ernährungsschäden

Aus naturheilkundlicher Sicht sind Gesundheit und Wohlbefinden, ebenso wie Krankheit und Genesung, im Zusammenwirken von Körper, Geist und Seele dreidimensional verankert. Mit dieser Erkenntnis hat sich die psychosomatische Therapie entwickelt. Sie geht davon aus, daß Körper, Geist und Seele eine Einheit darstellen, die bei allem, was wir tun oder erleben, als Ganzes betroffen ist. Das Herz schlägt höher, wenn wir uns freuen, es scheint stillzustehen, wenn Lebensgefahr droht. Dabei stockt sogar der Atem. Was die Sinne erfassen, bewegt Geist wie Gemüt und beeinflußt zugleich das Körpergeschehen.

Alltägliche Erlebnisse beweisen dieses Zusammenspiel. Wer sich vorstellt, in eine Zitrone zu beißen, erlebt sogleich die Reaktion seiner Speicheldrüsen. Der Anblick appetitlich dargebotener Speisen bewirkt einen ähnlichen Reflex. Auch das Sprichwort "Gähnen steckt an!" beruht auf solchen Erfahrungen.

Grundsätzlich gilt, daß jedes körperliche Leiden sich auch seelisch bemerkbar macht, und umgekehrt finden seelische Konflikte, wie Ärger, Mißerfolg und Niedergeschlagenheit, mehr oder minder deutliche Ausprägungen im Körpergeschehen.

Im Bereich der Ernährung und ihren vielfältigen Störungen wurzeln abnorme Verhaltensweisen häufig in Zwängen, denen die Betroffenen in der Jugend ausgesetzt waren. Wer als Kind, womöglich unter Strafandrohung, gezwungen wurde, mehr zu essen, als der Appetit zuließ, bekam zwangsläufig Übergewicht und litt folglich schon in der Schulzeit unbewußt unter Verdauungsstörungen.

Die aufgezwungene Gewohnheit, mehr zu essen als nötig, wird leicht beibehalten, weil der Organismus sich darauf einstellt. Mithin bleibt das Übergewicht bestehen, und an die Stelle des "Erziehungszwangs" von ehedem, tritt bei Erwachsenen die Auswahl wohlschmeckender Dinge, die Betroffene sich nun aus eigenem Antrieb unter dem (un)freiwilligen, seelisch bedingten Zwang zum Naschen immer häufiger zwischen den Mahlzeiten zuführen.

Eine andere seelisch bedingte Form von Über-Ernährung tritt als Reaktion auf den Nahrungsmangel überstandener Notzeiten kollektiv auf. Dieses Phänomen war zum Beispiel in Deutschland unmittelbar nach den beiden Weltkriegen und teilweise auch in der Zeitspanne die dazwischen lag, zu beobachten.

Dem erzwungenen Nahrungsverzicht während der Kriegszeiten folgte, als die verknappten Lebensmittel wieder erhältlich waren, die massenweise Befriedigung von "Nachholbedarf", ohne Rücksicht auf individuelle Verwertungsmöglichkeiten der einzelnen. Es wurde konsumiert um des lange entbehrten Konsums willen. Dies traf auch im Hinblick auf die sogenannte "Fettlücke" zu, die speziell in der Zeit vor dem Zweiten Weltkrieg, allgemein als Mangel empfunden worden war. Ihr Wegfall löste nachher den übermäßigen Fettverzehr aus, der in weiten Kreisen selbst heute noch anhält und für Gesundheitsschäden verantwortlich ist, die sich nicht allein auf die Lebenserwartung einzelner negativ auswirken, sondern aufs Ganze gesehen, auch die Kostenentwicklung im Gesundheitswesen höchst nachteilig beeinflussen.

Während in der Vergangenheit kollektiv wirksame Einflüsse, denen der einzelne sich kaum zu entziehen vermochte, die "Seelenlage" weiter Bevölkerungsteile erfassen und zu vernunftwidrigem Ernährungsverhalten bewegen konnten, stehen heute die Folgen individuell auftretender Neurosen und Psychosen manchmal offensichtlich, häufig aber verborgen, im Vordergrund der Naturheilpraxis.

Vielfach sind Streß und Leistungsdruck die Ursachen, aber auch Mißhelligkeiten im Privatleben, Ärger mit dem Partner oder Generationsprobleme mit dem Nachwuchs, können als permanente Seelenlast körperliches Wohlbefinden beeinträchtigen und sich zu Ernährungsfehlern verdichten.

So erleben wir ab und zu den "Quartalssäufer", der seinen Kummer im Alkohol zu ertränken sucht und damit seine Leber zugrunderichtet, aber häufiger suchen jene wohlbeleibten Gestalten unseren Rat, die bei erhöhter Kalorienzufuhr ihr Vergessen finden und sich dabei Verdauungsprobleme schaffen, vor denen ärztliche Kunst versagte, da das Problem als Ganzes nicht erfaßt und behandelt wird, sondern nur das Symptom.

Zu ihnen gehört die große Zahl derer, die mit Abführmitteln oder sonstwie untauglichen Medikamenten vergebens versucht haben, die Symptome ihrer Leiden zu verdrängen, und nun zutiefst enttäuscht, aber zum Glück selten zu spät, in eine Naturheilpraxis finden.

Fast alle Beschwerden, die im Verdauungstrakt auftreten, haben neben organischen Fehlleistungen einen seelischen Bezug, der mit ganzheitlich wirksamen Heilmethoden entweder ausgeschaltet oder mitbehandelt werden muß.

In ähnlicher Weise, wie Ärger oder Schreck und Streß nicht selten "auf den Magen schlagen" können Gefühlsregungen (Emotionen) über Leitbahnen des vegetativen Nervensystems die Darmtätigkeit beeinflussen. So kommt es zu Verkrampfungen, die sich vielfach auf bestimmte Darmabschnitte beschränken und damit zwangsläufig auf Organe ausstrahlen, die erfahrungsgemäß mit diesen Teilen des Verdauungsweges in direkter Verbindung stehen.

Vom Willen unbeeinflußt, aber dem Unterbewußtsein unterstellt, steuert das vegetative Nervensystem die Darmtätigkeit

Nach Erkenntnissen der modernen Psychosomatik ist davon auszugehen, daß der Darm wegen seiner Abhängigkeit vom vegetativen Nervensystem auch von Regungen des Unterbewußtseins beeinflußt wird. Soweit dort unverarbeitet schlummernde, vorpubertäre Denk- und Erfahrensmuster sich auf Ernährungsfehler beziehen, stehen sie meist der notwendigen Umstellung auf eine seelisch verankerte Weise entgegen, die in der Regel nur mit psychotherapeutischen Methoden aufgespürt und abgebaut werden kann.

Das trifft besonders dann zu, wenn der Patient im Oberbewußtsein zwar guten Willens ist, seine Ernährungs- oder Verzehrgewohnheiten umzustellen, aber innerlich wirkende Zwänge ihn daran hindern.

Psychotherapeutische Unterstützung ist oft unumgänglich

In solchen Fällen kann vermeintliche Willensschwäche, die fälschlich als Charakterfehler gedeutet wurde, psychotherapeutisch überwunden werden.

Wenn dann die gestörte Beziehung zwischen Seelenlage einerseits und Darm/Organ-Funktion anderseits aufgedeckt ist, können bei behutsamem Vorgehen über Gesprächstherapie nicht nur irritierende Emotionen, Gedanken- oder Reaktionsmuster korrigiert, sondern auch die belasteten Darmabschnitte mit naturheilkundlicher Behandlung der ihnen zugeordneten Organe durch eine Art Rückkoppelungseffekt entkrampft werden.

So wird die Eigenleistung des Verdauungstraktes verbessert. Entkrampfte Darmabschnitte sind für ihren Inhalt leichter passierbar, und an ihren Wänden festsitzende Rückstände können durch die Spülungen der COLON-HYDRO-THERAPIE in Verbindung mit gezielter Massage wirkungsvoller mobilisiert werden.

Ernährungsfragen

Was ist gut?
Was ist besser
als das Gute?

Zu keiner Zeit ging es uns, was Ernährung betrifft, so gut wie heute. Es gibt alles, was Herz und Magen begehren. Gut zu essen, ist nicht mehr das Privileg einer finanziell bessergestellten Oberschicht. Jedermann kann sich an allem satt essen, was ihm (und ihr) schmeckt. Hunger ist ein Fremdwort geworden, und wenn es um Qualität geht, ist das Beste gerade gut genug.

Ein Beispiel sei angeführt. Noch in den zwanziger Jahren sprach man von "guter Butter" und meinte damit den Unterschied gegenüber Margarine, die als minderwertig galt. Jeder weiß, daß dies heute oft anders gesehen wird.

Mit vielen Lebensmitteln verhält es sich ähnlich, und manches, was heute allenthalben angeboten, gekauft und verzehrt wird, war noch vor wenigen Jahrzehnten kaum bekannt. Tomaten zum Beispiel gehörten zu Anfang des Jahrhunderts zu den Seltenheiten, Brokkoli und Chinakohl gab es nicht, von Tropenfrüchten, wie Grapefruits, Kiwis, Avocados und derlei ganz zu schweigen. Weltweiter Handel hat das Nahrungsangebot vielfältiger gemacht. Was neu oder fremdartig ist, wird probiert, und wo es zusagt, nicht anstatt, sondern zusätzlich verzehrt.

Irgendwo müssen die übergewichtigen Pfunde ja herkommen!

Das Problem mit den Kalorien.

Was ist überhaupt eine Kalorie?

In Anbetracht der Tatsache, daß fast jeder Zweite mehr wiegt als er sollte und folglich nicht gesund sein kann, lohnt außer dem Tritt auf die Waage ein Blick auf die Ergebnisse der Ernährungsforscher. Was wir zum Leben brauchen, ist längst festgestellt. Trotzdem gibt es keine für alle geltende Norm, weil der Energiebedarf je nach den Lebensumständen, Alter und Beruf, in weiten Grenzen schwankt.

Als Maßeinheit für den Energiebedarf gilt die Kalorie, eine allerdings sehr geringe Energiemenge, mit der man in der Praxis wenig anfangen kann. Deshalb ist in der Ernährungslehre, wenn von Kalorien die Rede ist, meistens ihr Tausendfaches, die Kilokalorie (kcal), gemeint. Seit 1978 wurde auf Grund internationaler Vereinbarung das bedeutend kleinere Joule (J) als Maßeinheit vorgeschrieben. Der Umrechnungsfaktor lautet:

$$1 \text{ kcal} = (\text{ca.})\ 4{,}2 \text{ kJ}.$$

Da diese ungerade Zahl wenig Anklang findet, werden alte und neue Maßeinheit in der Regel nebeneinander angegeben.

Der Mensch verbraucht, wenn er körperlich ruht und außer Wasser nichts zu sich nimmt, pro Kilo seines Gewichts stündlich e i n e Kilokalorie. Demnach verbraucht ein Erwachsener, der 70 Kilo wiegt, innerhalb von 24 Stunden den

Grundbedarf von 70 x 24 = 1680 Kilokalorien (kcal).

Diese Energiemenge ist das absolute Existenzminimum des Körpers, um die unwillkürlichen Lebensvorgänge, Atmung, Herzschlag, Kreislauf, Augen und Gehör, Speichelfluß, Darmbewegung und Nierenfunktion in Gang zu halten.

Schon die geringste Tätigkeit steigert diesen Bedarf. Ein bescheidenes Frühstück, der mit Kauarbeit verbundene, vermehrte Speichelfluß, Produktion von Magen- und Verdauungssäften und dadurch bedingt, erhöhter Bedarf an Sauerstoff, leicht verstärkte Atmung, angeregte Herztätigkeit und beschleunigter Kreislauf, der Beginn von Drüsenfunktionen - kurz, alles, was nun wachgerufen wird - vermehrt den Grundbedarf um rund ein Viertel und erhöht damit den Energieaufwand von 1680 kcal um 420 auf 2100 kcal. Leichte Schreibtischarbeit verdoppelt den Grundbedarf auf 3360 kcal. Die Schwerarbeit des Handwerkers verlangt abermals eine Verdoppelung auf 6720 kcal, und Schwerstarbeiter, zum Beispiel Bergleute unter Tage, verbrauchen gut und gern 8000 Kilokalorien und mehr.

Alle diese Zahlen sind Durchschnittswerte auf der Basis des Grundbedarfs für 24 Stunden und beziehen sich auf Erwachsene von 70 Kilo Gewicht. Wer mehr wiegt, verbraucht entsprechend mehr. Für Kinder und Jugendliche gelten andere, zum Teil höhere Richtwerte, die in diesem Zusammenhang nicht erörtert werden müssen.

Wir bestreiten unseren Kalorienbedarf durch Verzehr von Kohlehydraten, Fett und Eiweiß (Protein), die der Organismus beim Verdauungsvorgang aus der Nahrung bezieht. Diese Grundnahrungsmittel allein reichen jedoch nicht aus. Um gesund zu bleiben und einwandfrei zu funktionieren, braucht der Körper außerdem gewisse Mengen an Mineralien, Vitaminen und Ballaststoffen, die ebenfalls in der Nahrung enthalten sind.

Beim "Gesunden"
50 % Kohlehydrate
35 % Fette
15 % Protein
Beim Kranken werden die Anteile je nach Problematik verändert

Obwohl die Grundnahrungsmittel zum Teil gegeneinander austauschbar sind, zum Beispiel Fett gegen Kohlehydrate, sollte gesunde Mischkost gut zur Hälfte aus Kohlehydraten bestehen, während Fett und Öl etwa ein Drittel und Eiweiß (Protein) rund 10 - 15 Prozent der Gesamtmenge ausmachen.

Gemischte Kost ist notwendig, weil unser Organismus darauf eingerichtet ist, seinen Kalorienbedarf sowohl aus Nahrungsmitteln pflanzlicher als auch tierischer Herkunft zu decken. Solange der Bedarf dabei nicht überschritten wird, befinden sich Zufuhr und Verbrauch im Gleichgewicht. Wir nehmen weder zu noch ab.

Das Dilemma mit dem Übergewicht

Sobald wir uns mehr Kalorien gönnen, als der Organismus verheizen kann, nehmen wir zu. Normalerweise ist der Körper gegen Überfütterung geschützt. Man spürt nämlich, wann der Magen gesättigt ist. Das Gefühl, ausreichend gegessen zu haben, ist ebenso angeboren, wie sein natürlicher Widerpart, der Hunger.

Kinder, die nach ein paar Bissen den Teller fortschieben, weil ihr Hunger gestillt ist, spüren das noch. Vielen Erwachsenen ist dieses natürliche Gefühl abhanden gekommen. Vermutlich stammt daher der Vorschlag, mit dem Essen aufzuhören, wenn es am besten schmeckt. Wer die Kraft dazu nicht besitzt und folglich mehr zu sich nimmt, als sein Körper verbrauchen kann, nimmt zwangsläufig zu.

Hier ist weniger das Aufhörenkönnen bei den Hauptmahlzeiten gemeint. Als bedeutend wichtiger (das Wort kommt von "Gewicht!"), erweisen sich die kleinen Köstlichkeiten, die nebenher und zu den Zwischenmahlzeiten mehr oder weniger gedankenlos vernascht werden. Ich komme in einem anderen Zusammenhang noch darauf zurück.

50 Gramm Gewichtszunahme pro Tag summieren sich auf anderthalb Kilo im Monat und ergeben nach einem Jahr stattliche 18 Kilo (= 36 Pfund) Übergewicht.

Das Problem besteht nicht allein darin, daß die überflüssigen Pfunde in Form von Fett an Körperstellen gespeichert werden, wo sie stören. Bedeutend nachteiliger ist der permanente Überfüllungszustand des Dünndarms, (siehe Abb. Seite 46), der mit zunehmendem Körperumfang immer träger wird und die Ansammlung von Verdauungsgiften, die besonders vom Dickdarm aus in den Organismus eindringen, wo sie mit der Zeit schwere organische Schäden verursachen, wovon manche sich erst zu einem Zeitpunkt schmerzhaft bemerkbar machen, an dem ihre Behandlung nur noch wenig Erfolg verspricht, wenn es nicht überhaupt schon zu spät ist.

Diese Folgen sind um so ernster zu bewerten, als Herz und Kreislauf von Übergewichtigen und ihre Wirbelsäule ohnehin außergewöhnliche Belastungen zu ertragen haben. Demnach gibt es für korpulente Patienten nichts Dringlicheres als abzunehmen.

Schlankheitskuren helfen selten, ausgenommen dem, der sie verkauft!

Wer sich das ernsthaft vornimmt und so vertrauensselig ist, auf eine der unzähligen Empfehlungen einzugehen, die seitenweise die Anzeigenteile der Publikumspresse füllen, sieht sich alsbald einer Flut von Angeboten gegenüber, die das Purzeln seiner Pfunde versprechen, wenn er sich nur zu einer Sechswochenkur mit jenem Nährmittelkonzentrat, oder jenem angeblich ärztlich empfohlenen Schlankheitsmittel aus Meeresalgen, Ananas oder sonstwelchen Früchten entschlösse.

Mit überzeugenden Farbfotos wird dargestellt, wie abstoßend fett und häßlich zum Beispiel Miß X früher ausgesehen habe, wie attraktiv und sexy hingegen sie sich nach Abschluß der Kur ihrer bewundernden Verehrer kaum noch erwehren könne; ganz zu schweigen von dem finanziellen Vorteil, da eine solche Kur mit kleinen Scheinen leicht zu bezahlen sei, während das große Geld der ansonsten doch so kostspieligen Haushaltsführung für eine Weile gespart werde.

Muß ich noch erwähnen, daß kaum jemand auf diese Art sein Übergewicht loswurde? Der Wasserverlust der ersten paar Tage war bald wieder aufgeholt, aber Substanzabbau trat aus vielerlei Gründen nicht ein.

Das Heer der Enttäuschten muß groß sein, denn die Anbieter melden sich nach einem anscheinend erprobten Vergessensabstand regelmäßig wieder, mit neuen, angeblich noch zuverlässiger helfenden Schlankheitsmitteln. Außerdem tauschen sie offenbar ihre Adressenbestände untereinander aus, damit alle mal an die "kleinen Scheine" der Vielgeplagten rankommen, die in ihrer Not nur allzuleicht geneigt sind, nach jedem Strohhalm zu greifen.

Konzentrate schaden auf Dauer

Jedes Angebot, das statt normaler Nahrung irgendwelche Konzentrate empfiehlt, will zu Schritten in die falsche Richtung verleiten. Um es einmal überspitzt auszudrücken: Wir können uns nicht von Pillen ernähren! Auch ein paar Tassen Flüssigkeit, worin angeblich alles enthalten sein soll, was der Körper an Nährstoffen, Vitaminen und Mineralien braucht, sind zur Ernährung ungeeignet. Wozu haben wir denn einen Verdauungstrakt? Wozu zweiunddreißig Zähne, einen Magen und acht bis neun Meter Gedärme, die Verdauungssäfte produzieren?

Wer anstelle normaler Nahrung nur Konzentrate und derlei "Zaubermittel" zu sich nähme, würde den Verdauungstrakt lahmlegen und binnen kurzem an Mangelerscheinungen erkranken, weil der Organismus nicht darauf eingerichtet ist, von konzentrierten Nährstoffen zu leben.

Nach dem Anfangserfolg kommt das böse Erwachen !

Die burschikose Formel "F.d.H.!" (Friß die Hälfte) ist nicht ganz wörtlich zu nehmen.

Normale Kost, aber in etwas geringerer Menge, als es zur Gewohnheit geworden war, führt nicht selten zum Ziel. Außerdem gibt es gewisse Tauschverfahren, um Kalorien einzusparen, ohne dabei zu hungern.

Wenn man davon ausgeht, daß der Tagesbedarf eines mittelschwer arbeitenden Menschen bei 3000 kcal liegt, läßt sich leicht ausrechnen, wie und wo etwas eingespart oder ausgetauscht werden kann, um diese Zahl zu unterschreiten. So wird der Organismus angeregt, für das Fehlende seine Vorräte, nämlich "Speckpölsterchen", anzugreifen.

Wie effektvoll sich das allein beim Mittagessen auswirkt, sei an ein paar Beispielen gezeigt:

Wenn Sie 200 Gramm mittelfettes Schweinesteak	= 538 kcal
durch 200 Gramm Hühnerbrust	= 214 kcal
ersetzten, sparen Sie die Differenz von	324 kcal.

Noch günstiger wird das Verhältnis, wenn Sie sich ab und zu entschließen, statt der Hühnerbrust 200 Gramm Dorsch- oder Kabeljaufilet (156 kcal) zu verzehren. Die Ersparnis gegenüber dem Schweinesteak beträgt dann 382 kcal, und dennoch sind Sie jedesmal satt geworden, denn was Sie Ihrem Organismus an Energien vorenthielten, konnte er mühelos aus den Fettdepots ergänzen, die Sie ja loswerden wollten.

Auf den Tagesbedarf von 3000 kcal bezogen, betragen die auf diese Weise beim Mittagessen eingesparten Kalorien knapp 9 Prozent. Hier bleiben die Kalorienzahlen für den Gemüseanteil des Mittagsmahls, Kartoffeln, Reis und sonstige Beilagen, Öl und Fett für deren Zubereitung, sowie der Nachtisch, die alles in allem die Obergrenze von 1000 Kilokalorien wohl nicht selten überschreiten, absichtlich außer Ansatz. Wesentlich größer wird die Ersparnis bei den "Kleinigkeiten", die tagsüber, ohne rechten Hunger, nebenher vernascht werden. Hier ein paar Kalorienzahlen:

100 Gramm Milchschokolade (1 Tafel)	=	563 kcal
100 Gramm Pralinen (6 - 7 Stück)	=	457 kcal
10 Gramm Würfelzucker im Kaffee/Tee	=	40 kcal

Nicht wenige Zeitgenossen verputzen solchen Gaumenkitzel Tag für Tag am Arbeitsplatz. Mehr als ein Drittel ihres angenommenen Tagesbedarfs zusätzlich, außerhalb der Mahlzeiten!

Nur scheinbar harmloser wirken die Kalorienzahlen alkoholischer Getränke, wenn man die üblicherweise konsumierten Mengen nicht in Betracht zieht.

1/8	Liter (1 Weinglas) Weißwein deutscher Lage	=	88 kcal
1/8	Liter (1 Weinglas) Rotwein deutscher Lage	=	96 kcal
4	cl (1 Schnapsglas) Weinbrand	=	96 kcal
4	cl (1 Likörglas) Eierlikör	=	96 kcal
1/2	Liter Vollbier (hell)	=	235 kcal
1/2	Liter Vollbier (dunkel)	=	165 kcal
1/2	Liter Malzbier	=	260 kcal

Diese Zahlen in dem angenommenen Tagesbedarf von 3000 kcal unterzubringen, dürfte kaum möglich sein.
Wo bleibt es bei e i n e m Glas Wein, wo und wann, bei einem halben Maß Bier? Die in der Regel konsumierten Mengen treiben die Kalorienzahlen empor.

Wer ernstlich sein Übergewicht loswerden will, wird für eine Weile nach alkoholfreien Getränken greifen und darauf achten müssen, daß sie nicht gezuckert, sondern wenn schon, dann künstlich gesüßt sind, sonst gerät er, was Kalorien betrifft, vom Regen in die Traufe, denn mit Zucker hat es eine besondere Bewandtnis. Ab Seite 91 werde ich mich eingehender damit befassen.

Ernährungstherapie

Die meisten Krankheiten, mit denen wir uns heute auseinandersetzen müssen, wurzeln umwelt- und umfeldbedingt, in seelischen Problemen und Ernährungsfehlern. Das war nicht immer so. Seit die Fortschritte in Naturwissenschaft und Medizin dem Zeitalter der Seuchen ein Ende setzten, haben die Gewichte sich verschoben.

Industrielle Verarbeitung mindert die Qualität der Nahrung

Die Kunst der Chemie, allen Dingen ins Innere zu blicken, sie in ihre Bausteine zu zerlegen, hat sich, was Lebensmittel betrifft, als Bumerang erwiesen. Die Meinung nämlich, Eiweiß, Fett und Zucker, um es auf die kürzeste Formel zu bringen, seien die allein lebensnotwendigen Energielieferanten, und alles, was von Natur aus dazugegeben ist, sei unnützer Ballast, hat sich als folgenschwerer Irrtum herausgestellt.

Ernährungsfehler als Folge wissenschaftlichen Fortschritts

Das wissen wir zwar, seitdem um die Jahrhundertwende die Vitamine entdeckt und entschlüsselt wurden, aber die Propaganda für konzentrierte Nahrung, für "reine Energie", hatte längst gegriffen. Seit nahezu hundert Jahren werden "Auszugsmehl" und "Raffinade" produziert. Industrieerzeugnisse, in denen keine Spur von alledem noch enthalten ist, was von Natur aus dazugehört.

Es wird zwar versucht, den Fehler wiedergutzumachen. Getreidekeime und das Öl daraus sind "chemisch rein" verfügbar, die zerstörten Vitamine ebenso. Aber wie steht es mit dem natürlichen Mischungsverhältnis? Zum gesunden Leben brauchen wir nur winzige Mengen dieser Stoffe, eben gerade soviel, wie in naturbelassener Nahrung enthalten ist.

Ein verwöhnter Darm erträgt keinen Ballast !

Der Wohlstand Mitteleuropas macht es möglich, gleichsam auf doppeltem Gleis zu fahren. Wir essen Brot vom Allerfeinsten, genießen Obst und Gemüse als teuerste Konserven und stürzen täglich, einmal zumindest, ein großes Glas Fruchtnektar oder Brauselimonade hinunter, die mehr an Vitaminen enthalten, - chemisch rein, versteht sich - als wir in einer ganzen Woche brauchen. Wenn d a s kein gesundes Leben ist!

Wie bitte? Was der Darm davon hat? Dem kann es bei solcher "Schonkost" kaum besser gehen. Grobes, schwarzes Brot und faseriges Gemüse bleibt ihm erspart. Was w i r essen, schont die zarten Innereien, drum erlauben wir uns auch, von allem, was besonders gut schmeckt, doppelte Portionen zu verzehren. Man gönnt sich ja sonst nichts – – –

Bei dieser weit verbreiteten Einstellung ist es nicht verwunderlich, daß Störungen des Verdauungstraktes, wozu außer Magen und Darm, auch Leber, Galle und die Bauchspeicheldrüse gehören, heute zu den häufigsten Zivilisationsschäden zählen.

Übergewicht, Stuhlverstopfung, Rheuma, Herz- und Kreislaufstörungen sowie die Zuckerkrankheit (Diabetes), haben ihren Ursprung in zum Teil jahrzehntelang begangenen Ernährungsfehlern. Bei Naturvölkern, die aus Mangel an Gelegenheit, solche Fehler nicht begehen können, kommen diese Krankheiten nicht vor.

Natürliche Nahrung entlastet den Organismus

Wenn wir uns davon freihalten oder befreien wollen, bleibt nichts weiter übrig, als uns tagtäglich um natürliche Nahrung zu bemühen und konsequent alles zu meiden, wovon wir wissen, daß es der Gesundheit schadet.

Auch wenn die Vertreter der Schulmedizin es im allgemeinen ablehnen, die Ernährung ihrer Patienten zu beeinflussen, ausgenommen bei Diabetes, Fettsucht und erhöhtem Cholesterinspiegel, bleibt es mir ein Bedürfnis, dem Thema ERNÄHRUNG einen Ehrenplatz einzuräumen. Ich weiß nämlich aus Erfahrung, daß Erkrankungen aller Art bei fehlerhafter Ernährung wesentlich schwieriger zu behandeln sind.

Der Erfolg der Therapie hängt wesentlich von gesunder Ernährung ab, obwohl dauerhafte Heilung dadurch allein kaum zu erzielen ist. Die meistens notwendige Umstimmung des Körpers durch das naturheilkundliche "Mittel der Wahl" erfolgt jedoch um so leichter, je gesünder der Patient sich ernährt.

Immunschwäche führt zur Krankheit

Die Kettenreaktion

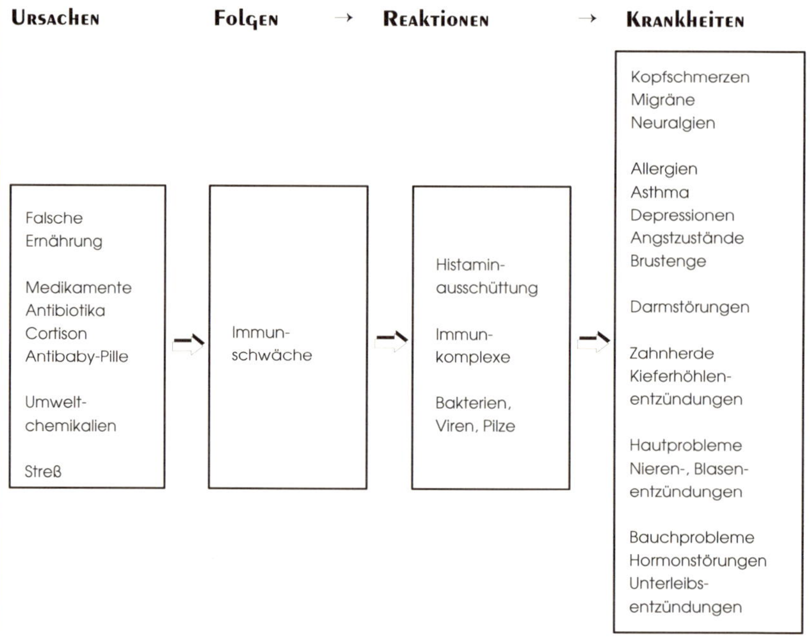

und vieles mehr

Unser Zuckerproblem

Eigentlich, aus ernährungspolitischer Sicht, hätten wir diese mehr oder weniger feinkörnig gemahlenen oder zu Puder verriebenen Kristalle gar nicht nötig. In den zahlreichen Kohlehydraten, die als Brotgetreide, Reis, Blattgemüse, Hülsenfrüchte und Obst, mehr als die Hälfte unserer Nahrung ausmachen, sind allemal soviel Fruchtzucker (Fruktose) und Traubenzucker (Glukose) oder deren Vorstufen enthalten, wie wir zum Leben brauchen.

Der chemisch reine Kristallzucker nimmt unter den Kohlehydraten der heutigen Ernährung eine Sonderstellung ein. Das war nicht immer so. Noch vor wenigen Generationen gab es solchen Zucker überhaupt nicht. Unsere Ur-Ur-Großeltern süßten ihre Speisen entweder mit Bienenhonig oder mit dem Saft ausgepreßter Früchte.

Der seit dem Spätmittelalter hin und wieder aus Übersee eingeführte Rohrzucker blieb bis zum Beginn des 19. Jahrhunderts ein teurer Luxusartikel, der in Apotheken grammweise verkauft, selbst von Wohlhabenden nur selten und zu außergewöhnlichen Gelegenheiten erworben wurde.

Die erste deutsche Fabrik zur Gewinnung von Rübenzucker entstand erst 54 Jahre nach der Entdeckung des Zuckergehalts von Runkelrüben durch eine Initiative König Friedrich Wilhelms III. im Jahre 1801 auf Gut Cunern in Niederschlesien. Seitdem gab es Zucker in bescheidenen Mengen.

Während unsere Vorfahren um 1815 jährlich 6,7 Kilogramm davon verzehrten, (= 18,3 Gramm pro Tag), betrug der Zuckerverbrauch Westeuropas, dank des verführerischen Gaumenkitzels, im Jahre 1993 pro Kopf der Bevölkerung im Durchschnitt das Achtfache, nämlich 54 Kilogramm, was einer Tagesdosis von 148 Gramm mit 606,8 kcal entspricht.
Die Tendenz ist steigend. Sie beträgt jährlich etwa 3,5 Prozent, bei einem Bevölkerungszuwachs von nur 2,5 Prozent im gleichen Zeitraum.

Angesichts dieser Zahlen ist die Überlegung geboten, wohin das führt. Chemisch reiner Zucker, aus dem Zellverband seiner Herkunftspflanze herausgelöst, hat außer dem Brennwert von 4,1 kcal pro Gramm, keinerlei Nährwert. Man spricht von "leeren" Kalorien, die der Körper in solchen Mengen nicht verbrauchen kann.

Hierbei ist zu bedenken, daß es sich bei diesen Zahlen nicht nur um den "sichtbaren" Zucker handelt, den wir beim Süßen von Speisen und Getränken, beim Naschen von Süßwaren, Bonbons, Schokolade, Pralinen und dergleichen - zumeist außerhalb der üblichen Mahlzeiten - zu uns nehmen. Hinzu kommen unsichtbare Zuckerquanten, in Backwaren verarbeitete Stärke, die der Organismus in Zucker umwandelt, Kohlehydratanteile in Gemüsen, Salaten, Obst und zuckerhaltigen Getränken, sowie unkontrollierbar versteckte Zucker, die in fast allen Konserven als Geschmackskorrigenzien enthalten sind.

Verzicht auf Zucker befreit von Unpäßlichkeiten

Die Überfütterung mit chemisch reinem Zucker verursacht ernsthafte Stoffwechselstörungen. Vor allem der innersekretorische Teil der Bauchspeicheldrüse, die Langerhans'schen Inseln, sind davon betroffen. Sie liefern nämlich das zur Zuckerverwertung unverzichtbare Insulin ins Blut. Während im gesunden Organismus und bei normaler Ernährung ausreichende Mengen dieses Hormons zur Verfügung stehen, sind für den unnatürlich konzentrierten (denaturierten) Zucker bedeutend größere und wohl auch qualitativ besser angepaßte Dosierungen erforderlich.

Sehen Sie das Mißverhältnis zwischen Anspruch und Wirklichkeit?

Der menschliche Organismus ist fürs Verwerten von konzentriertem Zucker nicht eingerichtet. Sein Konsum bewirkt, je nach Erbanlage und Allgemeinbefinden, früher oder später abweichende Zusammensetzungen des Blutes, Über- oder Unterzuckerung, die Symptome der beunruhigend rasch um sich greifenden Zuckerkrankheit (Diabetes mellitus), mit all ihren Folgen, Stoffwechselerkrankungen, wie Rheuma oder Gicht, und andere Symptome, die wir heute noch gar nicht abschätzen können.

Parallel zu diesen Symptomen gerät auch der Vitaminhaushalt ins Defizit. Der Körper benötigt für die Verwertung von Kohlehydraten beträchtliche Mengen an Vitamin B. Da jedoch der denaturierte Zucker im Gegensatz zu anderen, naturbelassenen Kohlehydraten, keinerlei Vitamine enthält, ist der Organismus gezwungen, seine Vitamin-B-Reserven anzugreifen, die nun nicht mehr für anderweitigen Bedarf verfügbar sind.

Teufelskreis durch Zucker

Als lästige Begleiterscheinung dieser Ernährungsstörungen stellt sich häufig zwischen den Mahlzeiten ein unwiderstehliches Hungergefühl ein. Wer dem mit einer Nascherei abzuhelfen sucht, beispielsweise mit einem Stück Schokolade, setzt einen Teufelskreis in Gang, dem kaum zu entrinnen ist. Süßigkeiten sind nämlich absolut nicht geeignet, unzeitigen Hunger zu stillen, weil sie binnen weniger Minuten den Insulinspiegel des Blutes drastisch erhöhen, was neuen Hunger hervorruft.

Mit diesem Phänomen konform verläuft eine andere, nicht minder fatale Reaktion. Wer angefangen hat, sein Hungergefühl mit Schokolade zu vertreiben, kann der Verlockung, dabei zu bleiben, kaum noch widerstehen. Dasselbe gilt für alle Süßigkeiten, die Kakao enthalten. Man kann zwar nicht sagen, Schokolade mache in dem üblen Sinne süchtig, wie Alkohol oder die anderen modischen Gifte unserer Zeit, aber Tatsache ist, daß der mitverarbeitete Zucker das Aroma der Kakaobohne in ähnlicher Weise aktiviert, wie wir es von Früchten kennen, die erst mit Zucker zubereitet, ihr volles Aroma entfalten und damit jene an Abhängigkeit erinnernden Anreize zum Verzehr erwecken, denen schwer zu widerstehen ist.

Zucker macht abhängig !

Ob künstliche Süßstoffe gesundheitlich unbedenklich sind?

Das "Sündenregister" des denaturierten Zuckers ist lang. Es wurde gründlicher erforscht als manches andere, weil die Zuckerkrankheit (Diabetes), von der ein beachtlicher Teil der Menschheit geplagt ist, dazu zwang. Das Leiden ist zwar bisher nicht heilbar, aber bei Verzicht auf Zucker kann man damit leben und alt werden, wenn die gebotene Diät konsequent eingehalten und die überaus wirksamen Medikamente sorgfältig angewandt werden.

Unabhängig davon kann man den Zuckerkonsum in gesunden Tagen einschränken und dem Diabetes wirksam vorbeugen, indem man alle Erzeugnisse meidet, die unnötigerweise mit Zucker gesüßt sind. Für gewisse Konserven, zum Beispiel Gewürzgurken, die nur gesüßt werden, um den Wohlgeschmack der Beize abzurunden, besteht die Empfehlung, künstliche Süßstoffe zu verwenden, die weder Kalorien noch Nährwerte haben, aber ihren Zweck vollkommen erfüllen.

Süßstoffe nur, wenn es überhaupt nicht "ohne" geht

Die moderne Lebensmittelindustrie hat sich den Empfehlungen weitgehend angepaßt. Salate und Soßen, Kräuter- und Gewürzmayonnaise, Sauce Remoulade und ähnliche Erzeugnisse, werden durchweg schon mit künstlichen Süßstoffen angeboten.

Ähnlich verhält es sich in der Getränkeindustrie. Fruchtsaftgetränke sind längst in einer Diät-Version, meist mit dem Zusatz "light", auf dem Markt und erfreuen sich lebhaften Zuspruchs. Daß es sich hierbei nicht etwa um Wunschdenken handelt, beweist eine kürzlich in der Zeitschrift FORTUNE erschienene Reportage, anläßlich der Ersteinführung von Coca-Cola in Polen. Die Ministerpräsidentin fragte den eigens aus Amerika angereisten Konzernchef: "... and when are we going to get Diet-Cola?" womit die zuckerfreie Variante des Getränks gemeint war. - Muß ich noch sagen, wie die zufriedenstellende Antwort lautete? "Sobald Ihre Regierung die Einfuhrerlaubnis erteilt!" - Eine Formalität, die binnen weniger Tage erfüllt war.

Am besten ist ganz ohne !

Die Titelfrage dieses Abschnitts kann mit "**J E I N**" beantwortet werden. Unter dem Sammelbegriff "Süßstoffe" ist eine Reihe chemischer Verbindungen zusammengefaßt, die intensiv süß schmecken, aber weder Kalorien enthalten noch Nährwert besitzen. In Deutschland werden gegenwärtig nur drei davon, nämlich Saccharin, Cyclamat und Aspartam in größerem Umfang zum Süßen von Lebensmitteln verwendet. Jede dieser Verbindungen hat hinsichtlich ihrer gesundheitlichen Unbedenklichkeit äußerst kritische Zulassungsverfahren bestanden. Ihre Anwendung wird durch eine Verordnung vom 22.12.1981 geregelt, deren Wortlaut am 13.6.1990 neu gefaßt worden ist.

Unter anderem kann man die Intensität des süßen Geschmacks dieser Substanzen anhand einer Werteskala ermitteln, auf der die Süße des Zuckers mit dem Wert 1 figuriert. Saccharin hat die 550-fache, sein leicht lösliches Natriumsalz die 450-fache Süßkraft des Zuckers. Cyclamat ist mit dem Wert 30 bedeutend niedriger eingestuft, wogegen Aspartam das 200-fache der Süßkraft des Zuckers erreicht.

Neben den künstlichen Süßstoffen, die weder Kalorien noch Nährwert haben, sind für Diabetiker die sogenannten Zuckeraustauschstoffe FRUCTOSE, MANIT, SORBIT und XYLIT in Gebrauch. Es handelt sich dabei um künstlich nachgebaute pflanzliche Zuckerarten, die auf Grund ihrer vom Industriezucker abweichenden Zusammensetzung, den Organismus des Diabetikers weniger belasten. Er muß sie aber wegen ihres Nährwerts und Kaloriengehalts im Diätplan berücksichtigen.

Zudem ist bei diesen Austauschstoffen Vorsicht geboten, weil sie leicht abführend wirken. Dies trifft besonders bei Patienten mit Blähungen zu, für die es ratsam ist, Süßstoffe zu meiden.

Die Weltgesundheitsorganisation (**W**orld - **H**ealth - **O**rganization = **WHO**) hat für den täglichen Verbrauch von künstlichen Süßstoffen obere Grenzwerte (**A**cceptable **D**aily **I**ntakes = **ADI**) im Verhältnis zum Körpergewicht festgelegt. Sie betragen für Saccharin 2,5, für Cyclamat 11 und für Aspartam 40 Milligramm pro Tag und Kilo Körpergewicht.

Am Beispiel einer Limonade, bei der pro Liter 100 Gramm Zucker durch das 200-fach süßere Aspartam ersetzt sind, läßt sich leicht errechnen, daß pro Liter 0,5 Gramm dieses Süßstoffs dafür nötig wären.

Wenn also eine 70 Kilo schwere Person 70 x 40 Milligramm (= 2,8 Gramm) des Süßstoffs aufnehmen kann, ohne dadurch gesundheitlichen Schaden davonzutragen, würde sie bei täglichem Trinken von 5 Litern dieser Limonade erst 5 x 0,5 = 2,5 Gramm des Süßstoffs geschluckt haben und damit unterhalb des Limits von 2,8 Gramm geblieben sein.

Aber wer trinkt 5 Liter Limonade am Tag?

Vom Standpunkt der Naturheilkunde muß ich allerdings vor dem einen wie dem anderen warnen. Der denaturierte Industriezucker ist grundsätzlich abzulehnen; allein schon weil er zu Übergewicht nebst den ausgiebig erörterten Begleiterscheinungen und in unzähligen Fällen in die Zuckerkrankheit führt, die nicht geheilt werden kann. Für alle, die auf süßen Gaumenkitzel nicht verzichten möchten, sind die künstlichen Süßstoffe vermutlich das kleinere Übel.

In regelmäßigen Abständen hört man Kassandrarufe, die sich gegen künstliche Süßstoffe richten. Meist wird, weil es modern ist, mit fadenscheinigen Behauptungen über Krebsverdächtigkeit orakelt, die keineswegs bewiesen ist. Weltweite Interessen einer milliardenschweren Industrie stehen hinter solchen Hiobsbotschaften, die als Propagandafinten keinen Glauben verdienen.

Botanik und Pharmazeutik sind unentwegt bemüht, im Pflanzenreichtum der Tropen noch Gewächse aufzuspüren, deren Säfte süß schmeckende Verbindungen enthalten. Einige, die den Zucker auf der Werteskala mit märchenhaft hoher Süßkraft von 2000 und 3000 überflügeln, womit sie bisherige Süßstoffe um ein Vielfaches übertreffen, sind schon gefunden, aber ehe sie für Lebensmittel zugelassen werden, können dank ausgiebiger Tests, die Neulinge zu bestehen haben, noch Jahre vergehen.

Immerhin sieht die homöopathisch orientierte Naturheilkunde diesen Zeiten hoffnungsfroh entgegen. Bei Substanzen mit dem Mehrtausendfachen der Süßkraft des Zuckers käme man mit homöopathischen Verdünnungen aus, die ungeachtet etwaigen Giftgehalts ebenso unbedenklich angewandt werden könnten, wie die Säfte des Fingerhuts (Digitalis) oder der Tollkirsche (Belladonna) auf einer anderen Ebene.

* * *

Obgleich das Problem des Übergewichts, der übersteigerte Zuckerkonsum und die Verwendung künstlicher Süßstoffe auf dem Gebiet der Ernährungsfragen nur zeitbedingte Randerscheinungen darstellen, die als Spätfolgen zweier Weltkriege die Gesundheit vieler Generationen wesentlich beeinflussen, schien es mir vertretbar, sie hier mit abzuhandeln.

LEER, weil er weder Nährstoffe noch Vitamine enthält

Energiegewinnung durch "Verbrennen" von Zucker

Da der chemisch reine Haushaltzucker als sogenannter "leerer" Kalorienträger, nur Brennstoff ohne jeglichen Nährwert liefert, wird oft gefragt, wie man sich seine Verbrennung denn vorzustellen habe.

Was im Körpergeschehen "Verbrennen" genannt wird, ist ein Oxydationsprozeß. Der Sauerstoff, den wir einatmen, tritt aus den Lungenbläschen ins Blut über, verbindet sich dort mit den Kohlenstoffatomen des Zuckers und oxydiert sie zu Kohlensäure, die wir ausatmen. Dabei entsteht unsere Körperwärme und außerdem Bewegungsenergie, die als Muskelkraft bei nahezu allen Lebensvorgängen im Organismus benötigt wird.

Der Energiestoffwechsel wird durch Zucker stark belastet. Deshalb empfehle ich Patienten, deren Darm nicht unter Pilzbefall leidet, Rohrzucker zu verwenden, der hauptsächlich aus Trauben- und Fruchtzucker besteht, die chemisch anders aufgebaut, leichter verdaulich sind und folglich den Organismus weniger belasten.

Jeder isolierte Zucker ist ein Vitamin B-"Räuber", denn ohne Vitamin B_1 (Thiamin) kann Zucker nicht verdaut werden. Die Gefahr des chemisch reinen Industiezuckers liegt hauptsächlich darin, daß er als "leerer" Kalorienträger weder Vitamine noch Mineralstoffe enthält, aber fortwährend alle B-Vitamine, besonders B_1 verbraucht. Häufiger Zuckergenuß stellt demnach einen erheblichen Eingriff ins Stoffwechselgeschehen dar.

Ein Zuviel an Zuckerkonsum führt zu:
Müdigkeit, Leistungsschwäche, depressiven Stimmungen, Kopfschmerzen, Schlafstörungen, Neigung zum Schwitzen, "Ameisenlaufen" in Armen und Beinen, Appetitlosigkeit, Verstopfung, Blähungen, Herzklopfen, Atemnot, Herz- und Kreislaufstörungen, Wassereinlagerungen (Ödemen) und vielem mehr.

Durch isolierte Kohlehydrate, die auch im weißen "Auszugsmehl" enthalten sind, werden zudem die im Körper vorhandenen Reserven an alkalischen Mineralien (Calcium, Magnesium) ausgebeutet, was sich vor allem auf den Säuren-Basen-Haushalt im Organismus nachteilig auswirkt. Es tritt nämlich Übersäuerung ein. Dadurch werden verschiedene Organ- und Stoffwechselfunktionen blockiert, so daß lebenswichtige Auf- und Abbauvorgänge nur unzulänglich ablaufen.

In den nächsten Phasen entwickeln sich Krankheiten wie, Polyneuropathie und sensorische Ausfälle im Zusammenwirken der Großhirnrinde mit den Sinnen. Außer der erschreckend um sich greifenden Zuckerkrankheit bestehen eindeutig nachgewiesene Beziehungen zu Herzmuskelschwäche, Gicht, Arthritis und allen Beschwerden des rheumatischen Formenkreises. Last not least sei der höchst nachteilige Einfluß des Zuckers auf den schon im Kindesalter beginnenden Verfall der Zähne erwähnt.
Ist es nun richtig zu behaupten, Zucker mache das Leben süß?
Ich empfehle zu lesen, was Dr. med. BRUKER dazu schreibt.

Literatur: Dr. med. M. O. Bruker, "Krank durch Zucker"
ISBN 3-87323-000-3

Fett als Ernährungsfaktor

Während etwas mehr als die Hälfte unserer täglichen Nahrung, nämlich 55 - 60 Prozent, aus Kohlehydraten bestehen soll, wird an Fetten nur halb soviel, etwa 25 - 30 Prozent benötigt, und der Anteil an Eiweiß (Protein) bleibt mit 10 - 15 Prozent am geringsten.

Verteilt man den durchschnittlichen Tagesbedarf von 3000 kcal, der einem Körpergewicht von 70 Kilo entspricht, beispielsweise in diesem Mengenverhältnis, so entfallen

	1.650	-	1.800	kcal auf Kohlehydrate,
	750	-	900	kcal auf Fette
und	300	-	450	kcal auf Eiweiß (Protein).

Ein Vergleich mit den Zahlen von Nährwerttabellen beweist, daß die oben auf den Fettbedarf entfallenden Werte mit 100 Gramm haushaltüblicher Speisefette oder Öle bereits überschritten sind.

Im Durchschnitt werden in Deutschland gegenwärtig pro Kopf der Bevölkerung täglich 130 Gramm Fett oder Öl bei den herkömmlichen Mahlzeiten verzehrt, und jedesmal, wenn der Tagesbedarf mit geringeren Mengen nahrhafter Kohlehydrate (Gemüse, Salat, Obst), dafür aber einem Mehr an fetthaltiger, eiweißreicher Kost gedeckt wird, erreicht der Fettkonsum erheblich höhere Werte, nicht selten das Doppelte des Zuträglichen.

Fette und Öle sind vor allem Energielieferanten. Mit dem physiologischen Brennwert von 9,3 kcal/g (= 39 kJ) übertreffen sie alle Kohlehydrate um mehr als das Doppelte. In Form verschiedener Fettsäuren enthalten sie lebenswichtige Substanzen, und die ausschließlich fettlöslichen Vitamine A, D, E und K können auf dem Verdauungswege nur ins Blut gelangen, wenn sie die Darmwände mit Fettmolekülen zusammen durchdringen.

Je nach ihrer Herkunft und chemischen Beschaffenheit sind Fette mehr oder weniger leicht verdaulich. Darauf zielen Angaben, wie "naturbelassen" oder "kaltgepreßt", die das Herstellungsverfahren betreffen, während der Hinweis auf Anteile an "ungesättigten" oder "mehrfach ungesättigten" Fettsäuren, die leichte Verdaulichkeit dieser Sorten und damit ihren besonderen Nährwert hervorhebt.

Um diese Hinweise verständlich zu machen, muß erläutert werden, daß alle Fette - chemisch gesehen - Kohlenwasserstoffe von unterschiedlicher Zusammensetzung sind. Ihre kleinsten Teilchen (Moleküle) bilden kompliziert geknüpfte, verschieden lange Ketten aus Atomen der Elemente Kohlenstoff (C), Wasserstoff (H) und Sauerstoff (O).

Keines dieser Fette kann der Körper so verwenden, wie es ist. Alle müssen auf dem Verdauungswege in ihre Bestandteile zerlegt und neu zusammengesetzt werden. Bei einigen, die man "gesättigte" Verbindungen nennt, ist das schwierig. Sie verbleiben deshalb länger im Magen und Darm, wogegen andere, die als "ungesättigt" bekannt sind, sich leichter abbauen lassen.

Der Unterschied wird klar, wenn man einige ihrer Summenformeln vergleicht.

	gesättigt		ungesättigt
Buttersäure	$C_4 H_8 O_2$	Ölsäure	$C_{18} H_{34} O_2$
Capronsäure	$C_6 H_{12} O_2$	Linolsäure	$C_{18} H_{32} O_2$
Stearinsäure	$C_{18} H_{36} O_2$	Linolensäure	$C_{18} H_{30} O_2$
Arachinsäure	$C_{20} H_{40} O_2$	Arachidonsäure	$C_{20} H_{32} O_2$

In den gesättigten Verbindungen steht jedem C-Atom die doppelte Zahl an H-Atomen gegenüber, wogegen in den ungesättigten eines oder mehrere freie C-Atome vorhanden sind.

Bei der Ölsäure trifft das zum Beispiel auf ein einziges C-Atom zu. Demnach wird sie als "einfach ungesättigt" bezeichnet. In der "doppelt ungesättigten" Linolsäure haben zwei C-Atome keine Bindung. Die Linolensäure mit drei ungebundenen C-Atomen ist "dreifach ungesättigt", und in der "mehrfach ungesättigten" Arachidonsäure bleiben sogar vier C-Atome bindungslos.

Wie wirkt sich das auf die Verdaulichkeit aus?

Gesättigte Verbindungen sind schwer verdaulich. Ihre geschlossenen Molekülsysteme bieten den Verdauungssäften kaum Angriffspunkte. Deshalb verbleiben solche Fette, die zumeist tierischen Ursprungs sind, geraume Zeit unverdaut im sauren Milieu des Magens, wo sie sich unter dem Einfluß der Wärme nach und nach zersetzen. Wenn sie schließlich, mit Fäulnisgiften beladen, im Dünndarm eintreffen, belasten sie den Verdauungsvorgang mit ihren Giften, von denen ein Teil zwangsläufig die Darmwände durchdringt und in den Organismus gelangt.

Anders hingegen verhält es sich mit den ungesättigten Verbindungen, die vorwiegend pflanzlicher Herkunft sind. Je mehr H-Atome ihnen fehlen, um so leichter können die Verdauungssäfte in ihre Molekülsysteme eindringen und damit deren Zerlegung einleiten.
Unverzögert passieren diese leicht abbaubaren Fette den Verdauungsweg, und was dabei von den Darmwänden aufgenommen, ins Blut gelangt, versorgt den Organismus, ohne ihn zugleich mit körperfeindlichen Substanzen zu belasten.

Durch diese Überlegungen wird klar, daß der vermeintlich hohe Sättigungswert fettreicher Nahrung, die lange im Magen bleibt, wo sie, schwer verdaulich, ein trügerisches Völlegefühl verursacht, in Wirklichkeit aber schwerwiegende Nachteile mit sich bringt.

Eigentlich müßten konzentrierte Nahrungsfette gar nicht zugefügt werden, weil der Organismus gesättigte Fettsäuren aus Kohlehydraten selber herstellen kann, wie die vielen überernährten Gestalten beweisen, die sich ihre Fettpolster durch zu reichlichen Verzehr von dickmachenden Kohlehydraten angefuttert haben.

Nur ungesättigte Fettsäuren müssen tatsächlich in der Nahrung enthalten sein, weil der Körper sie nicht aufbauen kann, aber der Bedarf daran ist so gering, daß er aus dem pflanzlichen Anteil gesunder Mischkost leicht zu decken ist.

Wer trotzdem nicht auf Fett und Öl in der Nahrung verzichten mag, sollte jedoch nur solche Sorten verwenden, die wegen ihres hohen Gehaltes an ungesättigten Fettsäuren keine gesundheitliche Belastung der Verdauungswege darstellen.

Proteine - Bausteine des Lebens

Im deutschen Sprachraum werden Proteine vielfach Eiweiß genannt; eine Bezeichnung, die irreführt, denn das gallertig-flüssige Eiklar, das in Vogeleiern den Dotter umgibt und zu 85-90 Prozent aus Wasser besteht, ist mit den Nahrungsmitteln, die wir Proteine nennen, nicht identisch.

In der Natur sind Proteine an den lebenden Zellen aller Tiere und Pflanzen in unterschiedlichen Mengen und mannigfacher Zusammensetzung beteiligt. Bedeutend komplizierter beschaffen, als die im vorigen Abschnitt behandelten Fette, enthalten ihre riesigen Moleküle außer Kohlenstoff (C), Wasserstoff (H) und Sauerstoff (O), dank serienweise eingebauter Aminosäuren, noch zusätzlich die Elemente Stickstoff (N) und Schwefel (S).

Unter den bisher bekannten Aminosäuren gibt es 23, die vielfältig miteinander verknüpft, als Proteinbestandteile im Körper vorkommen.

Jeder Organismus besitzt auf Grund von Erbinformationen ein eigenes Baumuster seiner Proteine, deren Grundbestandteile er aus dem Nahrungsprotein abbaut, um sie je nach Bedarf, entweder neu zusammenzusetzen (zu synthetisieren) oder in der Leber zu speichern.

Manche Proteine bestehen aus mehr als tausend Atomen. Eine Hochrechnung ergab unvorstellbare 24 Trillionen (eine Zahl mit 18 Nullen) möglicher Kombinationen. Kein Baumuster gleicht dem anderen, ausgenommen bei ein-eiigen Zwillingen.

Der Tagesbedarf an Protein beträgt im Durchschnitt 1 Gramm pro Kilo Körpergewicht.

Von den erwähnten 23 Aminosäuren kann unser Organismus nur 15 synthetisieren, die restlichen 8, die aber lebenswichtig (essentiell) sind, müssen mit der Nahrung zugeführt werden. Es handelt sich um VALIN, LEUCIN, ISOLEUCIN, THREONIN, METHIONIN, LYSIN, PHENYLALANIN, und TRYPTOPHAN. Normale Mischkost enthält diese Stoffe in ausreichender Menge.

In Deutschland wird diese Menge erheblich überschritten. Unsere tägliche Proteinzufuhr liegt mit 110 Gramm pro Kopf um mehr als die Hälfte darüber. Zweifellos als Folge des zu reichlichen Fleischkonsums, der sich gegenüber 1950 verdreifacht hat.

Solche Mengen sind nicht nötig, um unseren Bedarf zu decken, denn mit einem Proteingehalt von durchschnittlich 20 Prozent, befinden sich Fleischwaren neben Hülsenfrüchten und vielen beliebten Käsesorten im gleichen Rang.

Ein beachtlicher Unterschied besteht jedoch in Bezug auf die Verdaulichkeit dieser Nahrungsmittel. Im allgemeinen benötigt der Magen/Darm-Trakt 24 Stunden, um normale Mischkost zu bewältigen. Wasserreiches Obst passiert ihn schneller, wogegen Fleischverdauung in der Regel 2 x 24 Stunden in Anspruch nimmt, besonders wenn es sich um Gebratenes handelt.

Für gebratenen Fisch und fettreiche Fischkonserven, zum Beispiel Ölsardinen, gilt dasselbe.

Hierbei ist zu bedenken, daß jegliches Erhitzen die Qualität des Proteins erheblich vermindert, weil es beim Garen gerinnt. Seine Bestandteile, Aminosäuren und Vitamine, werden dadurch entweder völlig zerstört oder unverdaulich. Anstatt den Organismus mit lebensnotwendigen Vitalstoffen zu versorgen, belasten sie, in Fäulnis übergehend, das Verdauungssystem mit giftigen Rückständen.

Um das günstige Mischungsverhältnis tierischen Proteins optimal zu nutzen, müßten Fisch, Fleisch und Eier eigentlich in Zubereitungsformen verzehrt werden, die keinem Erhitzungsprozeß ausgesetzt waren, was allerdings gegenwärtig mit rohem Fleisch und rohen Eiern wegen der Salmonellengefahr nur in Ausnahmefällen ratsam ist, wogegen marinierter Fisch, wenn er aus einwandfreier Produktion stammt, bedenkenlos genossen werden kann.

Eine besondere Rolle im Proteinhaushalt wird vielfach dem Vitamin B_{12} beigemessen, das in tierischem Muskelgewebe, aber auch in Eiern, Milcherzeugnissen (Käse) und Sauerkraut vorkommt. Der Körper speichert dieses Vitamin in der Leber. Erwachsene besitzen normalerweise einen Vorrat für fünf Jahre, denn der Tagesbedarf ist mit 0,003 Gramm so gering, daß zwei Jahre vergehen, bevor ein Milligramm davon verbraucht ist.

Mithin ist es sinnlos, auf Reklamen einzugehen, die mit dem Hinweis auf hohen Vitamin B_{12}-Gehalt bestimmter Erzeugnisse (meist Getränke) deren Umsatz zu beleben trachten, denn durch die oben genannten Lebensmittel und einige Gemüsesorten führen wir uns dieses Vitamin regelmäßig in ausreichender Menge zu.

Außerdem ist die im Dickdarm angesiedelte Bakterienflora fortwährend mit der Produktion von Vitamin B_{12} beschäftigt, und im Magen wird ein Sekret (Intrinsic factor) abgesondert, das eine für den Übertritt dieses Vitamins ins Blut unerläßliche Verbindung mit ihm eingeht.

Obgleich die Versorgung mit Vitamin B_{12} auf diese Weise doppelt gesichert ist, kann unzweckmäßige Ernährung, speziell der hohe Konsum schwer verdaulicher Nahrung, sich nachteilig auswirken. Speisen, die bereits im Magen in Fäulnis übergehen, blockieren mit ihren Zersetzungsprodukten die Absonderung des Intrinsic-Faktors, so daß vorhandenes Vitamin B_{12} ungenutzt ausgeschieden wird, weil die Darmschleimhaut es wegen Mangel an diesem Sekret nicht aufnehmen kann.

Der Mißstand kann jedoch durch Umstellen auf gesündere Ernährung leicht behoben werden, weil der Körper den erwähnten Vorrat an diesem Vitamin bereithält, das ja nur in spurenhaft winzigen Mengen benötigt wird.

Vitamine, unentbehrliche Zusatzstoffe

Zum Unterschied gegenüber Kohlehydraten, Fetten und Eiweißstoffen (Proteinen), mit denen wir uns in anderen Abschnitten eingehender befaßt haben, handelt es sich bei allen Vitaminen um Substanzen, die keinerlei Nährwert haben, nur in geringen Mengen benötigt werden, aber für reibungslosen Ablauf der Verdauungsvorgänge und des Stoffwechsels unentbehrlich sind.

Der Bedarf daran ist individuell verschieden. Er hängt sowohl von der körperlichen Belastung als auch vom Lebensalter, den Ernährungsgewohnheiten und sonstigen Umständen ab. Wer schwer arbeitet, hat bei reichhaltigerer Kost auch höheren Bedarf an Vitaminen. Kinder und Greise müssen anders damit versorgt werden als Schwangere und Rekonvaleszente.

Dabei ist zu bedenken, daß die verhältnismäßig große Zahl an bekannten und erforschten Vitaminen unterschiedliche Wirkungen entfaltet. Einige helfen beim Aufschließen gewisser Nahrungsbestandteile, andere erfüllen Schutzfunktionen gegen bestimmte Krankheiten, oder sie dienen bloß zum Auffüllen von Körperdepots, aus denen sie bei Bedarf abgerufen werden.

Wo Vitaminmangel festgestellt oder vermutet wird, ist es kaum jemals sinnvoll, sich ein Multivitaminpräparat einzuverleiben, in dem die ganze Palette enthalten ist. Nur durch gezielte Auswahl der richtigen Substanzen kann ein vielleicht bloß vorübergehender Mangel treffsicher ausgeglichen werden.

Ebensowenig ist es empfehlenswert, bestimmte Nahrungsmittel, denen besonderer Vitaminreichtum nachgesagt wird, in großen Mengen zu verzehren, denn deren Vitamingehalt hängt zumeist von Umständen ab, die beim Erwerb dieser Nahrungsmittel nicht beurteilt werden können.

Da Vitamine hochwirksame Substanzen sind, ist es nicht angebracht, sich selber damit zu behandeln.

Da fast alle Vitamine pflanzlicher Herkunft sind, beruht ihr Vorhandensein zunächst auf der Qualität des Saatguts dieser Pflanzen. Zudem spielen Standortverhältnisse, Bodenbeschaffenheit, Witterung, Düngergaben und die Erntezeit eine nicht zu unterschätzende Rolle. Von all diesen Imponderabilien sind wir heute weitgehend unabhängig, weil die meisten Vitamine chemisch nachgebaut (synthetisiert) werden können.

Durch Vereinbarungen der Weltgesundheitsorganisation (WHO) ist die biologische Wirksamkeit der synthetischen Produkte in Form Internationaler Einheiten (I.E.) weltweit genormt. Dazu ist allerdings anzumerken, daß natürliche Vitamine, die aus dem Zusammenhang pflanzlicher Zellverbände wirken, ihren chemisch reinen "Doppelgängern" in der Regel überlegen sind.

Allerdings muß erwähnt werden, daß manche natürlichen Vitamine durch Lagerung oder Zubereitung von Speisen nicht selten erhebliche Qualitätseinbußen erleiden. Einige sind lichtempfindlich, andere vertragen keine erhöhten Temperaturen. Demgegenüber garantiert ihre Synthese eine stets gleichbleibende und (in der Apotheke) jederzeit verfügbare standardisierte Qualität, die von Naturprodukten aus den obengenannten Gründen nicht erwartet werden kann.

Trotzdem ist Vitaminmangel bei gesunder Mischkost verhältnismäßig selten, denn die benötigten Mengen sind so gering, daß sie selbst dann noch aufgenommen werden, wenn ein Teil des ursprünglich vorhanden gewesenen Vorrats verlorenging.

Wir unterscheiden wasserlösliche und fettlösliche Vitamine. Die Erstgenannten, zum Beispiel Vitamin C, müssen beständig mit der Nahrung zugeführt werden, weil der gesunde Körper sie nicht speichert, sondern normalerweise mit dem Stoffwechsel ausscheidet.

Von den fettlöslichen hingegen, zum Beispiel Vitamin A, behält der Organismus zurück, was er nicht sofort verbraucht, so daß wir auch dann noch damit versorgt sind, wenn der Nachschub einige Tage unterbleibt.

In den folgenden Abschnitten stelle ich einige besonders wichtige Vitamine, ihre natürlichen Quellen und wesentlichsten Anwendungsbereiche vor.

Vitamin A (Retinol)

fettlöslich

Vitamin A (Retinol) fördert die Sehkraft. Es ist lichtempfindlich und verträgt keinen Sauerstoff. Sein Vorkommen ist im wesentlichen auf Milch, Butter, Eier und Käse beschränkt, wobei anzumerken ist, daß es durchs Kochen nicht beeinflußt wird. Unser Frühstücksei hat also den Gehalt daran nicht eingebüßt.

In pflanzlicher Nahrung kommen nur seine biologischen Vorstufen (Carotine) vor, die hauptsächlich in Wurzelgemüsen (Möhren) aber auch in Paprikaschoten, Spinat und Grünkohl enthalten sind und im menschlichen Organismus zu Vitamin A umgebaut werden können.

Da Vitamin A fettlöslich ist, empfiehlt es sich, bei der Zubereitung dieser Gemüse etwas Pflanzenöl (Sonnenblume, Färberdistel) mitzuverwenden. Das fördert die Aufnahme des Vitamins A und damit seine Wirksamkeit.

Für therapeutische Zwecke steht auch synthetisch hergestelltes Vitamin A zur Verfügung.

Vitamin B_1 (Thiamin)

wasserlöslich

Vitamin B_1 ist hitzeempfindlich und verträgt keinen Sauerstoff. Deshalb geht beim Brotbacken rund ein Viertel des Gehalts an diesem Vitamin, das im Getreide reichlich enthalten ist, verloren.

Bei hohem Zuckerkonsum wird Vitamin B_1 in großen Mengen verbraucht. Näheres darüber ist auf Seite 92 und 96 ausgeführt. Um den täglichen Verlust an Vitamin B_1 in erträglichen Grenzen zu halten, sollte auf den Verzehr stark zuckerhaltiger Naschereien möglichst verzichtet werden.

Vitamin B_2 (Riboflavin)

wasserlöslich

Vitamin B_2 ist stark lichtempfindlich, zudem verträgt es weder Hitze noch Sauerstoff. Es kommt hauptsächlich in Milch und Milcherzeugnissen (Sauermilch) vor. Wegen der enormen Lichtempfindlichkeit sollte Milch nicht in hellen Glasflaschen aufbewahrt werden, denn sie verliert in weniger als einer Stunde ihren gesamten Gehalt an Riboflavin. Der menschliche Organismus kann nur geringe Mengen dieses Vitamins speichern. Was er nicht unmittelbar verbraucht, scheidet er über Nieren und Blase regelmäßig aus.

Vitamin B_6 (Pyridoxin)

wasserlöslich

Dieses Vitamin ist zwar lichtempfindlich, jedoch hitzebeständig. In Hefe, Vollkornbrot, Kleie und speziell in Weizenkeimen ist es enthalten, aber geringere Quanten befinden sich auch in Eiern, Gemüsen, Nüssen und einigen Fischsorten. Es fördert die Eiweißverdauung, ist an der Blutbildung beteiligt, und bei dauerhafter Einnahme der Antibabypille, kann es zu mannigfaltigen Mangelerscheinungen kommen, die fachkundig abgeklärt werden müssen.

Vitamin B_{12} (Cobalamin)

wasserlöslich

Nur winzige, kaum wägbare Mengen dieses Vitamins werden benötigt. Es kann nur in Verbindung mit einem Produkt der Magenschleimhaut in den Organismus gelangen. Was in diesem Zusammenhang mitzuteilen war, habe ich auf Seite 101 ausgeführt.

Vitamin C (Ascorbinsäure)

wasserlöslich

Wahrscheinlich das bekannteste aller Vitamine! Es befindet sich vor allem in Zitrusfrüchten, Hagebutten, schwarzen Johannisbeeren, Paprikaschoten und Grünkohl. Die Zahl der Erfrischungsgetränke, die Vitamin C enthalten, ist Legion, und im allgemeinen gibt es keine Probleme damit, weil der gesunde Organismus jedes Zuviel über Nieren und Blase ausscheidet.

Ausnahme von dieser Regel bilden die meisten Neurodermitis-Kranken. Viele von ihnen können Vitamin C weder im Körper verarbeiten noch auf normalem Wege über Nieren und Blase ausscheiden.

Vitamin D (Calciferol)

fettlöslich

Das antirachitische Vitamin! Zugleich eines der wenigen, die wir nicht unbedingt aus der Nahrung beziehen müssen, weil der menschliche Organismus unter dem Einfluß von Sonnenlicht oder UV-Strahlung die Vorstufen dieses Vitamins selber herstellen kann.

Die Eigenversorgung unterliegt mithin jahreszeitlichen Schwankungen, denen Säuglinge und Kleinkinder nicht ausgesetzt werden dürfen, weil Mangel an Vitamin D die normale Ausbildung des Knochensystems verhindert.

In der Vergangenheit hat das vielfach zu den typischen Erscheinungsformen der "englischen Krankheit" (Rachitis) geführt.

Seitdem die Zusammenhänge bekannt und erforscht sind, ist diese Krankheit durch Aufklärung und Vorsorge in den Kulturnationen selten geworden. Wirksamen Schutz dagegen bildet für Säuglinge die natürliche Ernährung mit Muttermilch, und wo sie nicht ausreicht, kann ein Defizit am leichtesten durch Lebertrangaben ausgeglichen werden, die in Form wohlschmeckender Emulsion für das Geschmacksempfinden der Kinder keine Zumutung bedeuten.

Am reichlichsten ist Vitamin D in der Thunfischleber enthalten.

Vitamin E (Tokopherol)

fettlöslich

Vitamin E ist in den meisten Pflanzenölen, speziell aber in Weizenkeimöl und Erdnußöl enthalten. Da es äußerst lichtempfindlich ist und keinen Sauerstoff verträgt, müssen diese Öle in dunklen, gut verschlossenen Gefäßen aufbewahrt werden.

Die Wirkung von Vitamin E ist vielseitig.

Allgemein verbessert es die Leistungsfähigkeit bei Belastungen, beispielsweise beim Sport. Es bewirkt leichteres Verheilen von Verletzungen und steigert die Abwehr gegen Einwirkungen, die allergische Reaktionen auslösen können.

Sein Wirksamkeit bei Menstruationsbeschwerden ist unbestritten, und Probleme, die im Klimakterium auftreten, reagieren im allgemeinen günstig auf die Zufuhr von Vitamin E.

Am bedeutsamsten ist jedoch sein Einfluß auf die Vitalität beider Geschlechter. Während Mangel an Vitamin E zu Ausfallerscheinungen in Richtung Sterilität führt, können regelmäßige Gaben dieses Vitamins den Alterungsprozeß verzögern. Dabei geht es weniger um Verlängerung der Lebenszeit als ums Verbessern der allgemeinen Lebensqualität in den fortgeschrittenen Jahren.

Wenn Sie Ihrer Nahrung einen Eßlöffel Sonnenblumenöl zusetzen, decken Sie damit etwa die Hälfte des Tagesbedarfs an Vitamin E.

Andere lebenswichtige (essentielle) Mineralien

Mengenelemente

Calcium
Kalium
Magnesium
Natrium
Phosphor

Spurenelemente

Chrom
Eisen
Fluor
Jod
Kobalt
Kupfer
Mangan
Molybdän
Nickel
Selen
Silicium
Vanadium
Zink

Alle Mineralien, die wir uns mit der Nahrung zuführen, sind natürliche Elemente. Weil einige in größeren Mengen benötigt werden, nennt man sie Mengenelemente. Außer Phosphor handelt es sich um die nebenstehend genannten Stoffe, die im Meerwasser enthalten sind und in ähnlichem Mengenverhältnis als Bestandteile von Meersalz zur Verfügung stehen.

Der Tagesbedarf daran ist unterschiedlich hoch. Er liegt zwischen einigen hundert Milligramm bei Magnesium und 3 - 4 Gramm bei Kalium.

Von allen übrigen sind nur spurenhaft winzige Quantitäten erforderlich, weshalb sie in der Regel summarisch als Spurenelemente bezeichnet werden. Niemals sind diese Stoffe, von denen die meisten zu den Metallen gehören, in chemisch reiner Form in der Nahrung enthalten, sondern ihre Moleküle befinden sich als Salze in anderen Elementen gelöst.

So minimal der Bedarf daran im Vergleich mit den Mengenelementen oder gar den Fetten, Kohlehydraten und Proteinen auch ist, er darf nicht vernachlässigt werden, denn viele Funktionen im Organismus sind von der Anwesenheit oder Zufuhr dieser Spurenelemente abhängig.

Außerdem unterliegt der Bedarf daran je nach Alter und Lebensumständen, gewissen Schwankungen. Jugendliche in der Wachstumsphase müssen anders versorgt werden als Erwachsene und Greise. Schwangere benötigen für den Aufbau des keimenden Lebens andere Mineralstoffe als etwa Sportler oder Schwerarbeiter mit hohem Energieverbrauch.

Wenn einzelne Spurenelemente fehlen, zeigen sich alsbald Ausfallerscheinungen. Bei Jodmangel wuchert die Schilddrüse. Wo Kobalt fehlt, ist die Versorgung mit Vitamin B_{12} gestört. Ein Kupferdefizit beeinflußt nachteilig den Zustand der Haut. Manganmangel wirkt ungünstig auf den Cholesterinhaushalt. Wo Molybdän fehlt, droht Impotenz, zumindest bei älteren Männern. Selenmangel fördert gewisse Stadien von Diabetes, und wo Silicium fehlt, ist das Knochenwachstum behindert. Diese Aufzählung ließe sich unendlich lang weiterführen.

Anderseits kann übermäßige Aufnahme von Mineralien nachteilige Folgen haben, denn ein Zuviel wird nicht ohne weiteres ausgeschieden. Wer sich längere Zeit zu reichliche Mengen an Mineralien zuführt, riskiert eine sehr gefährliche Selbstvergiftung (Autointoxikation), indem er Leber und Bindegewebe belastet. Von Selbstbehandlung ohne vorherige medizinische Abklärung der Verhältnisse ist demnach dringend abzuraten.

Literatur: Ladefoged/Brauner, "Krankmacher Schwermetalle"
ISBN 3-7205-1640-7

Vom Sinn des Würzens

Gewürze regen den Appetit an

Außer Salz, das in der Ernährung eine Sonderstellung einnimmt, womit ich mich in einem späteren Abschnitt noch befassen werde, sind die meisten Gewürze rein pflanzlicher Herkunft. Durch Gehalt an ätherischen Ölen und scharf schmeckenden Substanzen regen sie, wenn passend ausgewählt und richtig angewandt, den Appetit an, fördern im Munde den Speichelfluß und im Magen die Absonderung von Verdauungssäften.

Die Kunst des Würzens kann man erlernen. Gute Kochbücher vermitteln praktische Hinweise. Es kommt nämlich darauf an, den Eigengeschmack der Speisen dezent zu betonen, ohne jedoch durch ein Zuviel ihr Aroma zu verfälschen.

Wer früher gewöhnt war, üppig zu würzen, wird manchmal empfinden, daß WENIGER MEHR gewesen wäre. Das trifft beispielsweise für so stark konzentrierte Säfte zu, wie mit Liebstöckel hergestellte Bouillonwürze oder das aus roten Chilischoten gewonnene, sehr scharfe Tabasco.

Nach einer Fastenkur kann man Gewürze sparsamer verwenden

Die Fastenkur hat auch eine Erholung der Sinneskräfte bewirkt. Geruchs- und Geschmackssinn reagieren jetzt lebhafter als vorher, und wer es zudem geschafft hat, dem Tabakgenuß zu entsagen, wird sich an der neugewonnenen Errungenschaft seiner Sinne gewiß noch länger erfreuen können.

Mit passend ausgewählten Gewürzkräutern aus der heimischen Pflanzenwelt, wie zum Beispiel Bohnenkraut, Estragon oder Kerbel, um nur einige der weniger bekannten zu nennen, kann man kaum etwas falsch machen.

In Rezepten ist meistens angegeben, ob das Gewürzkraut mitgekocht oder erst nachher hinzugefügt werden soll. Das ist wichtig, weil manche Gewürze durch Kochen ihr Aroma oder wertvolle Inhaltstoffe verlieren, während sie in oder auf den fertigen Speisen ihre volle Wirkung entfalten.

Weil Gewürze die Verdauungstätigkeit günstig beeinflussen, sind gut gewürzte Speisen im allgemeinen besser bekömmlich als ungewürzte. Das wußte man schon im Mittelalter (Hildegard v. Bingen), zu deren Zeit es bedeutend häufiger als heute üblich war, Kräutergärten anzulegen, in denen der tägliche Bedarf immer frisch geerntet werden konnte.

Was spricht dagegen, ein kleines Würzkräuterbeet in einem Blumenkasten auf dem Balkon anzulegen? Zumindest Petersilie und Schnittlauch wären damit täglich frisch bei der Hand.

Auch exotische Gewürze sind empfehlenswert, wenn individuell keine Unverträglichkeiten festgestellt werden.

Von den exotischen Gewürzen, die infolge des weltweiten Handels und der zunehmend beliebter gewordenen indischen und indonesischen Reisgerichte weit verbreitet sind, kann vor allem Currypulver zum Würzen von Reis uneingeschränkt empfohlen werden. Es gibt dieses Gewürz in vielerlei mehr oder weniger scharfen Varianten, die sich leicht dosieren lassen und in diätischer Hinsicht eine gewisse Bedeutung erlangt haben, weil Curry in der Leber die Gallenbildung fördert.

Auch Fleischspeisen mit geringem Geschmackswert, wie beispielsweise Putenschnitzel, werden durch Currysauce erheblich attraktiver.

Alle Gewürze beeinflussen die Verdauung, indem sie den Appetit anregen und zugleich Verdauungsdrüsen aktivieren, die auf dem langen Weg der mit verschiedenen Aufgaben befaßten Darmabschnitte angesiedelt sind.

Erst im sanierten Darm entfalten Gewürze ihre segensreiche Wirkung vollends.

In einem durch die Fastenkur erholten und weitgehend aufgeräumten Darm wird der effektvoll gewürzte Speisebrei nun vollständiger verwertet als vorher, und die beim Verdauungsprozeß entstehenden Abfälle (Schlacken) werden wieder zügig ausgeschieden. Damit entfällt die vom Organismus vorher so unerfreulich praktizierte Notlösung, seine Verdauungsgifte in erhöhtem Maße über die Haut und Schleimhäute auszuleiten, was Symptome hervorrief, die sich aus schulmedizinischer Sicht vielfach als unheilbar (therapieresistent) darstellten, weil ihre Ursache keine Hautkrankheit, Heuschnupfen oder Asthma, sondern ein überlasteter und mit Verdauungsgiften gefährlich angereicherter Dickdarm gewesen ist.

Wer sich dieser naturheilkundlichen Erfahrung bewußt ist, erkennt in der COLON-HYDRO-THERAPIE eine überaus sinnvolle und meistens auch notwendige Ergänzung zur Fastenkur.

Nach einer solchen Kur, die das Körper/Geist/Seele-Gefüge als Ganzes beeinflußt und umstimmt, reagiert der Mensch auf Reize aller Art viel sensibler, was ihm besonders im Erkennen und Sondieren von Verträglichkeiten zugute kommt. Nach der Entschlackung werden Speisen, die körperlich schaden, leichter erkannt, aber auch geistig-seelische Entscheidungsprozesse können nach der ganzheitlich wirkenden Kur leichter bewältigt werden.

Kochsalz (NaCl)

Gewürz und Nahrungsmittel mit Sonderstatus

Die meisten Gewürze, die wir verwenden, regen durch ihr Aroma den Appetit an und heben den Eigengeschmack bestimmter Speisen hervor. So befriedigen sie im weitesten Sinn die Eßlust und tragen zu unserem Wohlbefinden bei, wobei sie eigentlich nicht lebensnotwendig sind. Wenn es sein müßte, könnten wir auf Gewürze verzichten, ohne dadurch Schaden zu nehmen.

Kochsalz ist lebenswichtig

Einzige Ausnahme bildet Kochsalz, Natrium chloratum (NaCl), das wir, gleichviel ob fein- oder grobkörnig, auch Speise- oder Tafelsalz nennen. Darauf können wir in der Nahrung nicht verzichten, ohne unser Leben in Gefahr zu bringen, denn Salz ist - wichtiger als Gewürze - ein beständig ergänzungs- und erneuerungsbedürftiger Bestandteil des Körpers.

Die Sonderstellung, die das Salz in unserer Ernährung einnimmt, hat eine lange Geschichte, die vor Milliarden von Jahren beginnt, als die ersten Lebewesen das Urmeer verließen, um sich am Festland anzusiedeln.

Der Kochsalzgehalt unserer Körperflüssigkeit beträgt stabil 0,9 Prozent

Im Verlauf der Entwicklung (Evolution) ist es der Ahnenreihe des Menschen gelungen, den Salzgehalt ihrer Organismen, der ursprünglich in Menge und Zusammensetzung dem hohen Salzgehalt des Meeres entsprach, auf den stabilen Wert von 0,9 % zu senken, der heute als "physiologische Kochsalzlösung" in den Körperflüssigkeiten aller höheren Wirbeltiere, einschließlich des Menschen, zirkuliert.

Streng genommen, handelt es sich dabei nicht allein um Kochsalz, sondern um vier verschiedene Chlorverbindungen, die als

	Chlornatrium	(NaCl),	mit 6,0 Gramm,
	Chlorcalcium	($CaCl_2$),	mit 0,4 Gramm,
	Chlorkalium	(KCl),	mit 0,4 Gramm,
und	Chlormagnesium	($NaCl_2$),	mit 0,2 Gramm

in jedem Liter Körperflüssigkeit enthalten sind. Obwohl die drei Begleitsubstanzen im Vergleich zum Kochsalz (NaCl) nur geringe Mengen beisteuern, erfüllen sie lebenswichtige Aufgaben. Einige seien beispielhaft hier genannt:

Calcium ist vor allem zum Aufbau, sowie zur Gesunderhaltung des Knochengerüsts und der Zähne unentbehrlich. Im Körper eines Erwachsenen mittlerer Statur ist etwa ein Kilogramm Calcium gespeichert, wovon 99 % sich im Skelett befinden, während 1 % ausreicht, um bei Bedarf die Blutgerinnung zu sichern und entzündliche oder allergische Reaktionen unter Kontrolle zu halten.

Kalium reguliert mit Natrium zusammen den Wasserhaushalt des Körpers, die Zusammensetzung des Blutes und beeinflußt über Nervenreize die Leistungsfähigkeit der Muskulatur.

Magnesium hält im Zusammenspiel mit Calcium und Kalium die Funktionen des Stoffwechsels im Gleichgewicht. Wo in erhöhtem Umfang Magnesium verbraucht wird, etwa in Streßsituationen des Straßenverkehrs oder beim Leistungssport (Fußball), sind Gereiztheit und Aggressivität unausweichliche Folgen.

Aus diesen Beispielen erhellt, in welchem Ausmaß die wohlabgestimmte Aufnahme essentieller Mineralien einzelne Vorgänge im Tagesgeschehen und ihre Beurteilung beeinflussen könnte.

Im allgemeinen enthält unsere Nahrung, besonders Salate und Rohkost, genügende Mengen dieser Salze, um den normalen Bedarf zu decken. Ausgenommen sind Gemüse und Kartoffeln, bei denen der Salzgehalt durch Kochen herausgelöst und nachher meistens mit dem Kochwasser weggegossen wird. Tierische Nahrung hingegen, Fleisch, Wurstwaren und Konserven daraus, sind vielfach zu reichlich gesalzen, so daß der Salzverlust, der durch Kochen der pflanzlichen Nahrung entsteht, wieder ausgeglichen wird.

Es empfiehlt sich, nur sparsam nachzusalzen, denn zuviel Salz macht durstig

Leider kann der Tagesbedarf an Salz nicht verbindlich angegeben werden, weil der Salzverlust durch Schwitzen und Harnausscheiden individuell verschieden ist. Wir sind deshalb gewöhnt nachzusalzen, wenn einzelne Speisen uns zu laff erscheinen. Wer dabei des Guten zuviel tut, bekommt Durst, damit er durch Trinken - meist unwissentlich - dafür sorgt, daß der Salzspiegel seiner Körperflüssigkeit den stabilen Wert von 0,9 Prozent nicht übersteigt. Jedes Zuviel wird durch Nieren und Blase ausgeschieden.

So hat die Natur es eingerichtet, daß wir mit dem lebensnotwendigen Salz keine Fehler machen. Ihre Vorsorge greift allerdings nur, wenn wir den Geschmackssinn nicht durch Alkohol, Nikotin oder andere Genußgifte so schädigen, daß er seine regulierende Funktion nicht mehr ausüben kann.

Meersalz ist Vollsalz und gesünder als gewöhnliches Speisesalz

Aus alledem ergibt sich, daß es ratsam ist, nicht mit dem gewöhnlichen Kochsalz vorliebzunehmen, sondern Meersalz (Vollsalz) zu verwenden, das neben Kochsalz auch die geringen Mengen an Calcium, Kalium und Magnesium enthält, an denen es bei der vielfach unnatürlichen Ernährungsweise unserer Zeit nicht selten mangelt. Wo außerdem Jodmangel besteht, was in manchen Gegenden (Alpenländer) regional bedingt ist, kann diesem Zustand durch vorbeugendes Verwenden von jodiertem Vollsalz abgeholfen werden.

Magenbeschwerden

Der Sammelbegriff für Empfindungen und Signale aus dem oberen Bauchraum, die uns mehr oder weniger unbehaglich durch den Tag begleiten.

Ein Magen der sich wohlfühlt, sendet keine Signale aus. Wenn wir abstellen, was ihm mißfällt, beruhigt er sich meist überraschend schnell. Ein erstaunliches Verhalten angesichts der zahlreichen modernen Ernährungsfehler, mit denen eines unserer lebenswichtigsten Organe tagtäglich von früh bis spät zurechtkommen muß.

Einerseits essen wir meist zu hastig, zu oft und zu viel, was mit Vernunft zu ändern wäre. Anderseits verzehren wir viele Nahrungsmittel, die nur noch wenig Nährwert besitzen, weil sie industriell "vorgefertigt", wichtige Inhaltstoffe, zum Beispiel Vitamine, eingebüßt haben und deshalb nicht mehr optimal zu sättigen vermögen.

Im Magen wirken diese Fehler sich auf verschiedene Weise aus. Was zu hastig verschlungen wurde, ist in der Regel weder ausreichend gekaut noch eingespeichelt. Folglich kann der Magen, der von Natur aus darauf eingerichtet ist, vorgekaute Speisen zu verdauen, solche Nahrung nicht verarbeiten. Er kann sie nicht normal darmwärts befördern, sondern ist gezwungen, sie erstmal liegenzulassen.

Je mehr, um so schlechter!

Was liegenbleibt, zersetzt sich in der Wärme und gerät unter dem Einfluß der Magensäure in Gärung. So entstehen Gase, die sich ausdehnen. Zwar kann der Magen bis aufs Zweieinhalbfache seines Volumens nachgeben, aber dadurch bedrängt er seine Umgebung im Bauchraum.

Saures Aufstoßen, vielleicht sogar Erbrechen, sind die Folgen. Zudem wird das Zwerchfell emporgedrängt. Dadurch gerät das Herz in Schieflage, die den Kreislauf beeinträchtigt und nicht selten einen nicht vorhandenen Herzfehler vortäuscht.

Am nachteiligsten wirkt sich aus, daß die Nahrung nicht zügig in den Darm weiterbefördert wird, von wo sie, in ihre Bestandteile zerlegt, nach und nach ins Blut gelangen würde. Was unverdaut im Magen liegenbleibt, macht nicht satt. Also essen wir weiter, so lange es geht, stopfen noch etwas hinterher, was aus Platzmangel auch nicht sogleich verdaut werden kann, und so entwickelt sich mit der Zeit der chronisch überfütterte Magenpatient, dem nur zu helfen ist, wenn er sich unter therapeutischer Anleitung selber hilft, indem er in seine Wirklichkeit umsetzt, was im Abschnitt über Eßkultur dargelegt ist.

Magenbitter

	in Gramm
Bitterkleeblätter	120,0
Tausendgüldenkraut	120,0
Rhabarberwurzel	80,0
Melissenblätter	60,0
Löwenzahnwurzel	60,0
Mariendistelsamen	50,0
Wacholderbeeren	50,0
Schafgarbenkraut	20,0
Wermutkraut	20,0
Kalmuswurzel	20,0
Himbeerblätter	20,0
Orangenblüten	20,0
Zitronenschalen	20,0

Einzeln verabreichen lassen, fein zerhacken, oder schneiden, mischen, in eine 5-l-Flasche geben, 3 l 90-prozentiges Äthanol dazugeben, 3 Tage ziehen lassen. 2 l Wasser abkochen, erkalten lassen und 1 kg Zucker dazu. Zuckerlösung aufkochen, abkühlen lassen und in die Flasche geben, schütteln, fest verschließen, bei ca. 20° C 4 Wochen stehen lassen. Täglich die Flasche 4 mal gut durchschütteln. Danach abseihen, den Rückstand auspressen und in kleinere Flaschen umfüllen. 1 Schnapsglas mittags und abends vor dem Essen.

Schlecht Verdautes sättigt nicht!

Blähungen (Flatulenzen)

Wenn Sie sich immer nach dem Essen im Bauch so unbehaglich fühlen, so kugelrund, wie aufgeblasen und nur beschwerlich atmen können, handelt es sich um ein Leiden, das verschiedene Ursachen haben kann. die ausnahmslos mit gestörter Verdauung zusammenhängen.

Etwas Bewegung nach dem Essen mindert das Druckgefühl

Einheitliches Symptom aller Ursachen ist vermehrte Gasbildung im Verdauungstrakt, die sich nur allmählich unter Blähungen "verflüchtigt". Wenn Sie nach dem Essen aufstehen und eine Weile spazieren gehen, vermindert der Überdruck sich schneller als bei sitzender Lebensweise, die zumeist berufsbedingt, nur schwer zu ändern ist.

Bitte prüfen Sie im Spiegel, ob Ihr Profil noch ideal ist

Wenn Sie ihr Profil unbekleidet in einem Spiegel betrachten, können Sie anhand der Bauchtypen, die ich auf Seite 46 vorstelle, leicht erkennen, wie weit der Zustand, der Ihre Beschwerden verursacht, schon fortgeschritten ist. Aber Sie müssen ehrlich gegenüber sich selber sein. Nicht den Bauch einziehen, nicht die "Heldenbrust" vorwölben, was denselben Effekt wie das Baucheinziehen hat und nur eine unvollkommene Korrektur ihrer allzu stattlichen Erscheinung darstellt.

Nur der an erster Stelle abgebildete Körpertyp ist gesund und normal, jede andere Form verrät Verdauungsstörungen, die sowohl im Oberbauch vorhanden sein können als auch in den "südlicheren" Regionen, wo sie das vielbelächelte Embonpoint ausformen, mehr oder weniger fortgeschrittene Erscheinungsbilder des Gas- oder Kotbauches, die keineswegs unvermeidliche Alterserscheinungen darstellen, sondern allesamt auf Ernährungs- und Verdauungsstörungen zurückzuführen sind.

Blähungstee:

	in Gramm
Anis	30,0
Dill	25,0
Wermut	15,0
Baldrian	10,0
Kümmel	10,0
Fenchel	10,0

Abends 5 gehäufte Teelöffel mit 3 Tassen kaltem Wasser ansetzen, morgens erhitzen, 1 Minute kochen lassen, abgießen und ½ Stunde vor jeder Mahlzeit 1 Tasse schluckweise trinken.

Zum Glück weiß die Naturheilkunde Abhilfe. Der wenig attraktive Typ, den Ihr Profil vielleicht darbietet, kann weitgehend verbessert werden, Ihre Beschwerden können beseitigt, und Ihr Leben kann wieder lebenswerter gestaltet werden. Was dafür zu tun ist, finden Sie auf den Seiten 34 - 45 beschrieben.

Bei der dort vorgestellten Heilmethode werden Sie nicht mit Chemikalien behandelt, die meist nur oberflächlich lindern, was geheilt werden muß, dafür aber oft Nebenwirkungen entfalten, die eher schaden als nützen. Das beschriebene Heilverfahren ist vieltausendfach ärztlich erprobt und wird von Naturärzten in aller Welt nachdrücklich empfohlen.

Durchfall (Diarrhöe)

ist meist keine Krankheit, sondern ein akuter Mißstand, der auf den Genuß verdorbener Speisen (Fisch, Fleisch, Käse) oder auf unverträgliche Nahrung, zum Beispiel unreifes Obst, zurückgeht.

Wenn das zutrifft, kann Durchfall als Versuch des Körpers gewertet werden, den Verdauungstrakt aus eigener Kraft zu reinigen. Demnach wäre es ganz ungeschickt, etwa durch Einnehmen von "stopfenden" Medikamenten, die Selbstreinigung zu unterbinden.

Als Ursache von Durchfall können aber auch seelische Belastungen, Examensangst, Ärger oder Lampenfieber in Betracht kommen. In solchen Fällen ist es ebensowenig empfehlenswert, den Verdauungsapparat durch Medikamente lahmzulegen. Die Naturheilkunde, speziell die Homöopathie, verfügt über völlig unschädliche, zuverlässig wirkende Mittel, um einen durch seelische Einflüsse aus dem Gleichgewicht geratenen Verdauungsweg wieder zu beruhigen.

Solche Mittel können auch vorbeugend angewandt werden. Wer auf Grund früherer Erfahrungen oder im Hinblick auf bevorstehende Aufregungen mit Durchfall rechnen muß, tut gut daran, sich einem erfahrenen Therapeuten anzuvertrauen, der das jeweils richtige Mittel prophylaktisch (vorbeugend) verordnen kann, damit die Aufregung sich in so leicht erträglichen Grenzen hält, daß es gar nicht erst zu Durchfall kommt.

Weil bei Durchfall stets erhebliche Mengen an Flüssigkeit verlorengehen, sollte man noch während der Beschwerden reichlich trinken. Mineralwasser und Schwarzer Tee können zwar den Flüssigkeitsverlust ersetzen, nicht jedoch die damit ausgeschiedenen Mineralstoffe, die als Nahrungsbestandteile im Körper verbleiben mußten.

Deshalb ist es ratsam, sich nach Abklingen der Beschwerden eine Zeitlang zu schonen und ein Mittel verordnen zu lassen, das den Mineralverlust ausgleicht. Meist wird es sich dabei um Brausetabletten handeln, die eine schmackhafte Limonade ergeben, mit der die in Verlust geratenen Spurenelemente wieder zugeführt werden.

Besser noch ist es, den Mineralverlust durch einen "Mineralstoff-Cocktail" aufzufüllen, der in Apotheken erhältlich ist.

Durchfall nicht sofort mit Medikamenten stoppen!

(Ausnahme: Lebensbedrohende Erkrankungen)

1. Haut- und Blutreinigungstee "Infirmarius-Rovit" Förderung der Entgiftung
2. getrocknete Heidelbeeren einmal aufkochen, Beeren essen.
3. Schwarzer Tee mit etwas Salz.
4. 3 x täglich 1 Glas Wasser mit 2 Teelöffeln Apfelessig.

in schweren Fällen:

5. Apfel-Kur siehe Seite 118

Vitamin/Mineralstoff-Cocktail

Verstopfung (Obstipation)

Verstopfung darf nicht chronisch werden

Es handelt sich um eine Störung der Tätigkeit von Dickdarm und Mastdarm, die darin besteht, daß der Stuhl nur schwer entleert werden kann. Die Gründe sind bekannt. Vorwiegend liegen sie als Folge ungesunder Ernährung in der Zusammensetzung des Darminhaltes, der meistens zu fest ist.

Das Leiden kann vorübergehend auftreten, indem schon ein geringes Abweichen von der gewohnten Ernährung, zum Beispiel auf Reisen, hartnäckiges Stuhlverhalten bewirkt, das sich jedoch sofort wieder löst, wenn die gewohnte Lebensweise (Nahrung, Mahlzeit) wieder eingehalten wird. Es kann aber auch eine chronische Form annehmen, die das Wohlbefinden des Betroffenen jahrelang beeinträchtigt.

Während bei vorübergehender Verstopfung meist ein gelindes pflanzliches Abführmittel den Spannungszustand im Dickdarm beseitigt, ohne daß für die Gesundheit des Patienten nachteilige Folgen daraus erwachsen, kann die chronische Form des Leidens mit purgatorischen Mitteln nicht bekämpft werden, weil einerseits schon in einem frühen Stadium der Beschwerden Gewöhnung eintrat, die solche Mittel auf Dauer illusorisch machte und anderseits die Ansicht Platz griff, daß es zwecklos sei, eine offenbar (oder vermeintlich) bestehende Veranlagung dauerhaft unterdrücken oder gar ändern zu wollen.

Nachdem alle Versuche aufgegeben sind und der Zustand beständiger Hartleibigkeit als unabwendbares Schicksal angenommen ist, bleibt dem Patienten meist nichts weiter übrig, als die Symptome seines Leidens - eher schlecht als recht - mit zur Heilung untauglichen Mitteln der Schulmedizin zu lindern.

Wenn ein Betroffener in diesem Zustand in eine Naturheilpraxis findet und ihm anhand von Erfahrungsberichten die Folgen der permanenten Selbstvergiftung dargelegt werden, wird er höchstwahrscheinlich den Vorschlag, sich zum Wenden seines Schicksals einer COLON-HYDRO-THERAPIE zu unterziehen, freudig annehmen, um für den Rest seines Lebens aus dem Dilemma einer chronischen Obstipation erlöst zu sein.

Begleitende Therapie:

	in Gramm
Löwenzahn	30,0
Bitterklee	20,0
Tausendgüldenkraut	20,0
Faulbaum	10,0
Wacholderblätter	10,0
Wacholderbeeren	5,0
Thymian	5,0

1 Teelöffel pro Tasse
mit kaltem Wasser ansetzen,
nach 2 Stunden bis zum
Siedepunkt erhitzen;
sofort abgießen.
Täglich 5 Tassen
$(8^{0}, 11^{00}, 14^{00}, 17^{00}, 20^{00})$
langsam trinken

Sodbrennen (Pyrosis)

Dieses brennende Gefühl in der Speiseröhre, das vom Magen emporsteigt, ein Empfinden von Wundsein vermittelt und vielfach mit sauerem Aufstoßen des Mageninhalts verbunden ist, kann mehrere Ursachen haben. Oft ist es die Folge eines leichtsinnig begangenen Ernährungsfehlers, weil man entweder etwas verzehrt hat, was erfahrungsgemäß schwer verträglich ist, zum Beispiel unreifes Obst, oder man aß zuviel davon, was in der warmen Jahreszeit vielfach auch mit Speiseeis passiert.

Vielerlei vermeidbare Ursachen

Auch hastiges Hinunterstürzen kalter Getränke kann Sodbrennen verursachen, besonders dann, wenn ein überhitzter Magen dadurch erschreckt wird. Mancher verträgt das, aber jeder ist anders veranlagt, und was gestern noch leicht vertragen wurde, kann unter ungünstigen Umständen, zum Beispiel, wenn Ärger oder Aufregung "auf den Magen schlug", heute und morgen unverträglich sein.

Mögliche Gründe:

1. Streß
2. Kaffee
3. Alkohol
4. Süßigkeiten
5. kohlensäurehaltige Getränke
6. Medikamente
7. unregelmäßige Eßgewohnheiten (siehe Seite 77)

In solchen Fällen wehrt sich der Magen. Der sauere Geschmack des Aufstoßens rührt vom Salzsäuregehalt des Magensaftes her, der normalerweise vom Schließmuskel des Magenmundes, der Cardia, am Aufsteigen in die Speiseröhre gehindert wird. Wer im Bett liegt, kann erleben, daß die Magensäure bis in die Kehle emporfließt, wenn eine geschwächte Cardia mangelhaft funktioniert.

Um den miserablen Geschmack loszuwerden, kann ein Schluck Wasser, das nicht zu kalt sein sollte, Abhilfe schaffen.

Wenn Sodbrennen nur vereinzelt auftritt und auf einen der vorhin genannten Gründe zurückzuführen ist, wird man in der Regel auf fachkundige Hilfe verzichten können, denn ein ansonsten gesunder Körper hilft sich bei kleinen Pannen selber.

Wenn es regelmäßig wiederkehrt, muß behandelt werden

Anders verhält es sich hingegen, wenn die Beschwerden regelmäßig, womöglich sogar täglich auftreten. In solchen Fällen genügt es nicht, die Symptome zu bekämpfen, was leider (aus Zeitmangel) oft geschieht, sondern die Ursachen des Leidens müssen ermittelt und behandelt werden. In einer gut geführten naturheilkundlichen Praxis können die erforderlichen Untersuchungen durchgeführt oder veranlaßt werden, und wenn die Ursache des Übels ermittelt ist, stehen aus dem Heilmittelschatz der Homöopathie hochwirksame, bewährte Mittel bereit, um die Heilung einzuleiten.

Reisschleim-Kur

Zweck der Kur ist das Aufsaugen von Gift- und Schlackenstoffen während der COLON-HYDRO-THERAPIE, wenn der Patient aus irgendwelchen Gründen keine Fastenkur durchführen möchte. Ein Vorteil liegt darin, daß außer "selbstgestrickten", keinerlei Krisen auftreten, was bei Fastenkuren um den vierten und fünften Tag zuweilen vorkommt. Berufstätige würden dadurch womöglich in unzumutbarer Weise belastet.
Im allgemeinen wird kein Vollkornreis, sondern eine normale Qualität verwendet, die nicht als "parboiled" bezeichnet ist. Basmati-Reis, sofern erhältlich, rundet den Geschmack ab. Sollte es nach dem dritten Tag zu absoluter Abneigung kommen, kann mit frischen Küchenkräutern und Kräutersalz minimal gewürzt werden.

Zubereitung: 1 Tasse Reis mit 6 Tassen Wasser aufkochen und etwa 1 ½ bis 2 Stunden auf kleiner Flamme zu Schleim werden lassen. Davon kann soviel gegessen werden, wie man mag. Nebenher oder als Nachtisch gibt es Apfelkompott aus frischen Äpfeln, die jedoch nicht ganz zerkocht werden, so daß die Stücke oder Scheiben noch erkennbar sind. Ein Hauch Zimt darf das Aroma abrunden.

Dauer der Kur: Individuell verschieden, 7 - 14 Tage, danach Aufbau und Schonkoststufen.

Weizenbrei-Kur

Diese Kur ist eine viel zu wenig bekannte und in ihrer Heilwirkung unvergleichliche, therapeutische Maßnahme.
Je nach Größe und Gewicht des Kranken werden täglich ½ bis 1 Kilogramm rohe, aber gewaschene Weizenkörner 3 bis 3½ Stunden in Wasser gekocht. Dabei ist ständig umzurühren und die verdampfte Flüssigkeit zu ersetzen. Hat sich ein dickflüssiger Brei gebildet, passiert man alles durch ein feines Sieb, um die Schalen auszusondern. Von diesem Schleim werden pro Tag 4 Teller gegessen. Der Schleim kann mit Traubenzucker bestreut werden. Andere Speisen sind während der Kur verboten und auch nicht nötig, da diese Diät nicht schwächt. Nur etwas weiches Obstkompott ist zusätzlich erlaubt. An Getränken dürfen, *je nach Indikation,* folgende Tees genossen werden:

Magen-Darm-Tee (Infirmarius-Rovit),

Rheuma-Gicht-Tee (Infirmarius-Rovit),

Blasen-Nieren-Tee Uroflux vegetabile (Nattermann),

Haut- und Blutreinigungstee (Infirmarius-Rovit)

Apfel-Sauerkraut-Kur

Diese einfache Kur wirkt reinigend auf den Organismus.
Während der Kur ißt man 3 Tage lang mindestens 500 Gramm rohes Sauerkraut und dazu 1 bis 2 Kilo rohe, ungeschälte Äpfel (aus ungespritztem Anbau). Alle anderen Speisen sind zu meiden. Frisches Wasser darf getrunken werden, zudem naturbelassener Apfelsaft und Sauerkrautsaft. Es müssen täglich mindestens 2½ bis 3 Liter Flüssigkeit zugeführt werden (Ausnahme: Herz- oder Nieren-Insuffizienz!).

Anwendung: Bei anhaltendem Unwohlsein, fortwährender Magen-Darm-Verstimmung, chronischer Aufblähung und Übelkeit, beständiger Kreislaufschwäche, chronischem Kopfschmerz und zur Darmreinigung.

Entgiftungs-Kur

Anstelle des Frühstücks wird 1 Glas reiner, alkoholfreier Apfelsaft, der mit dem Saft von ½ Zitrone und 1 Teelöffel Honig gemischt ist, lauwarm und langsam, schluckweise, getrunken. Im Lauf des Vormittags ißt man 2 rohe Äpfel mit der Schale. Statt des Mittagessens ist ein Apfelschalentee mit 2 Teelöffeln Honig warm zu trinken. 2 Stunden später sind wieder 4 ungeschälte, rohe Äpfel zu essen. Gegen 15^{00} und 17^{00} Uhr wird jeweils 1 Glas frischen Apfelsafts getrunken. Als Nachtmahl ißt man 1 Teller warmes Apfelmus, das mit 3 Teelöffeln Honig angereichert wird.
Diese Tageskur dient nicht nur der Entgiftung des Darms, sie hat auch tiefgreifenden Einfluß auf alle Funktionen im Organismus.

Apfelessig-Kur

Füllen Sie 1/8 Liter abgekochtes Wasser in ein Trinkglas. Nach Abkühlung auf Mundwärme geben Sie 2 Teelöffel Honig, sowie 2 Teelöffel Apfelessig (Reformhaus) hinzu und rühren so lange um, bis der Honig sich vollständig aufgelöst hat. Diese Menge wird dreimal täglich langsam, schluckweise getrunken. Je nach Krankheit, wird die Kur über einige Wochen oder Monate durchgeführt.
Anwendung: Bei nahezu allen Erkrankungen, wie zum Beispiel bei entzündlichen Prozessen, Darmpilzen, Gelenkerkrankungen, Rheuma, Übergewicht, Hautkrankheiten, Asthma, Schlaflosigkeit. Außerdem zur Wasserausscheidung, Vorbeugung gegen Krankheiten und Kräftigung des Körpers.

Apfel-Kur

Wenn bei Darmerkrankungen jede Therapie versagt hat, hilft noch die Apfel-Kur. Auf einer Reibe aus Glas oder Kunststoff werden 3 Pfund rohe, aber reife Äpfel ohne Kerngehäuse gerieben und über den Tag verteilt, gegessen. Medikamente, Speisen oder Getränke, außer Wasser und Kräutertee, dürfen während der Kur nicht eingenommen werden. Meist genügt es, die Therapie über drei bis vier Tage einzuhalten.
Anwendung: Zur Heilung schwerer Darmerkrankungen wie Ruhr, Paratyphus und anderer Durchfälle unbekannter Ursache.

Honig-Kur

Die hier folgende Honigkur, die alten Rezepten der Volksmedizin entstammt, kann auch dort helfen, wo jedes andere Mittel versagt hat. Wichtig ist das genaue Einhalten der Vorschriften und Verwendung reinen Blütenhonigs (kein Waldhonig!). Zudem werden je 50 Gramm Schafgarbe und Kamille benötigt, die man gut vermischt. Von dieser Mischung wird jeweils ein gestrichener Teelöffel für ½ Tasse Tee aufgegossen. Nach dem Abkühlen auf Trinkwärme fügt man einen gestrichen vollen Teelöffel Honig wie folgt hinzu:

1. Woche ½ Teelöffel,
2. Woche 1 Teelöffel,
3. Woche 1 ½ Teelöffel,
4. \- 7. Woche 2 Teelöffel,
8. Woche wie 3. Woche,
9. Woche wie 2. Woche,
10. Woche wie 1. Woche

Nach Auflösung des Honigs trinkt man langsam, in kleinen Schlucken, die ganze Portion Tee, und zwar 1 Stunde vor dem Frühstück. Dies wiederholt man 1 Stunde vor dem Mittagessen und 1 ½ Stunden nach dem Abendessen, wobei dies nicht später als 18°° Uhr eingenommen werden sollte. Die Kur kann nach drei Wochen wiederholt werden. Während der gesamten Zeit sollte die erste Darmschonkoststufe eingehalten werden.

Warum wir keinen "Waldhonig" mögen?

Waldhonig ist kein Blütenprodukt. Den Aussgangsstoff dafür bilden zwar Pflanzensäfte, aber auf dem Umweg über Magen und Darm von Blattläusen und Schildläusen, die mit Saugrüsseln den Säftestrom (Phloem) von Tannen, Fichten, Linden und anderen Bäumen anzapfen. Sie entziehen ihnen jedoch mehr Nährstoffe als sie selber brauchen. Den Überschuß lassen sie entweder tröpfchenweise aus dafür vorhandenen Röhrchen austreten oder spritzen ihn nach der Darmpassage als Honigtau aus dem Hinterleib hinaus. So bekleckern sie Blätter, Nadeln, Zweige und oft auch Dächer und Scheiben von unterhalb geparkten Autos. Da diese Ausscheidungen zuckerhaltig sind, sammeln Bienen die klebrige Substanz, tragen sie ebenso ein, als ob es Blütennektar wäre und erzeugen daraus Waldhonig, der bei entsprechender Herkunft (Schwarzwald), Tannenhonig genannt wird. Mit der Heilkraft von Sonnenschein und Blütennektar hat dieser "Honigtau" nicht das mindeste zu tun.

Kur mit Bitterstoffen

Manche Menschen leiden unter Verdauungsbeschwerden, weil sie die Geschmacksrichtung "bitter" aus der Küche verbannt haben. Viele Pflanzen und Früchte (Gurken, Grapefruits) enthalten nämlich Bitterstoffe, die über Geschmacksknospen auf dem rückwertigen Teil der Zunge gewisse Drüsen zur Speichelbildung anregen und zugleich bewirken, daß der Magen in Erwartung bitterer Kost besondere Verdauungssäfte bildet, die reichlicher fließen als normal und damit übermäßige Belastung des Magens verhindern. Deshalb ist es sinnlos, diese Beschwerden mit Dragees oder eingekapselten Medikamenten zu bekämpfen. Wenn bitterer Geschmack empfunden wird, liefert der Organismus binnen Sekunden die nötigen Säfte, um den Verdauungsorganen ihre Arbeit zu erleichtern und damit trotz ungewohner Kost körperliches Wohlbefinden zu bewahren.

Bitterstoffe kann man sich auf verschiedene Arten zuführen. Am leichtesten durch Verzehr einer Grapefruit oder durch Kauen der Blätter von Löwenzahn, Bitterklee oder Tausendgüldenkraut. Wenn Sie Tee aus diesen Kräutern vorziehen, darf er nicht mit sprudelnd kochendem Wasser aufgegossen werden, weil die Bitterstoffe sich sonst verflüchtigen.

zum Backen
verzehrgeeignete Schalen von allen Zitrusfrüchten

zum Kochen
Blätter von Salbei, Rosmarin und Wermut

als Getränk
Grapefruitsaft, Chiningehalt im Bitter Lemon-Sprudel, sofern keine Unverträglichkeit vorliegt

Heublumensack

Man füllt einen Leinensack von etwa 20 mal 35 cm mit Heublumen (Apotheke) und schnürt das offene Ende so zu, daß beide Schnurenden etwa 30 cm lang sind. Dieser Beutel wird in einen Topf mit abgekochtem, aber nicht mehr brodelndem Wasser gelegt. Nach 10 Minuten zieht man den Sack an den Schnur-Enden, die außerhalb des Topfes geblieben sind, aus dem Wasser, eine zweite Person drückt mit Topfdeckeln das überschüssige Wasser aus und läßt es in den Topf fließen. Sobald die Temperatur des Heublumensackes körperverträglich geworden ist, wird er an gewünschter Stelle aufgelegt und mit einer Plastikfolie, sowie einem Wolltuch bedeckt.

Das Heublumenwasser wird in der Zwischenzeit auf kleinem Feuer warmgehalten. Nach etwa 20 bis 40 Minuten wird die Packung nochmals im gleichen Wasser erwärmt und erneut aufgelegt. Dies kann zwei- bis dreimal am Tag geschehen.

Nach der Abnahme des Heublumensackes muß die behandelte Stelle warm eingepackt und für ½ bis 1 Stunde warmgehalten werden. Vor dieser Anwendung überzeugt man sich, daß Herz und Kreislauf in Ordnung sind.
Anwendung: Bei Koliken, rheumatischen und anderen Schmerzen, Magen-Darm-Katarrhen, Asthma, Nieren- und Blasen-Erkrankungen, Ischialgie, Verkrampfungen und dadurch hervorgerufenem Kopfweh (im Nacken auflegen), Migräne.

Behandlungs-

Probleme / Maßnahmen	Psyche • Vegetative Dystonie • Depression	Kopf • Schmerzen • Schwindel • Konzentrationsstörung	Zähne • E-Werk im Mund • Zahnfleischschwund	Darm • Blähungen • Verstopfung • Durchfall
Meditation Autogenes Training	X	X		X
Hypnose Psychokinese Tiefenentspannung	**X**	X		X
Bachblüten-Therapie	**X**	X	X	X
Bauchmassage	X	(X)		**X**
Lymphdrainage		X		
Fußreflexzonen-Massage		X		X
Kneippsche Verfahren	X	(X)		(X)
Shiatsu	X	(X)		
Bioresonanz-Therapie	X	**X**	X	X
Ernährungsumstellung	X	X	X	X
Colon-Hydro-Therapie	X	(X)	(X)	**X**
Zusätzliche Nährstoffe	X	X	X	X
Körperliche Aktivität	**X**	**(X)**		(X)
Baunscheidtieren Schröpfen		**X**		X
Elektromagnetische Felder	**X**	**X**		
Symbioselenkung	X	X	X	**X**
Homöopathie	**X**	**X**	X	X
Akupunktur	(X)	**X**		(X)
Phytotherapie (Tees)	X	X	X	**X**
Ozontherapie	(X)	(X)	X	(X)
Eigenblut-Therapie		(X)		(X)
Neuraltherapie	(X)	**X**		(X)

(X) individuell anwendbar **X** verstärkt anwendbar

Wegweiser

Muskulatur • Neuralgien • Verspannungen • Wirbelsäulen-schmerzen	**Gelenke** • Steifheit • Schmerzen • Schwellungen	**Haut** • Ekzeme • Schuppenflechte • Akne	**Lunge** • Bronchitis • Asthma • Reizhusten	**Probleme** **Maßnahmen**
X	X	X	X	**Meditation** **Autogenes Training**
(X)	(X)	X	X	**Hypnose** **Psychokinese** **Tiefenentspannung**
(X)	X	(X)	(X)	**Bachblüten-Therapie**
(X)	X	X	(X)	**Bauchmassage**
	X	**X**		**Lymphdrainage**
	X	**X**	X	**Fußreflexzonen-Massage**
(X)	(X)	X	(X)	**Kneippsche Verfahren**
X	X	(X)	X	**Shiatsu**
X	X	X	X	**Bioresonanz-Therapie**
X	X	X	X	**Ernährungsumstellung**
(X)	X	**X**	**X**	**Colon-Hydro-Therapie**
X	X	X	X	**Zusätzliche Nährstoffe**
X	X	X		**Körperliche Aktivität**
X	**X**	**X**	X	**Baunscheidtieren** **Schröpfen**
X	**X**	**X**	**X**	**Elektromagnetische Felder**
X	X	**X**	**X**	**Symbioselenkung**
X	X	**X**	**X**	**Homöopathie**
X	X	X	**X**	**Akupunktur**
(X)	**X**	**X**	**X**	**Phytotherapie (Tees)**
	(X)	(X)	(X)	**Ozontherapie**
	(X)	X	(X)	**Eigenblut-Therapie**
X	X	(X)	(X)	**Neuraltherapie**

Auf Tagungen, Seminaren oder in Volkshochschulen haben die Zuhörer immer Gelegenheit, Fragen zu stellen.

Hier folgen ausführliche

?

Antworten, auf die am häufigsten gestellten Fragen:

1. Bei welchen Problemen kann man die COLON-HYDRO-THERAPIE (Darmbäder) anwenden?

1. Bei so ziemlich allem, was direkt oder indirekt durch Autointoxikation (Selbstvergiftung) einen chronischen (dauerhaften) Krankheitszustand hervorgerufen hat.
Die COLON-HYDRO-THERAPIE dient auch erfolgversprechend zur Prophylaxe (Vorbeugung), zum Beispiel bei ersten Anzeichen eines grippalen Infekts, oder in Verbindung mit Maßnahmen, die zur Vorsorge getroffen werden, um etwa für Operationen das Immunsystem zu stärken.

2. Ab welchem Lebensalter ist die COLON-HYDRO-THERAPIE anwendbar?

2. Unbedenklich ab dem 14. Lebensjahr, aber auch früher, je nach Entwicklungsstadium. Unser jüngster Patient war acht Jahre alt. In solchen Fällen verwenden wir Kinderspekula.

3. Gibt es Gegenanzeigen, die von dieser Therapie abraten?

3. An Erkrankungen wird Divertikulitis (Ausstülpung des Darms) und Colitis ulcerosa angegeben, außerdem Schwangerschaft ab dem vierten Monat.
Ich habe die Erfahrung gemacht, daß die COLON-HYDRO-THERAPIE bei Colitis ulcerosa vortreffliche Ergebnisse bringt, sofern sie richtig durchgeführt wird. Einzige Gegenindikation ist nach meiner Ansicht eine Schwangerschaft ab dem vierten Monat. In allen anderen Fällen liegt es an der Erfahrung und der Sorgfalt des Therapeuten, ob und wie er die Therapie anwendet.

4. Wie lange dauert die COLON-HYDRO-THERAPIE?

4. Das ist unterschiedlich und richtet sich nach dem Verschlackungsgrad. Als Maßstab kann das Lebensalter des Patienten und seine Körperfülle im Bauchbereich dienen. Es kann aber vorkommen, daß Menschen mit geringerem Körpervolumen einen höheren Verschlackungsgrad aufweisen, als andere mit "stattlichen" Figuren. Die Erklärung hierfür liegt zum Teil in den Ernährungsgewohnheiten, aber auch im Körperbautyp (Konstitution) des Patienten. Die Dauer der Therapie hängt von der Menge im Darm vorhandener Gase und Schlacken ab. In der Regel werden zuerst die Gase ausgeleitet, bevor das Wasser die abgelagerten Substanzen erreichen kann.
Ein junger Mensch, der kaum verschlackt ist, benötigt 5 - 6 Darmbäder. In mittlerem Lebensalter sind bei schlankem Körperbau 7 - 10 Darmbäder zu empfehlen, aber ältere Patienten, die vielfach erhebliches Übergewicht haben, benötigen 18 - 20 Darmbäder und mehr.

5. Schwemmen Darmbäder nicht die zum Aufschließen der Nahrung so wichtigen Symbionten hinaus?

5. Zweifellos werden mit Gasen und jahrealten Schlacken, die wir entfernen wollen, auch Symbionten aller Art, schädliche so gut wie nützliche, mit ausgeschwemmt.
Das ist unvermeidlich.
Ein Vergleich drängt sich auf: Wenn eine Nutzlandschaft entstehen soll, wo vorher Müll deponiert war, muß man hinnehmen, daß ein Teil guten Bodens mit abgetragen wird.
Bei dem Großreinemachen der COLON-HYDRO-THERAPIE wird die gesamte Darmflora reduziert. Aber sofort anschließend erhält der Patient gesunde Kulturen körperfreundlicher Symbionten, die sich im gesäuberten Darm leicht ansiedeln und ausbreiten können.

6. Einige Therapeuten führen die COLON-HYDRO-THERAPIE zwei- bis dreimal pro Woche durch, andere nur einmal, wie sehen Sie das?

6. Anfangs haben auch wir die Behandlung mit wöchentlich zwei bis drei Sitzungen über einen längeren Zeitraum verteilt. Die Erfahrung hat aber gelehrt, daß es für den Patienten vorteilhafter ist, wenn ihm fünf Darmbäder an fünf aufeinanderfolgenden Tagen verabreicht werden. Wer sich nämlich zwischendurch immer wieder ein paar Tage lang Nahrung zuführt, unterbricht jedesmal den Entgiftungsvorgang mit frischem Darminhalt, was sich auf das Herauslösen älterer Ablagerungen nachteilig auswirkt.

7. Ist es sinnvoll, während der COLON-HYDRO-THERAPIE zu fasten?

7. Ganz sicher! Die tägliche Entgiftung durch Darmbäder wirkt sich bio-rhythmisch und organspezifisch besser aus, wenn sie nicht durch Verdauungsvorgänge behindert wird. Das ist unsere Erfahrung nach 7000 COLON-HYDRO-THERAPIEN, die wir in den letzten fünf Jahren durchgeführt haben.

8. Warum wird der Zustand des Darms neuerdings als so entscheidend für die Gesundheit angesehen?

8. Schon die Ärzte der Antike haben um die zentrale Bedeutung des Verdauungssystems für Gesundheit und Wohlbefinden oder Krankheit und Siechtum gewußt. Demgegenüber ist es erstaunlich, daß moderne Mediziner es sich leisten zu können meinen, auf die in Jahrtausenden gesammelten Schätze an Erfahrungswissen zu verzichten.
Der Grund liegt vermutlich in der Überbewertung moderner Diagnostik, die bekanntlich erst Befunde erhebt, wenn ein Leiden sich unübersehbar manifestiert hat, während die langsame Entwicklung vom gesunden zum krankhaften Zustand meist noch keine erkennbaren Befunde ergibt und folglich unbehandelt bleibt.
Die Ärzte der Vergangheit waren mehr als die heutigen auf Beobachten und Untersuchen angewiesen. Minimale Veränderungen der Haut, vom Normalen abweichende Ausdünstungen und Ausscheidungen des Kranken ließen in der Regel auf Verdauungsstörungen schließen und führten zwangsläufig zu Reinigungskuren, Einläufen und Ratschlägen, die Fasten und Ernährung betrafen - genauso wie Naturärzte und Therapeuten sie auch heute noch erteilen.

9. Was halten Sie von den Gefahren der Pilze im Darm?

9. Man kann diese Gefahr unterschätzen aber auch überschätzen. Verschiedene Firmen und Therapeuten haben eine Pilzhysterie entfacht, die ebensowenig angebracht ist, wie übertriebene Angst vor Viren und Bakterien. Mikroorganismen sind allgegenwärtig, damit müssen und können wir leben, denn im allgemeinen halten die nützlichen und schädlichen sich gegenseitig in Schach. Zu Krankheiten, die durch Pilzbefall im Darm entstehen, kommt es, wenn Schädlinge eine Basis vorfinden, auf der sie gedeihen und sich ausbreiten können.

10. Wie ist das zu verstehen?

10. Die Darm-Innenwände sind die Basis aller Mikroorganismen, von denen hier die Rede ist. Ein großer Teil unseres Immunsystems ist im Darm konzentriert. Je mehr er durch Ernährungsfehler geschädigt ist oder brachliegt, um so geringer ist seine Abwehrkraft gegen unerwünschte Eindringlinge, die sich im geschwächten Immunsystem ungehindert ausbreiten können und damit die Homöostase, das Gleichgewicht im Körper/Geist/Seele-Gefüge in Gefahr bringen.

11. Kann Pilzbefall im Darm eindeutig festgestellt werden?

11. Wenn die Diagnose nach den Kriterien der Heilkunde richtig gestellt wird, ja. Ich habe aber schon betrübliche Irrtümer erlebt. Eine Frau kam völlig aufgelöst in meine Praxis und klagte, ihr Körper und alle Organe seien durch und durch von Pilzen verseucht.
Im Verlauf des Gesprächs stellte sich dann heraus, daß ein Kollege auf Grund von Irisdiagnose den Pilzbefall festgestellt zu haben glaubte und die Frau, die den Gedanken drei Jahre mit sich umhertrug, damit alleinließ. Sie hatte sich so sehr in diesen Irrtum hineingesteigert, daß sie meinte, Champignons, Steinpilze und Fliegenpilze in sich wachsen zu spüren. Der Unterschied zwischen solchen Pilzen, die als Sporenkörper am Boden gedeihen und unsichtbaren Mikroben, von denen eine Millarde auf einen Kubikzentimeter gehen, war ihr nur schwer begreiflich zu machen.

12. Ist Irisdiagnose demnach ein untaugliches Diagnoseverfahren?

12. Absolut nicht! In der klinischen Medizin gilt sie zwar als Außenseitermethode, aber namhafte Vertreter der Naturheilkunde haben sich ernsthaft damit befaßt, und als Ergebnis internationaler Zusammenarbeit gibt es vorbildlich erarbeitete Lehrbücher, worin alle Iristypen in den Originalfarben dargestellt und Merkmale erläutert sind, die auf organische Veränderungen hinweisen.
Grundsätzlich gilt, daß dieses Diagnoseverfahren nicht ausschließlich angewandt, sondern nach anderweitiger Befunderhebung ergänzend in Betracht gezogen werden soll.

13. Sind Sie der Ansicht, daß Pilze kaum oder keine Auswirkungen auf die Gesundheit haben?

13. Nein! Irgendwann ist der Punkt erreicht, wo ein Übermaß an schädlichen Pilzen, Bakterien oder Viren zu krankhaften oder lebensbedrohlichen Zuständen führt; dann können nur Therapien helfen, die gezielt den Pilz bekämpfen.

14. Welche Möglichkeiten gibt es, gegen Pilze vorzugehen?

14. Die einfachste Methode besteht in zweckmäßiger Ernährung. Wirksamer ist in Verbindung damit die COLON-HYDRO-THERAPIE, die gelegentlich in Kombination mit Ozon angeboten wird. Um das Immunsystem zu stärken, sind verschiedene Methoden anwendbar, die individuell auf Bedürfnisse des Patienten abgestimmt werden.

15. Was halten Sie davon, Sauerstoff bei der COLON-HYDRO-THERAPIE anzuwenden?

15. Bis heute hat mir noch niemand klarmachen können, was Sauerstoff im Darm bewirken soll. Ich halte es für Unsinn, in einen Darm, der ohnehin schon mit einem Zuviel an Gasen geplagt ist, auch wenn sie anderer Natur sind, noch zusätzlich Sauerstoff einzubringen. Vor allem dann, wenn nur ein geringer Teil des Sauerstoffs vom Darm resorbiert werden kann. Der positive Effekt ist leider weitaus geringer als der negative.

16. Wie sieht nach Ihrer Ansicht gesunde Ernährung aus?

16. Weiß ich nicht! Gesundheit ist ein relativer Begriff. Jeder ist anders veranlagt, es kommt auf den einzelnen an.

Erst die Gewißheit, wo die Probleme des einzelnen liegen, führt zu einer Ernährungsform, die ihm hilft, seine Gesundheit zu stabilisieren oder wieder herzustellen.

17. Würden Sie einen Kranken als gesund nach Hause schicken, wenn er keine Beschwerden mehr hat?

17. Manche Kranken glauben, mit der erreichten Beschwerdenfreiheit seien sie schon gesund, obwohl die eigentliche Ursache ihrer Krankheit weiter wirkt.

Vor diesem Hintergrund muß man wissen, daß die Ursachen vieler Problemleiden aus schulmedizinischer Sicht als unbekannt gelten. Das trifft zum Beispiel auf gewisse Herz- und Kreislaufschäden zu, auf Arteriosklerose, Krebs, Migräne, Neurodermitis und viele andere, weil man die Erfahrungen der Vergangenheit ignoriert. Dabei liefert uns die moderne Diagnosetechnik untrügliche Beweise für die zentrale Bedeutung des Darmes. Wir wissen, daß der Darm mit seinen rund viertausend Quadratmetern mikroskopischer Innenfläche das größte und einflußreichste Organ darstellt. Mindestens 80 % des Immunsystems sind dort angesiedelt. Wer als Arzt oder Therapeut darüber hinwegsieht, verkennt eine wesentliche Grundlage seines Berufes.

Eine gesunde Ernährungsform muß sich nach der jeweiligen Problematik des Einzelnen richten und für ihn durchführbar sein. Ein zu enger Rahmen kann mehr schaden als nützen, wenn die Angst vor Fehlern oder der psychische Druck zur größeren Problematik wird, als die Erkrankung selbst. Anderseits sind die meisten Erkrankungen schwerer oder gar nicht ohne eine Veränderung der Ernährung auf Dauer in den Griff zu bekommen.

18. Was muß man beachten, um den Darm zu schonen?

18. Das ist von Fall zu Fall verschieden.
Ein grober Fehler wird bei der Verordnung von Rohkost oder Vollwertnahrung gemacht, weil vorher nicht abgeklärt wird, ob der Zustand des Darms das verträgt.
Durch die weithin ungesunde Lebensweise unserer Zeit, angefangen vom Impfproblem über Kuhmilch für Säuglinge und Kleinkinder, bis zur darmschädigenden Ernährung im Erwachsenenalter, gibt es heute kaum noch einen Menschen, dessen Darm richtig funktioniert.
Von einem schlecht arbeitenden Darm durch Zufuhr von Rohkost oder Vollkornnahrung Höchstleistungen zu verlangen, ist genauso unvernünftig, wie es wäre, einen jahrelang untrainierten Menschen auf einen Hundertmeterlauf zu schicken.
Wer sich nach dem Umstellen der Ernährung schlechter fühlt als vorher, hat vermutlich den zweiten Schritt vor dem ersten getan. Der Zustand des Darms, der in der Kette von Verdauungs- und Stoffwechselvorgängen zwar nicht an erster, aber an entscheidender Stelle steht, wurde nicht berücksichtigt.
Deshalb hat fast jede Therapie nur Aussicht auf Erfolg, wenn der Darm vorher entschlackt und seine Funktion voll wieder hergestellt ist. Erst danach ist es empfehlenswert, die Ernährung in Richtung Vollwertkost umzustellen.

19. Welche Nachteile sehen Sie bei häufigem Verzehr von Industriekonserven?

19. Wer gezwungen ist, sich überwiegend von industriell vorgefertigter Kost zu ernähren, verträgt diese Speisen nach der Darmsanierung wesentlich besser als vorher, obwohl es dann nur eine Frage der Zeit ist, wann die nächste Darmsanierung fällig wird.

20. Wie kann man bei asthmatischen Beschwerden einen Rückfall in frühere Verhaltensmuster verhindern?

20. Durch tägliche Arbeit an sich selber. In der Regel und je nach Schwerpunkt des Problems, ist es ratsam, neben der körperlich-organischen Ebene die geistig-seelische nicht zu unterschätzen. Die Beziehung Darm/Haut/Asthma ist hinlänglich bekannt, und daß organische Bereiche von der Psyche gesteuert werden, ist auch nicht mehr neu. Daher ist zur Stabilisierung des organischen Darm-Haut-Asthma-Geflechts eine psychische Unterstützung unumgänglich. Hierbei bieten sich Neurolinguistische Programmierung, Tiefenentspannung oder Hypnose an, um alte Schemata nicht wieder aufleben zu lassen.

21. Wie sind Rückenschmerzen aus Problemen im Darmbereich zu erklären?

21. Rückenschmerzen können ihren Ursprung im Darmbereich haben, wenn durch Fäulnis- oder Gärungsprozesse Gase angestaut sind, die zu Schonhaltungen in die eine oder andere Richtung führen. Dadurch wird die optimale Stoßdämpferwirkung der Wirbelsäule verhindert, und die Bandscheiben werden in unnatürliche Lagen gezwungen. Schmerzen sind damit programmiert.

22. Unter Umständen ja! Je mehr der Darm durch Schlacken und unverdaute Nahrung belastet ist, um so mehr Energie wird aus anderen Körperbereichen abgezogen, was sich zwangsläufig als Müdigkeit äußert.
Allerdings kann unnatürliche Müdigkeit auch andere Ursachen, wie Stoffwechsel- oder Leberprobleme haben, die fachkundig abgeklärt werden müssen.

22. Kann Müdigkeit aus Zuständen im Darm hergeleitet werden?

23. Erstens Herausholen der oft jahrzehntealten Schlacken, zweitens bakteriologische Stuhluntersuchung, womit festgestellt wird, welche Symbionten aufgeforstet, das heißt neu angesiedelt werden müssen.
Außerdem, wenn nach Befund nötig, Anti-Pilz-Therapie und schließlich Einstellen der Ernährung nach den Grundsätzen der Naturheilkunde.

23. Wie sieht eine Darmsanierung aus ?

24. Sind Sie wasserscheu?
Was Ihnen vielleicht an ungemütlichen Erlebnissen mit Klistieren in der Erinnerung haftet, können Sie vergessen. Bei der COLON-HYDRO-THERAPIE spüren Sie nichts dergleichen.

24. Ist es möglich, eine Darmsanierung ohne Spülung durchzuführen?

25. Leider ja! Es gibt Folgeschäden verschiedenster Art, von Schnupfen bis zum Krebs!

25. Kann man auf Grund einer Dysbiose, durch Antibiotika ausgelöst, schwer krank werden?

26. Am ehesten durch eigene Beobachtung. Körperform, Farbe und Form der Darmausscheidungen, Schmerzen im Bauchbereich, übelriechende Blähungen, Zustand der Haut, Farbe, Schuppen? Trockenheit?
Zunehmendes Unwohlsein, Mangel an Konzentration, Alpträume, Depressionen, Schlaflosigkeit, Kreislaufprobleme, Kurzatmigkeit bei Belastung, Allergien, Zahnfleischbluten, Migräne, Unverträglichkeit von normalen Nahrungsmitteln.
Wer mehrere dieser Beschwerden regelmäßig bei sich selber beobachtet, sollte sie als Signale einer möglichen Darmstörung in Betracht ziehen. Bei einigen, zum Beispiel Unregelmäßigkeiten des Kreislaufs, können auch andere Ursachen vorliegen, die abgeklärt werden müssen, bevor man an Darmprobleme denkt.

In zweiter Linie durch Fremdbeobachtung. Ärztliche Beurteilung des Winkels der Rippenbögen und des Brustbeins. Je mehr Raum der Darm beansprucht, um so weniger Platz haben die Organe im Brustkorb.
Beurteilung der Körperhaltung, Abtasten, Abhören.

Außerdem gibt es medizinisch-naturheilkundliche Diagnoseverfahren, die je nach Therapiestätte verschieden sind.

26. Wenn ich vermute, daß meine Probleme mit dem Darm zusammenhängen, wie kann ich mit Sicherheit herausfinden, daß es zutrifft?

27. Wie wirkt sich der Zustand des Darms auf die Gesundheit aus, wenn er einen so wichtigen Teil des Immunsystems darstellt?

27. Man sollte unterscheiden zwischen dem rund sieben Meter langen Dünndarm und dem rund anderthalb Meter langen Dickdarm. Im Dünndarm werden die Nährstoffe der Nahrung aufgesaugt (resorbiert), im Dickdarm werden ihre unverdaulichen Bestandteile durch Wasserentzug eingedickt. Mit diesen paar Worten ist die Auffassung der wissenschafltichen Medizin zur Bedeutung des Darmtraktes bereits umrissen. Daß der Darm, wie Sie zu Recht betonen, einen wichtigen Teil des Immunsystems darstellt, spielt in der klinischen Medizin praktisch keine Rolle.

Blähungen als Ausdruck einer gestörten Verdauung gehen oft mit gefährlicher Gasbildung einher. Über die Darmschleimhaut gelangt ein Teil dieser Gase in den Organismus, wo sie den Stoffwechsel belasten und damit chronische Krankheiten begünstigen. Diese Leiden können ohne gründliche Mitbehandlung des Darms nicht geheilt werden, ja, die Darmbehandlung stellt überhaupt erst eine Voraussetzung für erfolgreiche Therapie dieser Leiden dar.

Wenn, um einige Beispiele zu nennen, die wissenschaftliche Medizin den Zusammenhang zwischen Asthma und Darmstörung nicht erkennen will, wenn sie nicht einsieht, daß ein chronisches Ekzem im Gesicht nicht durch Salben, sondern nur durch verbesserte Darmentgiftung in den Griff zu bekommen ist, und wenn sie nicht begreifen will, daß eine Behandlung rheumatoider Erkrankungen ohne Darmbehandlung kaum Aussicht auf Erfolg hat, fragt man sich, wie die so oft beschworene Annäherung zwischen Schulmedizin und Naturheilkunde überhaupt verwirklicht werden soll, wenn nicht einmal bei so offensichlichen Zusammenhängen Übereinstimmung erzielbar ist.

28. Wie könnte denn die Behandlung aussehen? Sollen Darmbäder angewandt werden? Wie beurteilen Sie diese Methode?

28. Die sogenannten SU-Da-Bäder (subaquale Darmbäder) mit ihrer umständlichen und aus heutiger Sicht auch unhygienischen Methode gehören seit dreißig Jahren der Vergangenheit an.

Das heutige Verfahren ist von der NASA im Zusammenhang mit Raumfahrtproblemen entwickelt worden. Es bietet eine hygienisch einwandfreie Möglichkeit, den Dickdarm auf ungefährliche und schmerzlose Weise zu reinigen. Viele Patienten äußern sich geradezu euphorisch über die wohltuende Wirkung, die diese Methode auf ihr Allgemeinbefinden ausübt.

29. Sehen und Einsehen ist zweierlei!
Bei gründlicher Reinigung des Dickdarms, wozu natürlich die begleitende Massage gehört, werden riesige Mengen unerwünschter Mikroben ausgeschwemmt. Außerdem werden Schlacken gelöst, die oft jahrelang festsaßen und die Darmwände für natürliches Resorbieren von Nährstoffen weitgehend unpassierbar machten.
Wer heutzutage landläufige Krankheiten, wie Allergien, chronische Hautschäden, Migräne und therapieresistente Zivilisationsschäden, wie etwa Neurodermitis, erfolgversprechend behandeln will, kommt an gründlicher Darmsanierung nicht vorbei. Aus meiner Erfahrung kann ich nur bestätigen, daß die COLON-HYDRO-THERAPIE der entscheidende Schritt in die richtige Richtung ist.
Ich werde den Verdacht nicht los, daß die Herren Kritiker dieser Methode sie niemals gesehen, geschweige denn angewandt haben.
Wenn man von dem ethischen Gedankenansatz ausgeht, daß die Aufgabe des Arztes das Heilen ist, kann man nicht verstehen, daß bewährte Heilverfahren, Homöopathie, Akupunktur, Magnetfeld-Therapie und die vieltausenfach bewährte Humoralpathologie nach Hunecke nur deshalb angefeindet werden, weil es an speziell für diese Verfahren ausgebildeten Ärzten mangelt. Woher aber sollen sie kommen, wenn Lehrstühle dafür nicht einmal im Gespräch sind?

29. Kürzlich hörte ich im Referat eines Naturarztes, von der COLON-HYDRO-THERAPIE halte er nichts. Das sei doch nichts weiter als eine Spülung, die man ebensogut einmal wie mehrfach durchführen könne. Er sähe darin keinen Sinn. Wie sehen Sie das?

30. Das ist individuell verschieden. Weitgehend hängt es von den Ernährungsgewohnheiten ab. Manche Patienten lassen sich alle fünf Jahre "generalüberholen", andere ziehen es vor, jährlich nach dem Rechten schauen zu lassen. Generell ist es empfehlenswert, sich nach dem vierzigsten Lebensjahr alle zwei Jahre gründlich untersuchen zu lassen. Aber kalendermäßige Intervalle gelten nicht für den Darm. Bei Beschwerden muß sofort sorgfältig untersucht werden.

30. In welchen Zeitabständen empfehlen Sie eine Darmsanierung?

31. Sympathie und Vertrauen zum Therapeuten sind wohl entscheidend. Aber von der Sache her ist wichtig, daß der Therapieverlauf vorher gründlich erläutert wird. Sie müssen das Empfinden haben, daß der Therapeut Ihnen Zeit und Einfühlungsvermögen widmet. Spüren Sie seine fachliche Qualifikation? Werden Ihre Fragen klar und aufrichtig beantwortet, oder gewinnen Sie einen gegenteiligen Eindruck?
Natürlich spielt auch das Honorar eine Rolle, weil manche Leistungen nicht erstattet werden. Darüber sollte vor dem Beginn der Therapie gesprochen werden.

31. Nach welchen Kriterien sollte man sich eine Therapiestätte aussuchen?

32. Unter Symbiose verstehen wir das Zusammenleben von Organismen. Neuerdings wird öfters von Symbioselenkung gesprochen, manchmal sogar mit erhobenem Zeigefinger. Ist dieser Begriff denn wirklich mehr, als nur ein Modewort?

32. Ganz sicher! Wo immer in den letzten Jahren Naturärzte und Therapeuten zusammenkamen, stand dieser Begriff im Mittelpunkt von Beratungen, wie den Zivilisationsschäden unserer Zeit am wirksamsten zu begegnen sei, denn zweifellos gehen die meisten dieser Krankheiten auf Störungen der Verdauungswege zurück.

Wenn man bedenkt, daß die Darmschleimhaut dem Nahrungsangebot, aber auch körperfeindlichen Eindringlingen eine Fläche von rund 200 Quadratmetern an Falten und Zotten darbietet, ist sie mehr als jedes andere Organ einem Ansturm ausgesetzt, dem sie nur standhalten kann, wenn eine optimal leistungsfähige Symbiontenflora dabei mithilft.

Der Sinn von Symbiose, eine wechselseitiges Geben und Nehmen, das allen Beteiligten nützt, ist nur verwirklicht, wenn dem Schauplatz des Austausches nicht nur alles ferngehalten wird, was beeinträchtigt, sondern auch zufließt, was dem Gesamtwohl zum Vorteil gereicht.

Mit anderen Worten: Eubiotische Darmflora muß angestrebt und gestärkt werden, dysbiotische ist zu vermeiden, aufzulösen und auszuleiten, wo sie entstanden ist.

Aus Diagnosen und naturheilkundlicher Erfahrung ergibt sich, was mit dem vorhin erwähnten, erhobenen Zeigefinger gelegentlich angemahnt wird. Die richtige Ernährung muß zugeführt werden. Was darunter zu verstehen ist, hängt weitgehend vom Einzelfall ab. Vollwertige Kost, der die natürlichen Ballaststoffe erhalten blieben, gehört bei einem gut funktionierenden Darm dazu. Weitgehender Verzicht auf die ungesunden, industriell raffinierten Mehl- und Zuckersorten ist wenigstens anzustreben, und sparsamer Verzehr aller Erzeugnisse von Schlachthöfen, wobei Schweinernes am besten ganz wegfällt, gehört zu den Idealen, die wir zumindest beständig im Sinn behalten sollten, und schließlich das Gebot der Vernunft, alle Nahrungsmittel zu bevorzugen, die sich als besonders zuträglich erwiesen haben, was individuell verschieden sein kann.

Ich meine, dies alles seien keine Modeworte, sondern ganz normale Anliegen der Vernunft.

33. Kann die COLON-HYDRO-THERAPIE Schaden anrichten?

33. Jede Therapie, die nicht richtig angewandt wird, kann schaden. Nach sorgfältiger Anamnese, Blutuntersuchung, Palpation, Auskultation und anderen naturheilkundlichen Diagnoseverfahren, wie Irisdiagnose, Elektro-Akupunktur, Dunkelfeld-Mikroskopie, Mineralstoff- und Schwermetallanalyse, ist es fast unmöglich, Fehler zu begehen.

In diesem Kapitel kommen fünfzehn meiner Patienten zu Wort, die über Darmsanierung ein kompetentes Wort spechen können. Sie sprechen für viele, denen auf diese Weise schon geholfen wurde.

Hier folgt, leicht gekürzt, die tabellarisch geführte Krankengeschichte einer 29-jährigen Patientin, die rund die Hälfte Ihrer Lebenszeit auf Irrfahrt zwischen Arztpraxen und Krankenhäusern zugebracht hat, um schließlich mit hochgradigem Asthma, einem weitgehend verkürzten Darm, bis zu dreißig blutigen Stühlen täglich, der Aussicht auf komplette Entfernung des Dickdarms und dem Blick auf ein vermutlich baldiges Ende in meine naturheilkundliche Praxis zu finden.

Sechs Monate lang wurde die Patientin intensiv naturheilkundlich behandelt, und beim Abschluß fühlte sie sich wohl. Sie hatte nur noch drei unblutige Stühle täglich, und ihr Asthma war zum ersten Mal verschwunden.

Es wäre müßig, die angewandten Therapien hier zu beschreiben, weil fortwährend Umstellungen vorgenommen werden mußten, um den Erfolg zu sichern. Dieser Bericht soll nur dokumentieren, wie ein Krankheitsverlauf sich entwickeln kann und wieviel man der Patientin mit naturheilkundlichen Maßnahmen hätte ersparen können.

Frau B.R. (29) Stationen einer Krankengeschichte

1965 labiles, krankheitsanfälliges Kleinkind seit der Geburt. Fieberkrämpfe beim Zahnen mit Schaumbildung im Mund, Erstickungsgefahr, Stuhlverstopfung im Kindes/Teenager-Alter, Einläufe als Abhilfe, Arztbesuche

Beginn des Krankheitsprozesses durch falsch behandelte Stuhlverstopfung!
(siehe Seite 28)

1980 starker Hautausschlag (Akne)

1982 Afterjucken, Blut im Stuhl, 1. Untersuchung beim Frauenarzt; Verdacht auf Oophoritis; nach zehn Injektionen keine Besserung, Überweisung zum Internisten.

1983 Rektoskopie, Proktoskopie, Kontrastmitteldarstellung
Patholog. Bericht: schwere, chronische, unspezifische, teilweise erosive Colitis. Das histologische Bild paßt etwas besser zu Morbus Crohn als zu Colitis ulcerosa.
Weitere klinische Untersuchungen dringend empfohlen!

1984 starke Rückenschmerzen, orthopädischer Befund: Lumbalsyndrom, Therapie: Haltungsgymnastik
Starke Blutungen, Bauchkrämpfe, Schwächeanfälle
Krankenhaus: Rektoskopie unter Narkose, 4 Wochen Beobachtung, Befund: Colitis ulcerosa
Therapie mit Tabletten, Zäpfchen nicht vertragen

1987 Internist gewechselt. Galle-Leber-Ultraschall, Rektoskopie erneuter Colitis-Schub mit Krämpfen, Magenspiegelung

1988 Talgdrüsenabszeß an rechter Achsel entfernt
Lebensmittel-Allergietest, Hautarzt vermutet Zusammenhang mit Colitis und Lebensmittelunverträglichkeit.

Herzrhythmusstörungen, Krankenhaus, Innere Abteilung, Chefarzt-Untersuchung: Echokardiagramm, Diagnose: Verdacht auf paroxysmale Tachykardie, Herzrhythmusstörungen, Langzeit-EKG bei Kardiologe

Radiologe: Nuklearmedizinische Schilddrüsendiagnostik, Befund: kleine diffuse Struma mit kleinem Knoten, links.

1989 Darmkoliken, Verdacht auf Darmverschluß

1990 Orthopädie, schwere Distorsion des rechten Sprunggelenks, 9 Wochen Gips

Nuclearmedizinische Schilddrüsendiagnostik, Beurteilung: Struma nodosa Grad I-II, TRH-Test deutl. positiv Schilddrüsenvolumen ca 30 ml, Coloskopie (Prokto), Diagnose: 3. Colitis Schub, Befund: tastbare Warze im Unterbauch rechts, rektale Untersuchung, schmerzhafter, wässeriger Stuhl

1991 unklares Schmerzsyndrom am linken und rechten Unterarm, Befund: Beschwerden unerklärlich, Zusammenhang mit Colitis vermutet, Überweisung zum Neurologen, dort alles durchgecheckt, trotz Schmerzen kein Befund

Orthopädische Untersuchung, Schultergelenk augekugelt, beide Handgelenke ausgerenkt, außerdem Bänderriß im rechten Sprunggelenk

Vegetative Therapie: Versuch, die Colitis über Psyche und Injektionen in Akupunkturpunkte auf andere Körperteile zu leiten. Colitis kurzfristig beschwerdenfrei, Bänderriß im Sprunggelenk heilt nicht ab.

1991 Kreiskrankenhaus, Innere Abteilung, Chefarzt
Diagnose: Schwangerschaftsbedingte Colitis ulcerosa, 4 Wochen stationäre Behandlung, Brechreiz, blutige Durchfälle, Gewichtsverlust

1992 Geburt einer Tochter per Kaiserschnitt in der 31.Woche
Krankenhaus, Befund: Distorsion im linken Kniegelenk stationäre Arthroskopie abgebrochen, da beschwerdenfrei

Juni Anderes Krankenhaus, Befund: Colitis ulcerosa, Erbrechen, Subileus, tumoröse Pseudopolyposis bei Colitis ulcerosa mit nahezu kompletter Okklusion der linken Colonflexur, kurzstreckige Thrombose der vena femoralis superficialis, links, Eisenmangelanämie nach Sectio caesarea, Struma nodosa zweiten Grades

Verlegung zur Intensivstation, Entfernung von 4/5 des Dickdarms, nach 2 Wochen wieder Ausbruch der Colitis ulcerosa
Endoskopie, Frauenarzt, Follikelzyste, 6 cm Durchmesser

Dez. Kreiskrankenhaus, Kontroll-Coloskopie
Beurteilung: schweres Colitis ulcerosa-Rezidiv im verbliebenen Rectosigmoid bei subtotaler Colektomie, täglich 10 - 20 blutige Stuhlentleerungen
wegen Verdacht auf Entstehung eines Colon-Carcinoms wird zu halbjährlichen Kontroll-Untersuchungen geraten.

1993 Erneuter Colitis-Schub
Untersuchung beim Lungenarzt: Asthma bronchiale, Lungenentzündung

Frauenarzt: Verdacht auf Stenose im Dickdarm
Kreiskrankenhaus, bei Kontroll-Untersuchung keine Stenose, Colitis-Schub, Rachenentzündung

Vertrauensärztliche Untersuchung der BfA

Dermatologische Untersuchung, Epikutantest negativ, aber erneuter Colitis-Schub, ein Backenzahn entfernt, Magen-Darm-Grippe
Im Kreiskrankenhaus wird bei Coloskopie eine Verdichtung der Polypen festgestellt.

1994 Behandlungsbeginn in der Naturheil-Praxis Vollmer

Therapie:

Colon-Hydro-Therapie

Medivitan

Luvos Heilerde

Ernährungsumstellung

Reisschleimdiät während der Colon-Hydro-Therapie

Aufbau und Übergang in die Schonkoststufen

Reduktionskost

Dauer der Therapie:

5 Wochen

Frau M.K (39)

Die Patientin litt 1976 an einer ausgiebigen Verdauungsstörung, vermutlich Gastritis, die mit herkömmlichen, allopathischen Mitteln behandelt, zwar abklang, jedoch über Jahre hinweg in abgeschwächter Form immer wieder zutage trat. Gelegentlich verspürte sie auch Darmverstimmungen, die sich abwechselnd als Durchfall oder Stuhlverstopfung bemerkbar machten.

Scheinbar unabhängig davon entwickelte sich eine Blütenstaub-Allergie, die ihr regelmäßig jedes Frühjahr einen Heuschnupfen eintrug, der den Künsten verschiedener Ärzte hartnäckig widerstand. Im Jahr 1979 wurde ihr geraten, um der Infektanfälligkeit entgegenzuwirken, die angeblich viel zu großen Gaumenmandeln entfernen zu lassen. Ein Vorschlag, auf den sie einging. Nun blieb der Heuschnupfen zwar aus, aber selbstkritisch stellte sie fest, daß ihre körperliche und geistige Belastbarkeit rapide abnahm.

Im Jahre 1988, als verschiedene Symptome sich häuften, die an den Zustand von 1976 erinnerten, wurde ihr zu einer Blinddarmoperation geraten, die sie mit der Konsequenz über sich ergehen ließ, drei Wochen nach dem Eingriff noch keine feste Nahrung aufnehmen zu können, ohne dafür mit Erbrechen und Durchfall zu büßen. Ihre Ärzte bekamen dieses Dilemma durch Verabreichen verschiedenster Medikamente mit der Zeit in den Griff. Zurück blieben Abgeschlagenheit, Müdigkeit und Mangel an Auftrieb in jeder Beziehung, so daß der Entschluß heranreifte, durch Hinwendung zu alternativen Heilmethoden wenigstens Besserung herbeizuführen.

So fand die Patientin zu uns. Es wurde ihr ohne Umschweife klargemacht, daß allein die mit Spezialmassage verabreichten Darmbäder der COLON-HYDRO-THERAPIE Aussicht böten, ihr Verdauungssystem wieder in Ordnung zu bringen. Sie entschloß sich zu dieser Therapie, und im Verlauf von zwölf Darmbädern staunte sie nicht schlecht, wieviel Verdauungsschlacken dabei ans Licht befördert wurden.

Am Ende der Behandlung fühlte sie sich zum ersten Mal seit Jahren wieder fit für den Kampf ums Dasein, den sie auf einem verantwortungsvollen Posten in der Wirtschaft bestehen muß.

Frau S. F. (27)

Die Patientin fand im März 1994 zur naturheilkundlichen Behandlung, nachdem sie seit mehr als drei Jahren unter gesundheitlichen Beschwerden litt.

Ihre Probleme begannen im Juli 1990 mit einer Fehlgeburt im zweiten Monat und erneuter Schwangerschaft seit September 1990, die im Mai 1991 mit der Geburt einer gesunden Tochter endete.

Seit dieser Zeit befand sie sich wegen verschiedenen Leiden beständig in ärztlicher Behandlung. Von Praxis zu Praxis war sie weitergereicht worden: Eileiterentzündung, Durchfälle, Niedergeschlagenheit, Gewichtsverlust, Angst vor Quecksilbervergiftung durch Zahnfüllungen, die sie entfernen ließ, danach Blinddarmentzündung, Appendektomie (Entfernung des Wurmfortsatzes am Blinddarm), Darmgrippe, Gastritis, Pilzbefall im Dickdarm, operative Entfernung eines Darmpolypen, Nierenschmerzen, Gallenkoliken, operative Entfernung der Gallenblase, zwischendurch erfolglose Versuche, durch psychotherapeutische Behandlung ihre Depressionen loszuwerden.

Nach der dreieinhalbjährigen Odyssee durch Arztpraxen und Krankenhäuser war die Patientin körperlich und seelisch am Ende. Die Anamnese ergab das typische Erscheinungsbild von Symptomverschiebungen, die einander ablösten, weil die wahre Ursache ihrer Beschwerden nirgends erkannt und wirksam ausgeschaltet worden war.

Der Fall ist bei Abfassung dieses Buches noch zu jung, um über den endgültigen Erfolg der naturheilkundlichen Behandlung berichten zu können. Als erstes wurde die Ernährung der Patientin umgestellt. Viel gekochtes Gemüse, weder Rohkost noch Vollkorn, Verzicht auf Schweinefleisch bekommt ihr gut, sie spürt keine Gallenprobleme mehr.

Die Patientin fühlt sich seit Ende der Behandlung vor zwei Monaten, bis heute (Juni 1994) ausgezeichnet.

Therapie:

Ernährungsumstellung

Colon-Hydro-Therapie

Medikamentöse Unterstützung

Diese Therapie schlug so gut an, daß eine zuerst geplante weitere Therapie nicht durchgeführt werden mußte.

Dauer der Therapie:

3 Wochen

Therapie:

Colon-Hydro-Therapie

Symbioselenkung

Unterstützung mit Medikamenten

Ernährungsumstellung

Reisschleimkur

Dauer der Therapie:

3 Wochen

Frau A.R. (30)

Die Verdauungsbeschwerden der Patientin begannen etwa 1986. Sie äußerten sich vor allem durch Blähungen im Oberbauch und unnatürliches Völlegefühl nach dem Essen.

Eine fachärztliche Untersuchung mit Magenspiegelung ergab keinen Befund. Trotzdem wurde ein Medikament verordnet, das keinerlei Wirkung zeigte.

Da die Beschwerden mit der Zeit zunahmen, suchte die Patientin einen anderen Internisten auf, der sie sonographisch (mit Ultraschall) untersuchte und ebenfalls zu keinem Befund kam. Er entließ sie mit den Worten: "Wir müssen ein Medikament nach dem anderen ausprobieren." Davon hielt sich nichts und wechselte erneut den Arzt.

In der dritten Praxis gab es Magen- und Darmspiegelungen, die ebenfalls zu keinem Befund führten. "Reizdarm" lautete die ungenaue Diagnose, "damit müssen Sie leben!" Notfalls könne noch eine Bauchspiegelung nebst Röntgen-Untersuchung des Dünndarms vorgenommen werden.

Zutiefst enttäuscht von der Unfähigkeit der Ärzte, wandte die Patientin sich nach acht Jahren Odyssee an uns. Chronische Verstopfung und Dysbiose der Dünn- und Dickdarmflora waren die Ursachen für ihren alarmierenden Zustand, der auf einen Darmverschluß zusteuerte.

Die Therapie bestand aus zwanzig Darmbädern, bei denen mit behutsamer Massage unwahrscheinliche Mengen an Fäkalien zutage gefördert wurden. Nach dem Darmbad nahmen die Beschwerden ab. Der Körperumfang verminderte sich, und das Völlegefühl im oberen Bauchraum, das Atmung und Kreislauf behindert hatte, verschwand schon nach den ersten Darmbädern. Die Patientin lebte zusehends auf und war nach der Behandlung vollends beschwerdenfrei.

Eine bakteriologische Stuhluntersuchung bestätigte die Dysbiose der Darmflora, die im Verlauf einer sechsmonatigen, medikamentösen Symbioselenkung neu aufgebaut wurde.

Frau M.P. (27)

Als die Patientin sich zur Heilbehandlung in der naturheilkundlichen Praxis einfand, litt sie seit sieben Jahren an Neurodermitis. Zwischen den Fingern hatte der Juckreiz angefangen und sich nach und nach über den ganzen Körper ausgebreitet. Am stärksten waren die Arme betroffen. Sie juckten so stark, daß sie sich blutig kratzte und besonders nachts vor lauter Beschwerden nicht in den Schlaf fand.

In Ihrer Not hatte sich alle erreichbaren Hautärzte konsultiert, aber nirgends bekam sie etwas anderes als Cortison-Präparate verschrieben, die ihr natürlich nicht halfen.

Die naturheilkundliche Behandlung dauerte fünf Wochen. Magnetfeld-Therapie, Darmbäder und die unverzichtbare Umstellung der Ernährung bewirkten schon nach den ersten beiden Wochen eine wesentliche Linderung der Symptome. Der Juckreiz blieb aus, die blutig gekratzten Stellen heilten allmählich ab, und die Nachtruhe blieb ungestört.

Nach Abschluß der Behandlung fühlte die Patientin sich so gesund, wie lange nicht mehr.

Therapie:

Colon-Hydro-Therapie
Magnetfelder
Mora
Psychische Begleittherapie
Tiefenentspannung
Psychokinese
homöopathische Medikamente

Dauer der Therapie:

5 Wochen

Frau M.F. (31)

Die Patientin litt seit Jahren unter Juckreiz an den Unterarmen. Manchmal war er so stark, daß sie sich die Haut blutig kratzte. Außerdem befand sie sich oft in gedrückter Stimmung, obwohl es eigentlich keinen Anlaß dafür gab, und wenn sie zuweilen nachts allein war, weil ihr Mann Nachtdienst hatte, konnte sie nur mit eingeschaltetem Licht in den Schlaf finden.

Medikamente gegen den Juckreiz halfen nicht, und aus der depressiven Stimmung vermochte ihr niemand herauszuhelfen.

Wir empfahlen ihr Darmbäder, weil der Verdacht bestand, ihr Organismus sei wegen Verdauungsstörungen mit Giftstoffen überlastet, die auf dem Umweg über die Haut (Juckreize) ausgeleitet würden. Depressive Stimmungen werden durch Darmgase begünstigt.

Außerdem rieten wir, Schweinefleisch zu meiden und ihre Ernährung auf vorwiegend pflanzliche Kost umzustellen.

Schon während der Behandlung trat signifikante Besserung ein. Der Juckreiz verschwand unter dem Einfluß der Darmbäder, und es verlor sich auch die depressive Stimmung der Patientin, ohne daß medikamentös oder therapeutisch eingegriffen wurde. Sie kommt gar nicht mehr auf den Gedanken, nur bei Licht einschlafen zu können.

Therapie:

Colon-Hydro-Therapie

Diese Patientin wurde vor einem Jahr nur unter Einsatz der Colon-Hydro-Therapie behandelt und ist bis heute beschwerdenfrei, genauso, wie ihr kleiner Sohn, der ein Jahr zuvor über eine andere Therapieform bei uns von Neurodermitis befreit wurde.

Dauer der Therapie:

2 Wochen

Herr P.U. (35)

Therapie:

Ausleitung von Amalgam über Mercurius KUF,
Mora
Symbionten
Colon-Hydro-Therapie

Dauer der Therapie:

1 Woche

Seit geraumer Zeit litt der Patient an Verdauungsstörungen. Blähungen, zwei- bis dreimal täglich wässeriger Stuhl und allgemeine Abwehrschwäche, durch Schwermetallbehandlung über Amalgamfüllungen, kennzeichneten seine anfällige Gesundheit.

Er entschloß sich zur COLON-HYDRO-THERAPIE, die fünfmal durchgeführt wurde. Danach fühlte er sich wesentlich vitaler und frischer. Er empfand diese Therapie als "innere Dusche".

Als Ergebnis einer bakteriologischen Stuhluntersuchung erschien der Neuaufbau seiner Darmflora geboten. Daraufhin wurde die Konsistenz seiner Darmausscheidungen wieder normal und beschränkte sich auf einmal täglich.

Etwa ein Jahr nach Beendung der Therapie fühlte der Patient sich gesund. Die übermäßige Gasbildung im Verdauungstrakt ist vorbei, und seine frühere Anfälligkeit für Erkältungskrankheiten ist ebenfalls verschwunden. Die Ernährung hat er auf vorwiegend vegetarische Kost umgestellt und begnügt sich mit drei Malzeiten täglich. Den Genuß zuckerhaltiger Lebensmittel hat er außerdem stark eingeschränkt.

Frau J.L. (28)

Therapie:

Reisschleim-Kur
Aufbau
Schonkoststufen 1-3
nach 1-2 Jahren
nach Therapieverlauf
Reduktionskost

Dauer der Therapie:

5 Wochen

Die Patientin litt seit der zweiten Woche ihres Lebens an Neurodermitis. Zweimal war sie deswegen in frühester Kindheit in stationärer Behandlung, wo sie mit Cortison therapiert wurde, was nur vorübergehend Linderung brachte. Die Hautausschläge kamen immer wieder, und jedesmal, wenn die Krankheit erneut ausbrach, verschlimmerten sich ihre Beschwerden.

Als sie zu uns fand, entschloß sie sich zu der vorgeschlagenen fünfwöchigen Behandlung. Täglich (außer an Wochenenden) absolvierte sie das volle Therapieprogramm. Eine Stunde Tiefenentspannung unter therapeutischer Anleitung, eine halbe Stunde Magnetfeld-Bestrahlung und eine volle Stunde COLON-HYDRO-THERAPIE. Zugleich wurde ihr eine zehntägige Fastenkur verordnet, die sie mühelos überstand. Anschließend stellte sie ihre Ernährung nach den Erfahrungen der Naturheilkunde um.

Schon nach der ersten Behandlungswoche waren die Hautausschläge weitgehend abgeheilt, und nach der dritten Woche, als das Behandlungsprogramm allmählich reduziert werden konnte, klangen die verbliebenen Symptome innerhalb zwei weiterer Wochen völlig ab. Sie benötigt keine Medikamente oder Salben mehr und fühlt sich heute nach acht Monaten so wohl wie noch nie.

Frau A.T. (34)

Die Patientin bot ein diffuses Krankheitsbild. Unregelmäßige Mahlzeiten, zu große Portionen, die zu hastig verschlungen, den Magen überlasteten. Stark aufgeblähter Bauch, zeitweilig Magenkrämpfe nach dem Essen, Blähungen, ein Gefühl von Schlappheit, Müdigkeit und Unlust, das ihren Tag überschattete.

Sie entschloß sich zur COLON-HYDRO-THERAPIE, die sie über zehn Sitzungen durchhielt. Schon bei der ersten Behandlung verspürte sie Erleichterung, als die stoßweise auftretenden Krämpfe, durch geschickte Bauchmassage aufgefangen, sofort nachließen und nicht wiederkehrten. Mit jeder Behandlung wurden Fortschritte erzielt, die sich auf die Stimmung der Patientin positiv auswirkten. Von Tag zu Tag sah sie besser aus, ihre Haut schien regelmäßiger durchblutet, und die Umstellung der Ernährung auf pflanzliche Kost, Verzicht auf zuckerhaltige Speisen und Befolgen der Grundsätze zur Eßkultur, ließen das Krankheitsbild innerhalb von zwei Wochen verschwinden.

Therapie:

Colon-Hydro-Therapie
Reisschleim-Kur
Aufbau
Reduktionskost

Dauer der Therapie:

2 Wochen

Herr H.W. (23)

Der Patient klagte über Verdauungsprobleme, die regelmäßig auftraten, wenn er Milcherzeugnisse gegessen hatte. Sie verursachten ihm Leibschmerzen, vielfach auch Durchfall, worunter er ohnehin häufig zu leiden hatte. Auch auf Ärger oder in Streßsituationen reagierte sein Verdauungstrakt mit Durchfall.

Die Anamnese zeugte von einem äußerst labilen Allgemeinbefinden. Geringe körperliche Belastungen führten zu nachhaltigem Ermüden. Gegen leichte Erkältungen oder grippale Infekte, die ein gesunder Organismus leicht überwindet, fehlte ihm die Widerstandskraft. Das Immunsystem schien deutlich geschwächt, ein Verdacht auf Pilzbefall der Verdauungswege bestätigte sich.

Die Behandlung begann mit einer völlig zuckerfreien Anti-Pilz-Diät. Für den Patienten eine unbequeme aber notwendige Umstellung, die seiner Nahrung alles fernhielt, was unerwünschte Darmbesiedler begünstigt.

Daneben gab es Darmbäder, um die weitere Selbstvergiftung zu verhindern.

Die Neubesiedlung des Verdauungsweges mit eubiotischen Symbionten zog sich einige Zeit hin, aber in Verbindung mit der geänderten Kost, die der Patient ausgezeichnet vertrug, waren die ursprünglichen Beschwerden bald verschwunden. Auch das Immunsystem hat sich stabilisiert. Der Patient fühlt sich so wohl, wie schon lange nicht mehr, und mit dem übermäßigen Ermüden ist es vorbei.

Therapie:

Colon-Hydro-Therapie
Neuraltherapie (Mandeln)
Homöopathie
Thymus-Injektion
Vitamin-Injektion
Symbioselenkung
Reisschleim-Kur
Aufbau
Schonkoststufen
Reduktionskost

Dauer der Therapie:

4 Wochen

Frau R.N. (30)

Therapie:

Colon-Hydro-Therapie

homöopathische Medikamente

Baunscheidtieren

Dauer der Therapie:

4 Wochen

Seit vier Jahren ertrug die Patientin einen beständig wechselnden Ausschlag im Gesicht, der nach Auskunft von Ärzten, die sie deshalb konsultierte, weder erklärbar noch heilbar war. Die Pickel kamen und gingen, hinter jedem blieb ein roter Fleck zurück, der oft erst nach Wochen verblaßte. Nichts half dagegen, keine Creme, keine Diät und kein noch so teures Medikament.

Außerdem litt sie an Verdauungsstörungen, die natürlich nur sie allein kannte. Aufgeblähter Bauch nach dem Essen, unregelmäßiger Stuhlgang, Verstopfung und selbst nach anscheinend ausreichender Entleerung, das Gefühl überfüllter Gedärme.

Durch Zufall erfuhr sie in einem Vortrag über Verdauungsprobleme, daß dem Übel chronischer Stuhlverstopfung durch Darmbäder abgeholfen werden könne, wenn man zudem bereit sei, Ernährungsfehler abzustellen, die solche Leiden verursachen.

Sie entschloß sich zur COLON-HYDRO-THERAPIE und erlebte bei den ersten Darmbädern ihr blaues Wunder. Nie hatte sie für möglich gehalten, solche Mengen an Fäkalien im Leib umherzutragen, wie jetzt zum Vorschein kamen.

Zusehends verlor sie an Körperumfang. Das Gefühl des Aufgeblähtseins nach dem Essen war bald verschwunden, und Pickel im Gesicht, die sich bereits durch Schwellung angekündigt hatten, kamen nicht mehr zum Durchbruch.

Am Ende der Behandlung sah ihre Gesichtshaut gesund und verjüngt aus, und sie hatte keine Verdauungsprobleme mehr. Allerdings befolgt sie nun auch gewissenhaft unseren Rat, auf Nahrungs- und Genußmittel, die ihr Organismus nicht verträgt, zu verzichten.

Frau I.S (58)

Therapie:

Colon-Hydro-Therapie

homöopathische Medikation

Dauer der Therapie:

2 Wochen

Die Patientin hatte erhebliche Verdauungsprobleme. Praktisch ernährte sie sich nur noch von Suppen, aber jedesmal nach dem Essen wurde ihr schlecht, oder es überkam sie eine unwiderstehliche Müdigkeit, die zum Hinlegen zwang, was sie sich in ihrem selbständigen Beruf eigentlich nicht leisten konnte.

Schon während der ersten Therapiesitzung spürte sie auffällige Erleichterung. Nach einigen Tagen stellte sich ein lange nicht mehr empfundenes Gefühl von Lebensfreude und Tatendrang ein. Ihre Antriebsschwäche war überwunden, und als Ergebnis der CHT hatte sie schon bald wieder Freude an der Arbeit, sie konnte sogar wieder Zukunftspläne fassen.

Frau L.L. (44)

Die Beschwerden der Patientin begannen vor etwa vier Jahren mit einem heftigen Magen-Darm-Katarrh (Brechdurchfall), der auf ärztlich verordnete Medikamente nur zögernd ansprach. Die alarmierenden Symptome, wie Durchfall und Erbrechen, verloren sich zwar, aber ein von Beginn an damit verbundenes Schwächegefühl und lähmende Lustlosigkeit blieben bestehen.
Ärztliche Untersuchungen ergaben jedoch keine organischen Befunde, so daß nichts weiter übrig blieb, als "Depressionen" zu diagnostizieren. Dagegen gab es Injektionen, die leider nicht halfen, sondern zusätzlich Kopfschmerzen verursachten.
Ein Psychiater, der sich des Falles annahm, verordnete mehrere Medikamente, die ebensowenig Erfolg brachten. Erst als die Patientin sich uns anvertraute, knüpften wir bei der ausführlichen Anamnese an ihr ursprüngliches Leiden, den Magen-Darm-Katarrh an und schlugen vor, die Behandlung mit Darmspülungen zu beginnen, um eine offenbar seit geraumer Zeit bestehende Selbstvergiftung zu beenden, die auf mangelhafte Ausscheidung von Verdauungsgiften zurückging.
Zusätzlich wurde eine Shiatsu-Behandlung verordnet, und im Verlauf gesprächstherapeutischer Anregungen, die auf Tiefenentspannung hinausliefen, verlor die depressive Stimmung der Patientin sich schon nach wenigen Sitzungen. Außerdem wurde ihre Ernährung auf vorwiegend vegetarische Kost umgestellt, so daß sie weniger Giftstoffe ausscheidet als früher. Von Medikamenten ist sie jetzt völlig unabhängig, Depressionen und Kopfschmerzen treten nicht mehr auf.

Bei diesem Fall war die Colon-Hydro-Therapie begleitend eingesetzt.

Den Schwerpunkt bildete Tiefenentspannung und Psychokinese.

Dennoch war auch hier der befreiende Aspekt der Psyche durch die Darmbehandlung und somit der direkte Darm-Psyche-Bezug nicht zu übersehen!

Dauer der Therapie:
3 Wochen

Frau B.D. (26)

Die Patientin berichtet, in Ihrer Familie kämen Hautkrankheiten vor. Bis zum zwanzigsten Lebensjahr blieb sie davon verschont, aber dann begann es mit Ausschlag an Händen und Füßen.
Der Arzt verschrieb ihr Cortisonsalbe und empfahl Ölbäder. Zunächst trat daraufhin Besserung ein, aber nach einiger Zeit begann der Ausschlag von neuem. Nach Wohnsitzwechsel geriet sie an eine Hautärztin, die Schuppenflechte diagnostizierte und dieselben Medikamente verordnete. Da der Erfolg gering blieb, gab es Bestrahlungen, die aber auch nicht halfen. Der Rat der Hautärztin gipfelte in der Prognose: "Ein Leben lang mit Cortison und Fettsalbe schmieren, Ölbäder nehmen, mehr kann man nicht tun!" Diese Aussicht mißfiel der Patientin, so fand sie zu uns.
Die naturheilkundliche Behandlung begann mit den Darmbädern der COLON-HYDRO-THERAPIE, Magnetfeld-Bestrahlung, homöopathischen Medikamenten und Reisschleimkur.
Durch die Darmsanierung verbesserte sich das Hautbild innerhalb von zwei Wochen. Nach fünfwöchiger Dauer der Therapie war die Patientin beschwerdenfrei.

Dauer der Therapie:
5 Wochen

Tobias V. (4)

Therapie:

Ernährungsumstellung Reisschleim-Diät mit Aufbau- und Schonkoststufen (tierisch, eiweißfrei)

Magnetfelder

Mora
Homöopathische Medikamente

Symbionten nach Stuhlbefund

Phoenix Entgiftungspräparate

Dauer der Therapie:

3 Monate

Stabilisierung:

2 Monate

Die Mutter gab das Kind im September 1993 in naturheilkundliche Behandlung, nachdem eine seit 1 ½ Jahren bestehende Fehlentwicklung weder von Kinderärzten noch in stationärer Behandlung korrigiert werden konnte.

Die naturheilkundliche Anamnese ergab folgenden Sachverhalt: In den ersten sieben Monaten wurde das Kind von der Mutter gestillt, danach bis zum vollendeten ersten Lebensjahr allmählich entwöhnt. Entwicklung bis dahin anscheinend normal. Seit Beginn des zweiten Lebensjahres verminderte sich die Lebhaftigkeit des Jungen zusehends. Er versuchte nicht mehr aufzustehen, krabbelte nicht mehr umher, sondern hockte meist mit gekrümmtem Rücken am Boden. Auch seine Halswirbel verloren an Beweglichkeit. Er hielt den Kopf beständig nach vorn geneigt, wendete ihn weder nach rechts oder links, sondern um nach den Seiten zu sehen, blickte er schräg aus den Augenwinkeln.

Die ärztliche Diagnose lautete auf rheumatoide Polyarthritis, zudem akute Entzündung der Regenbogenhaut am linken Auge. Seit Juni 1991 bestand außerdem Neurodermitis.

Der Verdacht auf Intoxikation durch die Muttermilch war ärztlicherseits weder geäußert, noch durch Befunderhebung ausgegrenzt worden. Behandelt wurde mit antirheumatischen Mitteln (AMUNO), in je vier Tagesdosen, abgestimmt aufs Körpergewicht. Die Augenentzündung wurde mit BETNESOL-Tropfen therapiert.

Trotz Dauerbehandlung blieb das Blutbild abnormal, die Augenentzündung ging nicht zurück, und Schwellungen an den Knien blieben trotz CORTISON-Injektionen bestehen.

Anfang November 1993 begann die naturheilkundliche Behandlung mit einer dreimonatigen Entgiftungstherapie und Umstellung der Ernährung. Außerdem erfolgte fünfmal wöchentlich Magnetfeld-Behandlung.

Nach acht Wochen war das Blutbild des Jungen wieder normal, die Augenentzündung abgeheilt, und das Allgemeinbefinden hatte sich erheblich gebessert. Auch die Hautausschläge waren verschwunden, und es bestand keine Abhängigkeit von Medikamenten. Der naturheilkundliche Ernährungsplan muß zwei bis drei Jahre eingehalten werden, bis der erreichte Gesundheitszustand sich stabilisiert hat.

Anhang

Lieferantenverzeichnis für Colon-Hydro-Geräte

Name	Straße	Ort	Vw	Telefon	Fax
Meditech Vertriebs GmbH	Rüßwisch 1	22393 Hamburg	(040)	6 40 88 11	6 40 88 33
IDEMED	H.-Lohse-Str. 52	25451 Quickborn	(04106)	52 22	22 30
Fritz Schiele Arzneibäder Fabrik GmbH	Postfach 1342 Industriestr. 16b	25454 Rellingen 25462 Rellingen	(04101) (04101)	37 15 95 3 42 39	3 34 68
Difomed Medizintechnik	Hinüberstr. 13	30175 Hannover	(0511)	31 26 92	31 26 92
Kress GmbH Med.Geräte Praxisbedarf	Buschstr. 2 + 6	63768 Hösbach	(06021)	55 09 66	55 09 77
Biomedica	Benzstr. 2a	63741 Aschaffenburg	(06021)	42 10 30	41 13 23
Herrmann Apparatebau GmbH	Höhenstr. 56	63820 Eichelsbach	(09374)	23 56	72 58
B & K Medizin-bedarf GmbH	Jahnstr. 6	63834 Sulzbach/M.	(06028)	20477	2 04 88
Maria Thierolf Medizintechnik	Wildensteiner Str.24	63863 Eschau	(09374)	17 93	17 93
Humares GmbH	Kanalstr. 17-19	76256 Weingarten	(07244)	13 94	37 59
H & K Hospital	Hochstr. 54	84424 Markt Isen	(08083)	96 15	96 16
Dr. Schuhfried Medizintechnik GmbH	Van Swietengasse 10	A-1090 Wien	(0222)	42 42 06-0	42 44 64
Medinova	Museumstr. 21/2	A-6020 Innsbruck	(0512)	58 47 92	57 99 38
FIAL-Ärztetechnik GmbH	Dr.F. Pallagasse-Mondgasse 16	A-9020 Klagenfurt	(0463)	5 68 49-0	51 27 60 32
Ottikur Meditech	Dorfstr. 142	CH-8439 Mellikon	(056)	53 15 74	53 16 69
P. Boerma Medische Apparatuur	Postbus 395 Duifhuis 11	NL-3860 AJ Nijkerk NL-3862 JD Nijkerk	(03494)	5 25 11	

Rezepte zur Darm-Schonkost Stufe I

Kichererbsen-Suppe

Kichererbsen waschen, mit Wasser bedeckt, über Nacht einweichen. Am nächsten Tag im Einweichwasser etwa zwei Stunden kochen lassen. Dann das in Würfel geschnittene Suppengemüse und die Kartoffeln hinzufügen, wenn nötig etwas Wasser auffüllen, nochmals 15 Minuten köcheln lassen, bis alles gar ist. Nun 2/3 der Suppe pürieren und wieder in den Kochtopf zurückgeben.

2 Tassen getrocknete Kichererbsen
2 große Kartoffeln
1 Stange Lauch
1 Stück Sellerie
2 Möhren
2 TLgekörnte Brühe
1 Bund Petersilie

Reisgemüse

Reis waschen und in kochendem Salzwasser 40 bis 45 Minuten garen. Das Gemüse putzen und in kleine Stücke schneiden. Bei kleiner Hitze 20 Minuten köcheln lassen. Mit Kräutern und Gewürzen abschmecken und alles mit dem Reis mischen.

400 g Reis
750 g Gemüse, Möhren, Kohlrabi, Lauch, Sellerie
1/4 l Brühe
Schnittlauch, Petersilie, Salbei, Safran, Vitagen-Margarine

Brokkoli-Creme-Suppe

Brokkoli waschen und etwa 20 Minuten kochen. Durch ein Sieb passieren. Die zerlassene Butter in einem Topf mit der Brokkolibrühe auffüllen und fünf Minuten köcheln lassen. Nun die Brühe mit Pfeffer und Worcestersauce abschmecken, mit Joghurt verfeinern.

1,5 l Wasser
500 g Brokkoli
1 EL Gemüsebrühe
1 EL Margarine
Pfeffer

Kerbel-Suppe

Aus Butter und Grünkernmehl eine helle Einbrenne herstellen. Brühe auffüllen, mit Pfeffer und Muskat würzen und 15 Minuten köcheln lassen. Gewaschenen und fein gewiegten Kerbel dazugeben, einmal kurz aufkochen lassen und servieren.

1,5 l Brühe
90 g Grünkernmehl
50 g Butter
2 Tassen frischer Kerbel
Pfeffer und Muskat

Geröstete Haferflocken mit geriebenen Mandeln (für 1 Person)

Rohe, geriebene Früchte, mit oder ohne Ahornsirup. In einer mit dem Pinsel geölten Pfanne die Haferflocken anrösten, ganz leicht bräunen lassen, mit geriebenen Mandeln überstreuen und heiß essen.

2-3 EL Haferflocken
1-2 EL geriebene Mandeln
Ahornsirup nach Bedarf

Gerste mit Ingwer

1-2 Tassen Gerste
1 TL geriebener Ingwer
1-2 Tassen Wasser
1 geriebener Apfel

Eine Schicht Gerste in einem Topf mit einem Teelöffel geriebenem Ingwer bestreuen, Wasser zugeben und das Ganze bei schwacher Hitze kochen lassen, ohne daß es anbrennt. Bedecken, aber nicht umrühren. Geriebenen Apfel, anderes frisches Obst, oder Sojasauce dazugeben.

Schmeckt ausgezeichnet, reguliert die Verdauung und hält bis zum Mittag vor.

Haferflocken mit Ingwer

1-2 Tassen Haferflocken
1 TL geriebener Ingwer
1 geriebener Apfel
1-2 Tassen Wasser

Eine Schicht Haferflocken in einem Topf mit einem Teelöffel geriebenem Ingwer bestreuen, Wasser zugeben und das Ganze bei schwacher Hitze kochen lassen, ohne daß es anbrennt. Bedecken, aber nicht umrühren. Geriebenen Apfel (wahlweise anderes, frisches Obst) oder Sojasauce dazugeben.
Schmeckt ausgezeichnet, reguliert die Verdauung und hält bis zum Mittag vor.

Fenchelgemüse (für 1 Person)

200 g Gemüsefenchel
1 EL Butaris
150 ml Wasser
Salz
frisch gemahlener Pfeffer
Muskatnuß

Fenchel waschen, in Streifen schneiden und das Kraut fein hacken. Butterschmalz zerlaufen lassen, den Fenchel dazugeben, andünsten, Wasser aufgießen und etwa zehn Minuten dünsten lassen.

Frühlingsgemüse (für 4 Personen)

300 g Karotten
300 g Staudensellerie
300 ml Gemüsebrühe
8 EL Maiskeimöl
2 EL Apfelessig
2 Lorbeerblätter
1 Zweig Rosmarin
1 Bund Basilikum oder Petersilie
Meersalz
frisch gemahlener Pfeffer

Karotten abbürsten, waschen, schälen und in Streifen schneiden. Selleriestangen waschen, schälen und ebenfalls in Streifen schneiden. Die Brühe und das Öl mit Salz und Pfeffer aufkochen lassen, dann die Lorbeerblätter und den Rosmarinzweig dazugeben. Das Ganze etwa 10 Minuten garen lassen, mit gehacktem Basilikum oder Petersilie bestreuen.

Lange Bohnen, gebraten (für 4 Personen)

Bohnen waschen und in 5 cm lange Stücke schneiden. In einer Pfanne das Maiskeimöl sehr heiß werden lassen,. Ingwer, Knoblauch und Bohnen unter ständigem Rühren braten. Sesamöl und Salz zufügen. Basilikumblätter erst zum Schluß dazugeben.

Sehr heiß servieren.

500 g lange Bohnen
3 EL Maiskeimöl
1 Knoblauchzehe, zerdrückt
!/2 TL frischer Ingwer,
1 TL Sesamöl
Salz, einige Blätter frisches Basilikum

Kürbis mit Ingwer

Das Kürbisfleisch in etwa 3 mm dicke, nicht zu große Scheiben schneiden. Danach Ingwer schälen und ebenfalls in dünne Scheiben schneiden.
Essig mit Wasser, Ingwer, Zimt, sowie den Gewürznelken erhitzen und einige Minuten ziehen lassen. Kürbisscheiben in kleinen Mengen nacheinander etwa 5 Minuten im Sud garziehen lassen.
In Gläser füllen, den Sud darübergießen. Die Gläser abdecken, auskühlen lassen und sorgfältig verschließen.

Kühl und dunkel aufbewahren.

1 kg Kürbisfleisch
1 Stück frische Ingwerwurzel
400 ml Apfelessig
300 ml Wasser
1 Stange Zimt
3 Gewürznelken

Pilaw (für 4 Personen)

Butterschmalz in einer feuerfesten Form erhitzen und darin die in Scheiben geschnittene Zwiebel andünsten, aber nicht braun werden lassen. Den Reis dazugeben und 3 Minuten unter Rühren anbraten. Curcuma an die Gemüsebrühe geben, die Brühe über den Reis gießen und gut vermischen. Aufkochen und zugedeckt etwa 15 Minuten im Ofen garen, bis die Brühe verkocht und der Reis gar und körnig ist.

Das Gericht kann durch Zugabe von Pilzen oder Gemüsen verfeinert werden.

50 g Butterschmalz
1 Zwiebel
225-250 g Langkornreis
Salz
frisch gemahlener Pfeffer
Curcuma (Gelbwurz)
450 ml Gemüsebrühe

Salbei-Kartoffelpuffer (für 4 Personen)

Kartoffeln und Zwiebel schälen und fein raspeln. Mit Salbeiblättern, Salz und Pfeffer mischen. Das Fett in einer Pfanne erhitzen. Aus dem Teig kleine Puffer formen und von jeder Seite 3 - 4 Minuten braten. Heiß servieren.

500 g Kartoffeln
1 Zwiebel
10-12 Salbeiblätter, Salz
frisch gemahlener Pfeffer
Olivenöl oder Butterschmalz zum Braten

Wirsinggemüse (für 1 Person)

200 g Wirsing
1 EL Butterschmalz
150 ml Wasser
frisch gemahlener Pfeffer
Salz, Muskatnuß
1 gekochte Kartoffel

Wirsing putzen, waschen und kochen, bis der harte Stiel weich ist. Dann abschrecken und gut abtropfen lassen. Butterschmalz erhitzen und den gehackten Wirsing dazugeben. Wasser aufgießen und 5 Minuten dünsten lassen. Mit den Gewürzen abschmecken.

Wildkräuter-Suppe (für 4 Personen)

4 EL feines Gerstenvollkornschrot
1 EL Gemüsebrühe
20 g frische Wild- oder andere Kräuter (Löwenzahn, Sauerampfer, Schafgarbe, Basilikum, Thymian, und Brennesselspitzen)
Meersalz, Muskatnuß
2 EL Butterschmalz

Gerstenvollkornschrot in heißem Topf ohne Fettzugabe einige Minuten darren, bis es nußartig riecht. Die kalte Gemüsebrühe dazugeben, und da Gerstenschrot schnell ansetzt, unter ständigem Rühren aufkochen. Einige Minuten quellen lassen. Kräuter waschen, abtropfen lassen und kleinschneiden. Im heißen Butterschmalz etwas andünsten. Die Suppe mit Meersalz und Muskatnuß abschmecken.

(Wenn tierisches Eiweiß erlaubt ist, kann zum Schluß mit etwas Sauerrahm verfeinert werden.)

Johanniskrautöl

frisch gezupfte Blüten und Blätter des Johanniskrauts

Oliven- oder Maiskeimöl

Man füllt die frisch gezupften Blüten und Blätter des Johanniskrauts (Herba hyperici) in ein großes, verschließbares Gefäß mit weitem Hals und gießt die dreifache Menge Oliven- oder Maiskeimlöl dazu.

Das Gefäß fest verschließen und 6 - 8 Wochen der Sonne, bei wenig Sonne, anderweitiger Wärme aussetzen.

Die Mischung muß öfters durchgeschüttelt werden. Wenn das Öl nach Ablauf der Reifezeit eine leuchtend rote Farbe angenommen hat, seiht man alles durch ein feinmaschiges Tuch und drückt den Rückstand aus. Wenn sich später auf dem Öl eine wässerige Absonderung zeigt, saugt man sie mit einem Gummischlauch ab.

Auf diese Weise erhält man eines der besten Naturheilmittel, dessen Heilkraft bis zu zwei Jahren anhält.

Knoblauchsaft

80 g Knoblauchzehen
45-prozentiges Äthanol
Angelikawurzel-Öl

Man läßt 80 Gramm geschälte und feingehackte Knoblauchzehen in 200 Gramm Äthanol 14 Tage lang in einer gut verschlossenen Flasche ziehen. Das Äthanol sollte mindestens 45-prozentig sein.

Die Flasche muß täglich mehrmals durchgeschüttelt werden. Danach gießt man alles durch ein feines Sieb und fügt fünf Tropfen Angelikawurzel-Öl hinzu. Auf diese Weise ist ein viele Jahre haltbarer Knoblauchsaft entstanden. Bei Bedarf nimmt man dreimal täglich sechs Tropfen.

Rezepte zur Darm-Schonkost Stufe II

Bohnengemüse (für 4 Personen)

Bohnen waschen, Stielenden und Spitzen abschneiden. Knoblauch und Zwiebeln schälen, fein hacken, mit Meersalz würzen und in dem Öl glasig dünsten. Die Gemüsebrühe dazugießen. Bohnen mit Bohnenkraut einfüllen und zugedeckt, bei schwacher Hitze etwa 15 Minuten bißfest dünsten.

600 g Prinzeßbohnen
2 Knoblauchzehen
2 Zwiebeln
3 EL Maiskeimöl
150 ml Gemüsebrühe
Bohnenkraut
Meersalz
frisch gemahlener Pfeffer

Dinkelgemüse (für 4 Personen)

Dinkel kalt und warm abspülen, in der Gemüsebrühe über Nacht quellen lassen. Am anderen Tag die Dinkelkörner bei schwacher Hitze 1/2 Stunde garen, Herdplatte ausschalten und 1/2 Stunde nachquellen lassen. Kräftig würzen. Zwiebeln schälen, Gemüse putzen, wenn nötig schälen, waschen und alles fein würfeln. Den Dinkel gut abtropfen lassen. Zwiebeln, Möhren und Sellerie in Butter andünsten, Lauch dazugeben, mit Meersalz, Pfeffer und wenig Muskatnuß würzen. 1 - 2 Eßlöffel Gemüsebrühe hinein und bei mittlerer Hitze 10 Minuten zugedeckt garen lassen.

200 g Dinkel
400 ml Gemüsebrühe
2 Zwiebeln
200 g Karotten
200 g Sellerie
200 g Lauch
2 EL Butterschmalz
weißer Pfeffer,
gemahlene Muskatnuß

(Wenn tierisches Eiweiß erlaubt ist:
4 Schalotten
2 EL Butter
150 ml Gemüsebrühe
150 g Sauerrahm
50 g Kresse
junge Spinatblätter)

Folien-Maiskolben (für 4 Personen)

Von den Maiskolben Blätter und Haare entfernen, anschließend unter fließendem Wasser abwaschen und trockentupfen. Ein Stück Alufolie mit Butterschmalz bestreichen und die Maiskolben drauflegen. Knoblauchzehen und Zwiebeln schälen und fein würfeln. Karotte putzen, waschen, schälen und in Würfel schneiden. Lauch ebenfalls putzen, waschen, halbieren und kleinschneiden. Zwiebeln und Knoblauch im erhitzten Butterschmalz andünsten, das Gemüse dazugeben und mitdünsten. Brühe und Essig angießen. Klein gehackte Kräuter unterziehen, mit Pfeffer und Salz würzen. Sauce über die Maiskolben geben, Alufolie verschließen und im vorgeheizten Backofen bei 180 Grad etwa 35 Minuten garen.

8 mittlere Gemüsemaiskolben
2-3 EL Butterschmalz

Sauce:
2 Knoblauchzehen
1 Zwiebel
1 Karotte
2 EL Butterschmalz
1/4 L Gemüsebrühe
Petersilie, Kerbel, Estragon, Meersalz
frisch gemahlener Pfeffer
2 EL Kräuteressig

Frühlingskartoffeln in der Schale (für 4 Personen)

750 g kleine, festkochende Frühlkartoffeln
3 EL Olivenöl
3 Bund glatte Petersilie
2 Bund Basilikum
15-20 schwarze Oliven
3 Knoblauchzehen
Meersalz
frisch gemahlener Pfeffer

Kartoffeln gut waschen. Olivenöl erhitzen, die nassen Kartoffeln hinzugeben und bei mittlerer Hitze unter häufigem Schwenken etwa 15 Minuten goldbraun braten.
Petersilie und Basilikum fein hacken, mit entsteinten Oliven und den feingehackten Knoblauchzehen vermischen. Mit frisch gemahlenem Pfeffer und sehr wenig Meersalz würzen. Die gebratenen Kartoffeln mit der Kräutermischung bestreuen.

Gefüllte Auberginen (für 4 Personen)

4 kleine Auberginen
200 g Pfifferlinge oder Champignons
1 Stange Lauch
3 EL kaltgepreßtes Olivenöl
4 EL feines Hafervollkornmehl
200 ml Gemüsebrühe
frisch geriebene Muskatnuß
frischer Thymian
Meersalz
Petersilie

Auberginen putzen, waschen, halbieren und die Hälften leicht salzen. Im Backofen bei 225 Grad etwa 15 - 20 Minuten backen, dann das Innere herauslösen und grob hacken. Pilze und Lauch putzen, waschen, abtrocknen und fein hacken. Im Öl etwa zehn Minuten dünsten und das Auberginenfleisch dazugeben. Das Gemüse mit Vollkornmehl binden, sowie mit den fein gehackten Kräutern und Gewürzen kräftig abschmecken.
Backofen auf 180 Grad vorheizen. Die ausgehöhlten Auberginenhälften in eine leicht gefettete, feuerfeste Form setzen. Gemüsemischung in die Auberginen füllen und mit der Brühe angießen. Die Auflauf-Form mit Alufolie abdecken und zugedeckt 25 - 30 Minuten garen.

Gefüllte Vollkorn-Pfannkuchen (für 4 Personen)

Teig:
75 g Dinkelmehl
75 g Buchweizenmehl
20 g Sibylle-Diät Ei-Ersatz
80 ml Wasser
Meersalz, frisch geriebene Muskatnuß

Füllung:
500 g Mangold
2 Zwiebeln
1 Knoblauchzehe
2 EL kalt gepreßtes Olivenöl
frisch gemahlener weißer Pfeffer, Kräutersalz

(Wenn tierisches Eiweiß erlaubt ist, außerdem:
3 Eier, Öl zum Ausfetten und Ausbacken
150 g Sauerrahm
100 g geriebener Käse)

Mehl und Wasser mit Meersalz und Muskatnuß zu einem glatten Teig verrühren, wenn nötig etwas Wasser zugeben; eine halbe Stunde quellen lassen. Mangold putzen und waschen. Zwiebeln und Knoblauch schälen, fein hacken und in einem Topf mit erhitztem Öl glasig dünsten. Mangoldstiele kleinschneiden, dazugeben und bißfest dünsten. Kurz vor Ende der Garzeit die klein geschnittenen Blätter dazugeben. Mit Kräutersalz und Pfeffer würzen. Aus dem Teig in wenig Öl dünne Pfannkuchen backen, mit der Gemüsemischung füllen und servieren.

(Wenn tierisches Eiweiß erlaubt ist, anstelle von Ei-Ersatz und Wasser 3 Eier in den gequollenen Teig rühren und backen. Mangold mit dem Sauerrahm, sowie geriebenem Käse mischen und erhitzen, bis der Käse zu schmelzen beginnt.

Gemüse-Allerlei (für 4 Personen)

Duftpilze 30 Minuten in Wasser einweichen, die Stengel entfernen. Bei Austernpilzen waschen und putzen. Die Pilze in Scheiben schneiden, die Gemüse waschen, putzen und klein schneiden. Pilze, Ingwer und zerdrückten Knoblauch mit den Gemüsen 5 Minuten anbraten. Gut vermischen, mit Sojasauce abschmecken, salzen und pfeffern.

Heiß servieren.

3 Karotten
1 Sellerie, mittelgroß
1 Stange Lauch
200 g grüne Bohnen oder
200 g Brokkoli
200 g Sojasprossen
8 chinesische Duftpilze oder Austernpilze
1 Knoblauchzehe
3 Scheibchen frischer Ingwer
1 EL Sojasauce
3 EL Maiskeimöl

Gemüse-Bratlinge (für 4 Personen)

Karotten, Sellerie und Kartoffeln unter fließendem Wasser gründlich bürsten, wenn nötig schälen, alles grob reiben und Hafervollkornmehl hinzumischen. Gewürze und fein gehackte Kräuter untermengen. Den Ei-Ersatz mit Wasser vermischen und unterrühren. Sofort kleine Bratlinge aus dem Teig formen und in heißem Öl von beiden Seiten goldgelb braten.

Sie können die Bratlinge anstelle von Karotten und Sellerie auch mit Roter Bete und Zucchini probieren. Das Gemüse wird dann vorher in wenig Butterschmalz angedünstet und die Zucchini ausgedrückt. Rote Bete wird mit Kümmel, Zucchini mit Oregano gewürzt.

200 g Karotten
200 g Sellerie
300 g Kartoffeln
4 EL Hafervollkornmehl
1 Bund Petersilie und Dill
2 EL kalt gepreßtes Olivenöl
frisch geriebene Muskatnuß, Meersalz
20 g Sibylle- Diät Ei-Ersatz
80 ml Wasser

Indischer Reis (für 4 Personen)

Reis waschen und 20 - 30 Minuten einweichen. In einem Sieb abtropfen lassen und dabei mehrmals schütteln. Öl in einer Pfanne erhitzen, Zwiebel und Knoblauch bei mittlerer Hitze goldbraun anbraten. Den Reis hinzugeben, Hitze reduzieren, Gewürze hinzufürgen und alles vermischen. Die Kochflüssigkeit nach und nach an den Reis geben, aufkochen und zugedeckt, auf kleiner Flamme 15 - 20 Minuten garen, bis der Reis weich ist.

Auf Wunsch können alle Gemüsesorten hinzugegeben werden, wobei Bohnen und Kartoffeln 4 Minuten blanchiert werden sollten. Frischgehackte Korianderblätter runden das Ganze ab.

225-250 g Langkornreis
2 EL Maiskeimöl
1 Zwiebel, geschält
1 Knoblauchzehe, zerdrückt
1/4 TL Curcuma
1/2 TL Kreuzkümmel
1/4 TL Koriander
Salz
600 ml Brühe oder Wasser

Gemüse aus Karotten und Petersilienwurzeln (für 4 Personen)

300 g Karotten
300 g Petersilienwurzeln
2 Zwiebeln
2 El Maiskeimöl
300 ml Gemüsebrühe
Meersalz
frisch gemahlener Pfeffer

Zwiebeln schälen und würfeln. Karotten und Petersilienwurzeln gründlich bürsten, waschen, dünn schälen und in Streifen schneiden. Zwiebeln im Olivenöl andünsten. Gemüse dazugeben und die Brühe angießen. 10 - 15 Minuten garen, mit Salz und Pfeffer würzen.

Kräuterreis (für 4 Personen)

250 g Langkornreis
1 TL Salz
50 g Butterschmalz
1 Zwiebel, feingehackt
1 Knoblauchzehe, zerdrückt
8 Frühlingszwiebeln, gewaschen und geputzt
4 EL frisch gehackte Petersilie
8 Basilikumblätter, gehackt

Reis mit dem Salz in 1 L Wasser kochen. Butterschmalz in einer Pfanne erhitzen, Zwiebel und Knoblauch bei milder Hitze andünsten und die feingehackten Frühlingszwiebeln dazugeben. Diese Mischung unter den gekochten Reis heben, der noch ein wenig wässerig sein sollte, Zugedeckt mit dem restlichen Wasser etwa 5 - 7 Minuten einkochen lassen. Zum Schluß Petersilie und Basilikum untermischen, mit frisch gemahlenem Pfeffer abschmecken.

Kürbisgemüse (für 4 Personen)

600 g Kürbis
1 kleine Zwiebel
1 Knoblauchzehe
2 EL Maiskeimöl
1-2 EL Gemüsebrühe
Meersalz
frisch geriebener Ingwer

Kürbis schälen, die Kerne herausschaben und das Fleisch in kleine Würfel schneiden. Zwiebel und Knoblauch schälen, fein hacken und im erhitzten Öl goldgelb braten. Kürbiswürfel mit Gemüsebrühe dazugeben und im zugedeckten Topf zehn Minuten dünsten. Mit Meersalz und Ingwer würzen.

Lauchgemüse (für 1 Person)

200 g Lauch
1 EL Butterschmalz
Petersilienblätter
100 ml Wasser
Salz, Muskatnuß
frisch gemahlener Pfeffer
1 gekochte Kartoffel

Lauch waschen, putzen, in schmale Ringe schneiden und in heißem Butterschmalz andünsten. Petersilie dazugeben und etwas Wasser angießen. Gekochte Kartoffel in kleine Stücke schneiden, hinzufügen und mit den Gewürzen abschmecken.

Nuß-Brokkoli (für 4 Personen)

600 g Brokkoli
1 Zwiebel
1 Knoblauchzehe
30 g Butterschmalz
30 g Mandeln oder Pinienkerne
200 ml Gemüsebrühe
Meersalz
frisch gemahlener Pfeffer

Brokkoli putzen, in Röschen zerteilen und waschen. Die Stengel schälen und in Stücke schneiden. Zwiebel schälen und fein würfeln, Knoblauch schälen und durch die Presse drücken. Butterschmalz erhitzen, Zwiebeln und Knoblauch darin anschwitzen. Brokkoli mit dem Kochwasser 5 - 10 Minuten bißfest dünsten. In der Zwischenzeit die Pinienkerne oder Mandeln in einer Pfanne bei schwacher Hitze goldbraun rösten. Brokkoli abgießen und mit den Mandeln oder Pinienkernen servieren. Den Sud für Suppe weiterverwenden.

Selleriepuffer (für 2 Personen)

Sellerie und Karotten schälen und auf einer Reibe grob raspeln. Mit Ei-Ersatz und Wasser vermengen, mit Salz und Pfeffer würzen. Das Karottengrün kleinschneiden und dazugeben. Butterschmalz in der Pfanne erhitzen und die Mischung portionsweise darin ausbacken.

1 mittelgroße Sellerie
2 Karotten mit Grün
2-3 TL Ei-Ersatz
40-60 ml Wasser, Salz
frisch gemahlener Pfeffer
Butterschmalz

Buchweizen-Sauerkraut-Auflauf (für 4 Personen)

Buchweizen kalt und warm abspülen, in der Gemüsebrühe bei geringer Hitze 15 - 20 Minuten kochen, bei abgeschaltetem Herd nachquellen lassen. Zwiebeln schälen, Äpfel waschen, vierteln, entkernen und beides in kleine Würfel schneiden. Diese im erhitzten Öl dünsten, Sauerkraut dazugeben und das Ganze etwa 10 Minuten garen lassen. Mit Meersalz und Pfeffer abschmecken. Eine feuerfeste Form mit Öl auspinseln. Den Backofen auf 180 Grad vorheizen. Die saure Sahne mit Kräutern und Gewürzen mischen. Buchweizen mit dem Gemüse vermengt, in die Form füllen. Sahnemasse darübergießen und 20 - 30 Minuten backen.

200 g Buchweizen
400 ml Gemüsebrühe
2 Zwiebeln
200 g Äpfel
2 EL kalt gepreßtes Olivenöl
300 g rohes Sauerkraut
kalt gepreßtes Olivenöl
120 g Sauerrahm
1/2 Bund Petersilie
Meersalz, Salbei,
frisch gemahlener Pfeffer
Liebstöckel und Majoran

Buchweizenpfanne (für 4 Personen)

Gemüsebrühe aufkochen, Buchweizen kalt und warm abspülen, in die Gemüsebrühe streuen, Lorbeerblätter und Nelken zufügen. Bei schwacher Hitze 15 - 20 Minuten kochen, den Herd abschalten und nachquellen lassen. Die Zwiebeln schälen und in kleine Würfel schneiden. Austernpilze putzen, kurz waschen, trockentupfen und fein hacken. Karotten putzen, waschen, schaben, Sellerie putzen, waschen, schälen und beides in kleine Würfel schneiden. Das Öl erhitzen, Gemüse und Pilze darin bei mittlerer Hitze andünsten, vom Herd nehmen und abkühlen lassen. Sauerrahm mit den Eiern verquirlen und unter das Gemüse ziehen. Backofen auf 200 Grad vorheizen. Lorbeerblätter und Nelken aus dem Buchweizen entfernen, Gemüse-Sauerrahm-Masse zufügen und unterrühren. Mit Majoran, der zerdrückten Knoblauchzehe, Meersalz und Pfeffer würzen. Die Masse in eine gefettete Auflaufform geben und im Backofen etwa 30 Minuten überbacken, dabei 10 Minuten vor Ende der Garzeit mit Käse bestreuen.

300 ml Gemüsebrühe
200 g Buchweizen
2 Lorbeerblätter
2 Gewürznelken
2 Zwiebeln
250 g Austernpilze
5 Karotten
250 g Staudensellerie
2 EL kaltgepreßtes Olivenöl
75 g Sauerrahm
2 Eier
1/4 Bund frischer Majoran
1 Knoblauchzehe
Meersalz
frisch gemahlener Pfeffer
Butter zum Ausfetten
2 EL geriebenen Käse

Spargel mit Estragonmayonnaise (für 4 Personen)

Spargel schälen, in Salzwasserdampf 15 - 20 Minuten garen, abtropfen lassen und kaltstellen. In der Zwischenzeit mit Estragon- statt Apfelessig Mayonnaise zubereiten, den gehackten Estragon eine Stunde vor dem Servieren hinzufügen. Spargel und Mayonnaise getrennt servieren.

1250 g frischer Spargel
400 ml selbstgemachte
Mayonnaise mit
Estragonessig angerührt
2 EL feingehackten
Estragon, Salz

Gefüllte Gemüse (für 4 Personen)

4 kleine Knollen Sellerie
4 Rote-Bete-Knollen
4 Kartoffeln
600 g Magerquark
1/8 l Sojamilch
1 Bund Schnittlauch
Salz
frisch gemahlener Pfeffer

Ungeschältes Gemüse waschen und mit einer Gemüsebürste säubern. In einem Siebeinsatz dämpfen: Rote Bete 45 Minuten, Kartoffeln 35 Minuten und Sellerie 20 Minuten. Den Quark mit der Sojamilch glattrühren, Schnittlauch kleinschneiden und untermischen; mit Salz und Pfeffer würzen. Von den Knollen einen Deckel abschneiden, sie kreuzweise einschneiden, auseinanderdrücken und mit dem Quark füllen.

Staudensellerie, gratiniert (für 4 Personen)

600 g Staudensellerie
300 ml Gemüsebrühe
2 Zwiebeln
1/2 Bund Basilikum
1 TL kaltgepreßtes Olivenöl
6 EL Sauerrahm
30 g geriebener Hartkäse
2 EL eingeweichtes, grobes Dinkelvollkornschrot
Meersalz, Muskatnuß,
frisch gemahlener Pfeffer

Staudensellerie waschen, putzen, in 10 cm lange Stücke schneiden und in der Brühe garen. Öl in einer Auflaufform erhitzen und die fein gewürfelten Zwiebeln darin andünsten. Sellerie daraufgeben, mit Pfeffer, Salz und Muskatnuß würzen. Sauerrahm mit Käse und Dinkelschrot verrührt, über die Sellerie geben. Mit feingehacktem Basilikum bestreuen und im vorgeheizten Backofen bei 220 Grad etwa 10 Minuten überbacken.

Chicorée-Apfel-Salat mit Sesam (für 4 Personen)

4 Stangen Chicorée, (ca. 400 g)
2 kleine Äpfel,
250 g Sesam
2 EL Apfelessig
5 EL Maiskeimöl
Salz
frisch gemahlener Pfeffer
Ursüße

Von den Chicoréestangen am Wurzelende etwa 3 cm abschneiden, den inneren, bitteren Kern spitz herausschneiden und die äußersten Blätter entfernen. Die Stangen waschen und gut abtropfen lassen. Äpfel schälen, entkernen und in dünne Scheiben schneiden. Chicorée in etwa 1/2 cm dicke Ringe schneiden und mit den Äpfeln mischen. Essig mit Öl verrühren, Salz, Ursüße und Pfeffer zugeben und über den Salat gießen. Gut mischen und durchziehen lassen.

Sesamkörner in einer Pfanne langsam anrösten. Erst kurz vor dem Servieren auf den Salat streuen, damit sie knusprig bleiben.

Gemüsesuppe mit Dinkel (für 4 Personen)

1 kleine Zwiebel
2 EL Maiskeimöl
4 EL feines Dinkelvollkornschrot
1 EL Gemüsebrühe
200 g Knollensellerie
1/2 Bund Petersilie
Liebstöckel, Meersalz

Zwiebel schälen, fein hacken und im Öl leicht bräunen. Dinkelschrot dazugeben und anschwitzen. Kalte Gemüsebrühe unter Rühren zugießen, kurz aufkochen und bei schwacher Hitze 5 Minuten quellen lassen. Sellerie waschen, schälen, fein reiben. Mit Meersalz und fein gehacktem Liebstöckel abschmecken. Sellerie und gehackte Petersilie einstreuen.

Gemüsesuppe mit Haferschrot (für 4 Personen)

Gemüse putzen, waschen und in sehr dünne Streifen schneiden. Zwiebel schälen und in kleine Würfel schneiden. Gemüse und Zwiebel in der erhitzten Butter andünsten, Haferschrot dazugeben und anschwitzen. Die kalte Gemüsebrühe unter Rühren dazugeben, aufkochen und fünf Minuten quellen lassen. Kokosmilch mit Salz, Muskatnuß und Majoran gewürzt, dazugeben und abschmecken. Fein gehackte Petersilie oder Schnittlauch darüber streuen.

200 g Gemüse (Sellerie, Lauch und Karotten)
1 Zwiebel
2 EL Butterschmalz
4 EL Hafervollkornschrot
1 EL Gemüsebrühe
6 EL Kokosmilch
1/2 Bund Petersilie oder Schnittlauch,
Meersalz, Majoran
geriebene Muskatnuß

Reis-Gemüse-Suppe (für 4-6 Personen)

Alle Gemüse waschen, putzen und in kleine Würfel schneiden. Das Butterschmalz in einem Topf erhitzen und Zwiebeln, Sellerie, Karotten und Rüben bei niedriger Hitze etwa 4 Minuten andünsten. Mit Wasser oder Brühe aufgießen. Lorbeerblatt und Kräuter hinzufügen, aufkochen, Reis dazugeben und ¼ Stunde köcheln lassen. Lauch und Gewürze hinzufügen, weitere fünf Minuten garen. Zuletzt das Kraut in die Suppe geben. und weiter kochen, bis der Reis gar ist. Schnittlauch und Petersilie fein hacken und unterrühren.

50 g Butterschmalz
2 Zwiebeln, feingehackt
2 Karotten
1 kleine Rübe
2 Stangen Bleichsellerie
1 EL Wasser oder Brühe
1 Lorbeerblatt, Salz
50 g Langkornreis
2 Stangen Lauch
frisch gemahlener Pfeffer
1/4 kleiner Krautkopf
Petersilie, Schnittlauch

Kastaniensuppe

Kastanien einritzen, 10 - 15 Minuten bei 200 Grad (Gas Stufe 6) backen, bis die Schale knusprig ist, dann die Kastanien schälen.

Die Zwiebeln mit zerlassener Butter goldbraun andünsten und die Brühe hinzugeben. Gut umrühren, die Kastanien hinzufügen und 20 - 30 Minuten leicht kochen lassen, bis die Kastanien weich sind. Salzen, pfeffern und vor dem Servieren mit Muskat bestreuen.

(Ist tierisches Eiweiß erlaubt, kann die Suppe verändert werden, indem man die Kastanien püriert und mit Rahm serviert.)

450 g frische Kastanien
25 g Butter
50 g feingeschnittene Zwiebeln
900 ml Gemüsebrühe
Salz
frisch gemahlener Pfeffer
frisch geriebene Muskatnuß

(Wenn tierisches Eiweiß erlaubt ist, außerdem: 150 g Sauerrahm)

Rote-Bete-Suppe mit Estragon (für 4 Personen)

Rote Bete, Zwiebeln und Knoblauch schälen, in Stücke schneiden und mit Kümmel in Butterschmalz andünsten. Die Gemüsebrühe aufgießen und zugedeckt etwa zwanzig Minuten köcheln lassen. Mit Salz, Pfeffer und Muskatnuß abschmecken. Mit dem frischen Estragon garnieren.

(Wenn tierisches Eiweiß erlaubt ist, kann die Suppe mit Sauerrahm verfeinert werden.)

400 g Rote Bete
200 g Zwiebeln
1 Knoblauchzehe
1 TL Kümmel
50 g Butterschmalz
1/2 l Gemüsebrühe
Salz, Muskatnuß
frisch gemahlener Pfeffer
1 Zweig Estragon

Kürbis-Karotten-Suppe (für 4 Personen)

400 g Kürbis
200 g Karotten
1 Zwiebel
Butterschmalz
Currypulver, selbstgemacht
2 EL feines Hirsevollkornmehl
1 L Gemüsebrühe
frisch geriebener Ingwer
frisch gemahlener weißer Pfeffer
Meersalz
1 EL Mandelblättchen

Kürbis schälen, Kerne entfernen und das Kürbisfleisch in kleine Stücke schneiden. Die Karotten putzen, schaben und in kleine Würfel schneiden. Die Zwiebel schälen, fein hacken und in Butterschmalz glasig dünsten. Gemüsewürfel dazugeben, Hirsevollkornmehl und Currypulver einstreuen und alles zusammen anschwitzen. Die kalte Gemüsebrühe angießen und unter Rühren aufkochen. Auf kleiner Flamme 10 Minuten kochen lassen, dann pürieren. Mit Ingwer, Pfeffer und Meersalz abschmecken. Die Mandelblättchen ohne Fettzugabe bei niedriger Flamme leicht bräunen und darüber streuen.

(Wenn tierisches Eiweiß erlaubt ist, kann die Suppe mit 1 Eßlöffel Sauerrahm pro Person verfeinert werden.)

Weiße Gemüsebrühe

2 EL Oliven- oder Maiskeimöl
250 g fein geschnittene Zwiebeln
250 g gewürfelte Kartoffeln
50 g fein geschnittene Sellerie
100 g Pastinake in dünnen Scheiben, sonst vierteln
100 g Karotten in Scheiben
100 g weiße Rüben
2 Lorbeerblätter
900 ml Wasser

Erhitzen Sie das Öl in einer tiefen Pfanne, geben Sie Zwiebeln, Kartoffeln und Sellerie hinzu; bei milder Hitze 10 Minuten kochen. Das Gemüse darf keine Farbe annehmen, deshalb von Zeit zu Zeit umrühren.

Das übrige Gemüse, Wasser und Lorbeerblätter hinzufügen und gut umrühren. Aufkochen lassen, Flamme kleiner, Pfanne zudecken und 1 Stunde köcheln.

Kartoffelsuppe

1 kleine Karotte in Scheiben
1 kleine Zwiebel, gewürfelt
1 Stange Staudensellerie in Scheiben
300 g geschälte, Kartoffeln, grob gewürfelt
750 ml Gemüsebrühe
1 gepreßte Knoblauchzehe
150 g Sauerrahm
Salz, Pfeffer
2 EL gehackte Kräuter (Petersilie und Majoran)
1 EL Majoranblätter

Karotte und Sellerie farblos dünsten, Knoblauch zugeben.

Kartoffeln zu den Gemüsen geben. Mit der Brühe auffüllen und 15 Minuten garen. Sauerrahm dazugeben, mit Salz und Pfeffer abschmecken. Nochmals erwärmen, aber nicht mehr kochen.

Anrichten, mit den Kräutern bestreuen und sofort servieren.

Tip: Geröstete Brotwürfel darüber streuen.

Tortillas (für 4 Personen)

Maismehl, Dinkelmehl, Natron und Salz vermischen und mit etwas heißem Wasser zu einem festen Teig rühren. Teig drei Minuten kneten, ½ Stunde ruhen lassen. In 8 Portionen teilen; jede zu einem Pfannkuchen von etwa 15 cm Durchmesser ausrollen und auf beiden Seiten backen, bis sie braun und gar sind. Dabei zwei- oder dreimal wenden und darauf achten, daß sie nicht brechen.

100 g Maismehl
100 g Dinkelschrotmehl
1/2 TL Natron
Salz
etwas heißes Wasser
Öl zum Ausbacken

Bauernomelett (für 4 Personen)

Butter in einer Pfanne schmelzen, Kartoffeln zugeben und etwa 15 Minuten darin anbraten, bis sie fast gar sind. Während der Kochzeit die Pfanne fest verschließen, aber mehrmals umrühren, damit nichts anbrennt. Zwiebeln zufügen und weitere 5 Minuten schmoren lassen. Jetzt sollten die Kartoffeln weich und die Zwiebeln glasig sein. Mit Salz und Pfeffer würzen.

Eier mit viel Salz und Pfeffer leicht verschlagen und über die Kartoffeln gießen. Wie Rührei zubereiten, umrühren, bis das meiste der Flüssigkeit fest ist. Eine Servierplatte über die Pfanne legen und vorsichtig umdrehen, damit das Omelett auf die Platte zu liegen kommt.

Sofort servieren.

450 g feingewürfelte Kartoffeln
50 g Butter
100 g feingehackte Zwiebeln
Salz
frisch gemahlener Pfeffer
8 Eier

Omelett mit Frühlingszwiebeln (für 1 Person)

Frühlingszwiebeln in 15 g Butter weich dünsten, aber nicht bräunen lassen. Sauerrahm und Thymian dazugeben und leicht köcheln lassen. Ein einfaches Omelett zubereiten, Zwiebelfüllung in die Mitte geben und das Omelett zur Hälfte zusammenklappen.

2 Eier, Salz
frisch gemahlener Pfeffer
15 g Butter
50 g feingehackte Frühlingszwiebeln
15 g Butter für die Zwiebeln
1 EL Sauerrahm
1/2 TL feingehackter Thymian

Käseomelett (für 1 Person)

Richten Sie sich nach dem Grundrezept für ein einfaches Omelett; bevor Sie das Omelett zusammenklappen, 25 Gramm geriebenen Cheddarkäse darüber streuen.

Sofort servieren, sonst zieht der Käse Fäden.

Zutaten wie für einfaches Omelett

25 g geriebenen Cheddarkäse

Kräuteromelett (für 1 Person)

Einfaches Omelett nach Grundrezept zubereiten, aber die Hälfte der Kräuter in die rohe Eiermischung geben. Restliche Kräuter über das fertige Omelett streuen, zur Hälfte zusammenklappen und mit etwas Kräuterbutter servieren.

1 EL frisch gehackte, gemischte Kräuter (Petersilie, Kerbel, Brunnenkresse, Estragon)
15 g Butter, 2 Eier

Maisomelett (für 1 Person)

2 Eier, Salz
frisch gemahlener Pfeffer
15 g Butter
50 g gekochte Maiskörner
15 g Butter für die Maiskörner

15 g Butter in der Pfanne bei mittlerer Hitze schmelzen, Mais zugeben und 4-5 Minuten, oder bis er weich ist, garen lassen. Ein einfaches Omelett zubereiten, den Mais daraufgeben und das Omelett zur Hälfte zusammenklappen.

Sofort servieren.

Einfaches Omelett (für 1 Person)

2 Eier, Salz
frisch gemahlener Pfeffer
15 g Butter

Eier in ein Gefäß geben, mit Salz und Pfeffer würzen und alles leicht verquirlen. Die Butter schmelzen, aber nicht bräunen lassen. Eier in die Pfanne geben und einige Minuten braten, dann das Omelett wenden und von der anderen Seite bräunen lassen.

Auberginen überbacken

150 g Mozzarella
frisches Basilikum
1/8 l Distelöl
Pfeffer aus der Mühle
2 Auberginen
Paprikapulver
2 Fleischtomaten
Kräutersalz

Auberginen in 1 cm dicke Scheiben schneiden und von beiden Seiten salzen. Nach 10 Minuten mit Küchenkrepp trockentupfen und in sehr heißem Öl von beiden Seiten 2 bis 3 Minuten braten. Tomaten und Mozzarella in Scheiben schneiden, Basilikum zerzupfen. Auberginenscheiben auf ein Backblech setzen. Pfeffer darüber streuen, Tomatenscheiben und Mozzarella darauflegen, mit Kräutersalz, Pfeffer und Basilikum würzen und im vorgeheizten Backofen bei 250 Grad 10 Minuten überbacken. Mit Paprikapulver überstreuen und mit Basilikum dekorieren.

Avocado-Sauce

1 Avocado (weich)
5 EL Sahne
1 TL gek. Brühe
1 Zwiebel
2 Knoblauchzehen
1 Bund Petersilie
Pfeffer

Avocado halbieren und den Stein herausnehmen. Das Fruchtfleisch pürieren und mit der Sahne verrühren. Petersilie und Zwiebel fein hacken, Knoblauch durch die Presse geben und alles unter die Avocadomasse rühren. Mit der Brühe und Pfeffer kräftig abschmecken.

Champignons in Sahne

500 g Champignons
4 EL Vitagen
2 Knoblauchzehen
1 Zwiebel
1 Bund Petersilie
Gemüsebrühe

Pilze putzen, die großen halbieren oder vierteln. In einer großen Pfanne die Margarine zerlassen, die feingehackten Zwiebel und den gepreßten Knoblauch schnell darin anrösten. Nun die Champignons dazugeben und einige Minuten mitbraten. Fünf Minuten köcheln lassen, mit der Gemüsebrühe abschmecken und die gehackte Petersilie darüberstreuen.

Französische Gemüse-Suppe

Alles Gemüse recht fein schneiden. Blumenkohl in kleine Röschen brechen. Butter erhitzen, das Gemüse sowie die grob gehackte Zwiebel und die Hälfte der Petersilie darin zehn Minuten anschmoren. Mit der Brühe auffüllen und köcheln lassen, bis es gar ist. Mit Pfeffer abschmecken und den Rest der frisch gehackten Petersilie darüberstreuen.

Servieren mit Stangenweißbrot.

500 g Erbsen
1 1/2 l Brühe
1/2 Kopf Weißkraut
4 Möhren
1 kleine Knolle Sellerie
1 kleiner Blumenkohl
1 Zwiebel
1 Bund Petersilie
2 EL Butter

Gebratener Mozzarella

Den Käse in gleichmäßige ca. 1/2 cm dicke Scheiben schneiden. Auf einen Teller Paniermehl und Petersilie mischen. Die Eier ebenfalls in einem flachen Teller mit etwas Wasser, Gemüsebrühe und Pfeffer verquirlen. Das Mehl auf Küchenpapier geben. Die Mozzarellascheiben erst in Mehl, dann in verquirltem Ei und zuletzt in der Panade wenden, nochmals in Ei tauchen und in Paniermehl wenden. Die Käsescheiben müssen gut paniert sein, damit sie im heißen Öl nicht auslaufen. Nun eine Pfanne mit reichlich Öl erhitzen und die Käsescheiben von beiden Seiten goldgelb braten. Mit Melonenscheiben garniert, zu Salat servieren.

700 g Mozzarellakäse
4 EL gehackte Petersilie
1 Ei
1 Eigelb
4 EL Mehl
Gemüsebrühe
weißer Pfeffer
Distelöl
Melonenscheiben

Austernpilze, überbacken

Austerpilze wenn nötig putzen, klein schneiden und in Butter fünf Minuten anbraten, Mit Gemüsebrühe und Pfeffer abschmecken. Die Sahne mit den Eiern, Käse, Gemüsebrühe, Pfeffer und Thymian verquirlen, die fein gehackte Petersilie und den Schnittlauch dazugeben. Pilze in eine gebutterte Auflaufform füllen und die Eimasse darüberschütten. Im vorgeheizten Backofen bei 180 Grad 15 - 20 Minuten backen.

750 g Austerpilze
20 g Butter
150 g Sahne
2 Eier
80 g geriebenen Parmesan
1 TL getrockneten Thymian
1 Bund Schnittlauch
Pfeffer aus der Mühle
Gemüsebrühe

Buchweizen, überbacken

Wasser zum Kochen bringen, den Buchweizen darin 25 Minuten köcheln. Ausquellen und abkühlen lassen. Die Eidotter, den geriebenen Käse, Pfeffer und Gemüsebrühe gut unterrühren. Das geschlagene Eiweiß vorsichtig mit dem Brei vermischen. Die Masse in eine gebutterte Auflaufform füllen, mit ein paar Butterflöckchen belegt, im vorgeheizten Backofen 3 Minuten braun werden lassen. Dazu Salat servieren.

5 Tassen Wasser
2 Tassen Buchweizenkörner
150 g Bergkäse
3 Eier
Gemüsebrühe
Butter
Pfeffer aus der Mühle

Rezepte zur Darm-Schonkost Stufe III

Energiebällchen (etwa 40 Stück)

150 g Roggen- oder Weizen-Vollkornschrot
50 g ungeschälte Mandeln
2 TL Apfelessig
2 EL Ahornsirup
150 g Datteln
30 g Sesam
30 g feingehackte Pistazien

Vollkornschrot in einer Schüssel mit 1/8 l Wasser übergießen, abdecken und im Kühlschrank über Nacht quellen lassen. Am nächsten Tag die Mandeln in heißem Wasser blanchieren, kalt abschrecken, aus der Schale drücken und in Küchenmaschine fein zermahlen. Das Schrot in ein Sieb geben und trockendrücken, mit Ahornsirup mischen und pürieren. Datteln schälen, entsteinen und kleinhacken. Dattel-, Mandel- und Frischkornmus miteinander verkneten. Die Masse in 40 Portionen teilen und zu kleinen Kugeln formen. Die eine Hälfte in Pistazien und die andere in Sesam wälzen. Im Kühlschrank halten sie sich einen Monat, bei Zimmertemperatur könnten sie schimmeln.

Gebratene Brokkoli mit Knoblauch-Nudeln (für 4 Personen)

400 g chinesische Reisnudeln
500 g Brokkoli
200 g Karotten
2 Frühlingszwiebeln
2-3 Knoblauchzehen
30 g Cashewnüsse
2-3 EL Maiskeimöl

Nudeln in Salzwasser kochen und abtropfen lassen. In der Zwischenzeit Brokkoli und Karotten waschen, putzen, die Brokkoliröschen abtrennen und den Rest in feine Streifen schneiden. Frühlingszwiebeln putzen und in dünne Ringe schneiden. Knoblauchzehen schälen und fein hacken. Cashewnüsse in einer Pfanne mit dem Öl erhitzen. Gemüse und Knoblauch dazugeben und unter Rühren so lange braten, bis die Karotten gar sind. Die Nudeln hinzugeben und noch etwa drei Minuten braten, bis sie heiß genug zum Servieren sind.

Rosenkohl-Törtchen mit Champignons (für 4 Personen)

Törtchen:
300 g Vollkornmehl
150 g Butter
2 TL Sibylle-Diät Ei-Ersatz
40 ml Wasser
1/2 TL Salz, in 4-5 EL Wasser gelöst

Belag:
500 g Rosenkohl
1 Schalotte
150 g Champignons
3 EL Essig
3 EL Olivenöl
Meersalz
frisch gemahlener Pfeffer
1 Bund Schnittlauch
1/2 Bund Thymian

Ei-Ersatz mit 40 ml Wasser glattrühren und mit Mehl, Butter und Salzwasser schnell zu einem festen, glatten Teig verkneten. In Folie einschlagen und eine Stunde kühlstellen.

Inzwischen Rosenkohl putzen und Schalotte fein würfeln. Rosenkohl tropfnaß mit Schalotte mischen und zugedeckt sechs Minuten dünsten. Form von 15 cm Durchmesser dünn einfetten und mit Mehl bestäuben. Teig 1/2 cm dick ausrollen und die Form damit auskleiden. Nacheinander 4 kleine Törtchen backen. Löcher in den Teig stechen, damit Luft entweichen kann. Im vorgeheizten Backofen ¼ Stunde bei 180 Grad garen.

Pilze putzen und in Scheiben schneiden. Essig, Öl, 3 Eßlöffel Wasser, Salz und Pfeffer verrühren, abschmecken. Sauce mit Pilzen und Rosenkohl vermischen, auf den Törtchen verteilen, mit frischem Schnittlauch und Thymian bestreuen.

Gefüllte Weinblätter auf griechische Art (für 4 Personen)

Weinblätter blanchieren, kalt abschrecken und abtropfen lassen. Aubergine putzen und in Würfel schneiden. Den Reis in der Gemüsebrühe mit dem Bouquet garni etwa 30 Minuten auf kleiner Flamme kochen, dann bei agbeschaltetem Herd nachquellen lassen. Pinienkerne in einer Pfanne ohne Fett bei niedriger Temperatur anrösten und beiseitestellen. In der Pfanne die Auberginenwürfel im Öl anschwitzen und mit Pinienkernen, Reis und Erbsen vermengen, mit Pfeffer und Salz würzen und mit Basilikum abschmecken. Die Masse auf die Weinblätter verteilen, Blätter nach innen schlagen und aufrollen. Die Röllchen nebeneinander in eine geölte Pfanne dicht nebeneinander legen, damit sie sich beim Dünsten nicht aufrollen können. Die Brühe angießen und die gefüllten Weinblätter etwa 30 Minuten bei schwacher Hitze garen. Mit etwas Brühe warm oder kalt servieren.

24 Weinblätter
1 Aubergine
100 g Naturreis
2 EL blanchierte Erbsen
2 EL Pinienkerne
Meersalz
frisch gemahlener Pfeffer
1/2 Bund Basilikum
2 EL kaltgepreßtes Olivenöl

Brühe:
450 ml Gemüsebrühe
2 EL Essig
Koriander- und Pfefferkörner
2 El kaltgepreßtes Olivenöl
1 Bouquet garni aus Lauch Petersilie, Lorbeerblatt

Nudel-Zucchini-Pfanne (für 4 Personen)

Zucchini waschen, putzen und mit dem Kartoffelschäler in dünne Streifen hobeln. Zwiebel und Knoblauch schälen, fein hacken und im erhitzten Öl anrösten, Zucchinistreifen dazugeben. Gemüsebrühe angießen, Deckel auflegen und etwa 20 Minuten bißfest garen. Die Nudeln in kochendem Salzwasser mit einem Schuß Öl ebenfalls bißfest garen, kalt abschrecken und abtropfen lassen. Kürbiskerne und Nudeln unter das Gemüse ziehen, alles bei mittlerer Hitze kräftig anbraten, mit Salz und Pfeffer würzen. Basilikum waschen, abtropfen lassen und die Blättchen abzupfen. Zwei Drittel des Basilikums unter die Nudeln ziehen, den Rest darüber streuen.

400 g Zucchini
1 Zwiebel
1 Knoblauchzehe
1 EL Olivenöl
100 ml Gemüsebrühe
300 g breite Vollkornbandnudeln
50 g Kürbiskerne
1/2 Bund Basilikum
Meersalz

Gemüsefrikadellen (für 4 Personen)

Alle Gemüse in eine Pfanne geben, Öl und Wasser zufügen. Fest verschließen und sehr langsam garen, bis das Gemüse nicht mehr roh aussieht, aber noch Biß hat. Das Gemüse mehrmals umrühren und Pfanne hin- und herschwenken, damit es nicht anbrennt. Pfanne vom Herd nehmen und abkühlen lassen.

Das Mehl gut untermischen und die restlichen Zutaten für die Frikadellen zugeben; die Mischung sollte ziemlich fest sein. Mit bemehlten Händen 12 Frikadellen daraus formen und auf ein gut gefettetes Backblech oder Backpapier setzen. Mit wenig Öl einpinseln und unter dem heißen Grill jede Seite 10 Minuten backen, bis sie schön braun sind.

225 g in Streifen geschnittener Lauch
100 g geriebene Karotten
100 g feingeraspelte Sellerie
100 g geriebene Rüben
je 1 EL Öl und kaltes Wasser
50 g Roggenschrotmehl
100 g Semmelbrösel
100 g geriebener Hartkäse
1 Ei
1 Knoblauchzehe, gehackt
1/2 TL feingehackter Thymian
1/2 TL feingehackter Majoran, Salz
frisch gemahlener Pfeffer
Öl zum Bestreichen

Blumenkohlgemüse (für 4 Personen)

600 g Blumenkohl
150 ml Gemüsebrühe
6 EL Sauerrahm
Meersalz
1/2 Bund Dill

Blumenkohl in Röschen zerteilen und waschen. In der Gemüsebrühe 3 - 5 Minuten garen. Die Brühe mit dem Sauerrahm einkochen lassen, wenn nötig, etwas nachwürzen. Die Sauce über den warmgestellten Blumenkohl geben und mit dem feingehackten Dill bestreuen.

Gefüllter Eierkürbis (für 4 Personen)

Grundfüllung
1 großer Eierkürbis
Salz

Backofen auf 200 Grad (Gas Stufe 6) vorheizen. Vom Kürbis längs einen Deckel abschneiden, das Mark und die Kerne mit einem Löffel herausholen. Das Innere leicht salzen und mit der Öffnung nach unten 30 Minuten ziehen lassen. Danach mit kaltem Wasser auswaschen und trocknen. Kürbis füllen und den Deckel mit Zahnstochern feststecken. In eine gefettete, feuerfeste Form auf die Seite legen und im vorgeheizten Backofen 1 ½ Stunden, oder bis er weich ist, backen.

Grundfüllung

2 Eier, Salz
225 g gemahlene Mandeln oder Cashewkerne
feingehackt:
225 g Zwiebeln
100 g Sellerie
1/2 TL Thymian
1/2 TL Majoran

100 g geriebener Hartkäse
frisch gemahlener Pfeffer
1 Knoblauchzehe

Eier mit den anderen Zutaten verquirlen.

Diese Füllung kann in den folgenden Rezepten verwendet werden.

Gefüllte Kartoffeln (für 4 Personen)

2 große Kartoffeln, (je 225-250 g)
50 g grüne oder schwarze Oliven, in feine Scheiben geschnitten
50 g Essiggurken, in dünnen Scheiben
1 TL Currypulver, selbstgemacht
8-9 EL Mayonnaise, selbstgemacht oder Sauerrahm
4 Salatblätter zum Garnieren

Jede Kartoffel in Folie im Ofen bei 200 Grad (Gas Stufe 6) etwa 1 Stunde backen - bis die Kartoffeln so weich sind, daß sie sich mit der Gabel eindrücken lassen. Auswickeln und abkühlen lassen. Halbieren und aushöhlen, dabei einen etwa 1 cm dicken Rand stehenlassen. Das Innere grob raspeln, mit Oliven zum Garnieren aufheben.

Currypulver in die Mayonnaise oder den Sauerrahm mischen, dann zu dem Gemisch aus Kartoffeln, Oliven und Gurke geben. In die ausgehöhlten Kartoffeln füllen und mit den Olivenscheiben garnieren. Kartoffelhälften auf einer mit den Salatblättern ausgelegten Platte anrichten und servieren.

Grüne Vollkornnudeln mit Pinien-Sauerrahm-Sauce
(für 4 Personen)

Spinat putzen, waschen, blanchieren und kalt abschrecken, ausdrücken, sehr fein hacken oder pürieren. Mehl auf ein Brett häufen, eine tiefe Mulde hineindrücken. Ei, Spinat, Meersalz und Öl hineingeben. Das Mehl vom Rand her zur Mulde einarbeiten, bis ein geschmeidiger Teig entstanden ist. Diesen etwa fünf Minuten kneten, damit er elastisch wird. Wenn nötig noch etwas Mehl hinzugeben, dann etwa ½ Stunde zugedeckt ruhen lassen. Den Teig dünn ausrollen und in Streifen schneiden. Die grünen Nudeln in reichlich Salzwasser bißfest kochen. Pinienkerne im Mörser zerstoßen, bis das Nußöl austritt. Tropfenweise Maiskeimöl, Sauerrahm und geriebenen Käse zufügen. Alles verrühren, bis eine dickflüssige Masse entsteht, mit Pfeffer und Salz kräftig abschmecken. Mit der Sauce auf den abgetropften Nudeln servieren.

Teig:
125 g Spinat
250 g feines Roggenvollkornmehl
1 Ei
1/2 TL Meersalz
1-2 EL kaltgepreßtes Olivenöl

Sauce:
40 g Pinienkerne
2 EL kalt gepreßtes Maiskeimöl
75 g Sauerrahm
50 g geriebener Hartkäse

Gebratener Reis auf chinesische Art (für 4 Personen)

Öl in der Pfanne erhitzen und Zwiebel goldgelb andünsten. Den gekochten Reis dazugeben, mit der Zwiebel vermischen und kräftig würzen. Sojasauce, Bambussprossen und Krabben hinzufügen. Alles goldbraun anschmoren und abschmecken.

3 EL Maiskeimöl
1 große Zwiebel,
225 g gekochter Langkornreis
gemahlener Pfeffer, Salz
1 EL salzige Sojasauce
25 g Bambussprossen
100 g gekochte Krabben

Quark-Zwiebel-Kroketten (für 4 Personen)

Kartoffeln mit Lorbeerblatt in Salzwasser garen, abtropfen lassen und Kochwasser aufheben, Lorbeerblatt entfernen und Kartoffeln zerkleinern. Sojakörner im Kochwasser 3 Minuten weichen lassen, Wasser abgießen und, wenn erwünscht, für Brühe verwenden. Die Zwiebeln im Öl andünsten, bis sie leicht braun sind, Kräuter, Knoblauch, Kartoffelpüree, Sojakörner, Käse und Ei zufügen und vermischen. Mit Salz, Pfeffer und Muskatnuß würzen und mindestens 30 Minuten kalt stellen, bis das Ganze fest ist. 12 große Kroketttten daraus formen und im Mehl wälzen. Im 180 Grad heißen Öl braun und knusprig fritieren. Auf Küchenkrepp abtropfen lassen und sofort servieren.

Diese Kroketttten lassen sich sehr gut kalt essen.

450 g Kartoffeln
1 großes Lorbeerblatt
100 g Sojakörner
100 g feingehackte Zwiebeln
1 EL Oliven- oder Maiskeimöl
1 Knoblauchzehe zerdrückt
225 g Quark
1 Ei, geschlagen
1/2 TL fein gehackter Thymian
1/2 TL fein gehackter Majoran, Salz,
frisch gemahlener Pfeffer
frisch geriebene Muskatnuß
Roggenschrotmehl zum Panieren
Öl zum Fritieren

Mandelbratlinge mit Pilzsauce (für 4 Personen)

Mandelbratlinge:
100 g Mandelstifte
2-3 EL Butter
120 g grobes Vollkornschrot
280 ml Gemüsebrühe
2 Eier, Meersalz
120 g Quark
frisch gemahlener Pfeffer
Butterschmalz oder ungehärtetes Kokosfett

Die Mandelstifte ohne Fett bei niedriger Flamme goldgelb rösten. Butter schmelzen, Dinkelvollkornschrot einstreuen, leicht anbräunen, kalte Gemüsebrühe zugießen und unter Rühren zehn Minuten köcheln lassen, bis die Masse bindet. Eier, Quark und 3/4 der Mandelstifte unter die abgekühlte Masse rühren, mit Pfeffer und Salz abschmecken. Acht Küchlein formen, im erhitzten Kokosfett 3 - 4 Minuten auf jeder Seite goldgelb braten und warmstellen.

Pilzsauce:
400 g frische Egerlinge oder Steinpilze
4 Schalotten oder
1 Zwiebel
2 EL Butter, Meersalz
150 g Sauerrahm
1/2 Bund Blattpetersilie
frisch gemahlener Pfeffer

Pilzsauce:

Pilze waschen und klein schneiden. Schalotten oder Zwiebeln schälen und in feine Würfel schneiden. Die Butter erhitzen, Schalotten und Pilze darin anschwitzen. Den Sauerrahm nach und nach zugeben.

Quiche mit Spinat und Frischkäse

Mürbeteig:
250 g Roggenmehl
125 g Butter
1 Ei
1 EL Wasser
2 Prisen Salz

Belag:
1 kg Blattspinat
3 gewürfelte Schalotten
1 TL Butter
4 Eier, Salz, Pfeffer
2 EL Sauerrahm
175 g Fetakäse, zerbröselt
3 EL Emmentaler, gerieben

Aus den angegebenen Zutaten einen Mürbeteig kneten. Spinat blanchieren, abtropfen lassen und kleinschneiden. Schalotten in Butter anschwitzen, Spinat zugeben, salzen, pfeffern, kurz andünsten. Eier und Sauerrahm verquirlen. Feta und Emmentaler untermischen mit Salz und Pfeffer abschmecken. Eine Backform mit dem Mürbeteig auskleiden, die Spinatmasse einfüllen, glattstreichen, etwa ½ Stunde bei 200 Grad backen.

Rosenkohlgemüse, überbacken (für 4 Personen)

400 g Rosenkohl
200 g Pfifferlinge oder Steinpilze
1 Zwiebel
2 EL Butter
1 Bund Basilikum
100 g Mozzarellakäse
frisch gemahlener Pfeffer
Muskatnuß und Ingwer

Rosenkohl putzen, waschen und in Salzwasser etwa 8 Minuten köcheln, herausnehmen und abtropfen lassen. Zwiebel schälen und fein hacken. Pilze putzen und kurz waschen, damit sie nicht zuviel Wasser aufnehmen. Butter in einer Auflaufform erhitzen und die Zwiebel darin glasig dünsten. Pilze dazugeben und kurz mitdünsten, Rosenkohl beifügen. Gemüse mit Meersalz, Pfeffer, Muskat und Ingwer kräftig würzen, das fein geschnittene Basilikum unterheben. Mozzarellakäse in Scheiben schneiden, auf dem Gemüse verteilen und so lange überbacken, bis der Käse zu schmelzen beginnt.

Sojabohnen-Reis-Kroketten (für 4 Personen)

Sojabohnen und Reis kochen, mit Parmesan, Knoblauch, Thymian und gerade soviel Ei vermischen, daß das Ganze gebunden ist. Mit Salz und Pfeffer würzen.

Hartkäse in 8 Würfel schneiden, 8 Kroketten formen und in die Mitte ein Stück Käse drücken. In Ei und Semmelbröseln wälzen, in erhitztem Öl fritieren, abtropfen lassen und mit Minzezweigen garnieren.

100 g Sojabohnen
100 g brauner Rundkornreis
50 g geriebener Parmesan
1 Knoblauchzehe gehackt
1/2 - 1 TL Gehackter Thymian
1-2 Eier verquirlt, Salz
frisch gemahlener Pfeffer
100 g Hartkäse
1 geschlagenes Ei
Semmelbrösel
Öl zum Fritieren
8 Zweige Minze

Spinatkroketten (für 4 Personen)

Gekochten Spinat abtropfen lassen und fein hacken. Käse, Brösel, Eier und die Hälfte des Mehls zufügen und vermischen. Mit Salz und Pfeffer würzen, die gehackten Kräuter dazugeben. 1 Teelöffel der Mischung probeweise in das Öl geben; sie sollte nicht auseinanderfallen. Wenn doch, ein wenig mehr Mehl zufügen und die Kroketten fest zusammendrücken. Aber nicht zuviel Mehl nehmen, sonst werden sie zu fest. Wenn die Konsistenz richtig ist, Kroketten mit einem großen Löffel abstechen und im Öl schwimmend, auf beiden Seiten goldbraun braten. Aufpassen, daß sie beim Wenden nicht auseinanderbrechen. Gut abtropfen lassen.

450 g gekochter Spinat
100 g geriebener Käse
100 g Semmelbrösel
2 Eier, gut verquirlt
50 g Roggenschrotmehl
Salz
frisch gemahlener Pfeffer
1-2 TL gehackter Thymian
oder Minze
Öl zum Ausbacken

Spinat-Teig-Rolle (für 4 Personen)

Auf einer Arbeitsfläche das Mehl häufen, in die Mitte eine Mulde drücken und Eier, Öl, Wasser und Meersalz hineingeben. Alles etwa 10 Minuten zu einem festen, geschmeidigen Teig kneten und abgedeckt 30 Minuten ruhen lassen. Spinat oder Mangold putzen, waschen, in der heißen Butter 5 Minuten dünsten und abkühlen lassen, entstandene Dünstflüssigkeit abgießen. Quark und geriebenen Käse unterrühren, mit Pfeffer und Meersalz abschmecken. Die Mandelstifte in einer Pfanne ohne Fett rösten, den Teig zu 2 Platten von 25 x 50 cm ausrollen. Die Spinatfüllung jeweils zur Hälfte darauf verteilen, die Mandelsplitter darüber streuen. Teigplatten aufrollen und in ein Nesseltuch einschlagen. Die Enden mit Garn zusammenbinden. In einem großen Topf Wasser zum Kochen bringen und die Teigrolle darin 30 - 40 Minuten garen. Danach in Scheiben schneiden, mit der flüssigen Butter bestreichen und mit geriebenem Käse bestreuen.

Das Ganze nochmals warmstellen, damit das Aroma sich entfalten kann.

Teig:
250 g feines Weizenvollkornmehl
2 Eier
3-4 EL Wasser
1-2 EL kalt gepreßtes Olivenöl
1/2 TL Meersalz

Füllung:
1 kg Blattspinat oder Mangold
40 g Butter
200 g Quark
4 EL geriebener Hartkäse
2 EL Mandelstifte
Meersalz
frisch gemahlener Pfeffer

Überbackene Spinatnocken

800 g Blattspinat
200 g Magerquark
2 Eier
80 g Roggenmehl
50 g geriebener Käse
Salz
Pfeffer aus der Mühle
geriebene Muskatnuß

Spinat dünsten und in einem Sieb, Quark in einem Tuch, abtropfen lassen. Quark mit Eiern, Mehl und der Hälfte des geriebenen Käses verrühren. Spinat grob hacken und zur Masse geben. Mit Salz, Pfeffer und Muskat abschmecken, 30 Minuten kaltstellen. Nocken mit einem Löffel abstechen und in leicht gesalzenem Wasser etwa 5 - 8 Minuten garziehen lassen. Nach dem Herausnehmen abtropfen und in einem feuerfesten Geschirr anrichten. Mit dem restlichen Käse bestreuen, goldgelb überbacken.

Braune Linsensuppe

100 g braune Linsen
2 EL Oliven- oder Maiskeimöl
225 g Zwiebeln in dünnen Scheiben
600 ml Wasser
1 Lorbeerblatt
5 cm Zimtstange
4 zerstoßene Gewürznelken
2 Knoblauchzehen, geschält und feingehackt
Salz
frisch gemahlener Pfeffer

Schmoren Sie die Zwiebeln in dem heißen Öl an, bis sie goldbraun sind; gelegentlich umrühren, damit sie nicht anbrennen. Linsen mit Lorbeerblatt, Zimtstange, Nelken und Knoblauch bei größerer Hitze 45 Minuten leicht kochen lassen, bis die Linsen weich sind. Zimtstange und Lorbeerblatt entfernen, Linsen und Gemüsesaft mit dem Rührgerät pürieren. Das Püree in eine saubere Pfanne geben und die Menge, wenn nötig, mit Wasser auf 900 ml auffüllen, würzen und aufkochen lassen.

Mit frischem Vollkornbrot servieren.

Anmerkung: Wenn eine unpassierte Suppe bevorzugt wird, servieren Sie, sobald die Linsen weich sind.

Käse-Zwiebel-Suppe (für 4 Personen)

175 g Hartkäse, zerkrümelt oder grob geraffelt
900 ml Gemüsebrühe
100 g feingehackte Zwiebeln
50 g Roggenschrotmehl
1 Lorbeerblatt
Salz
frisch gemahlener Pfeffer

Brühe in einem Topf erhitzen, aber noch nicht kochen. In einem anderen Topf Zwiebeln mit der Butter glasig dünsten. Das Mehl hineingeben und weitere 1 - 2 Minuten unter ständigem Umrühren kochen. Käse einstreuen, rühren, bis er geschmolzen und gut untergemischt ist, dann mit der heißen Brühe auffüllen und rühren, bis die Suppe anfängt, dick zu werden. Lorbeerblatt hinzugeben, salzen, pfeffern und den Topf im Wasserbad oder Backofen warmstellen. Mit Backpapier abdecken und weitere 20 Minuten leicht köcheln lassen. Das Lorbeerblatt wieder entfernen, notfalls nachwürzen und mit frischen Semmeln oder Toast servieren.

Champignon-Käse-Salat

200 g Champignons
1 Bund Kerbel
200 g Bergkäse
1 Kopf Salat

Champignons putzen, in dünne Scheibchen schneiden und den Käse würfeln. Salat lesen, waschen und eine Schüssel damit auslegen. Kerbel waschen, zerpflücken, mit Käse und Champignons mischen und auf den Salatblättern anrichten. Sauce Vinaigrette darübergießen und sofort servieren.

Möhren-Champignon-Gemüse

In einem Topf bei mittlerer Hitze die Butter zerlassen, Zwiebel darin glasig dünsten. Die geschälten und in dünne Scheibchen geschnittenen Möhren mit den geputzten Champignons hinzufügen. Mit der Sahne ablöschen und auf kleiner Flamme 20 Minuten köcheln. Die feingehackte Petersilie darüber streuen, mit Gemüsebrühe und Pfeffer abschmecken.

500 g Möhre
250 g Champignons
125 g Sahne
1 Zwiebel
1 Bund Petersilie
Gemüsebrühe
Butter
Pfeffer aus der Mühle

Kürbis-Karotten-Suppe

Kürbis schälen, Kerne entfernen und das Kürbisfleisch in kleine Stücke schneiden. Karotten putzen, schaben und in kleine Würfel schneiden. Zwiebel schälen und fein hacken. Butterschmalz erhitzen und Zwiebel darin glasig dünsten. Gemüsewürfel dazugeben und ebenfalls anschwitzen. Currypulver und Hirsevollkornmehl einstreuen und mit anschwitzen. Die kalte Gemüsebrühe angießen, unter Rühren aufkochen und auf kleiner Flamme 10 Minuten kochen lassen, dann pürieren. Mit Ingwer, Pfeffer und Meersalz abschmecken. Mandelblättchen ohne Fettzugabe bei niedriger Flamme leicht bräunen.

(Wenn tierisches Eiweiß erlaubt ist, kann mit 1 Eßlöffel Sauerrahm pro Person verfeinert werden.)

400 g Kürbis
200 g Karotten
1 Zwiebel
Butterschmalz
Currypulver
2 EL feines Hirsevollkornmehl
1 EL Gemüsebrühe
frisch geriebener Ingwer
frisch gemahlener weißer Pfeffer
Meersalz
1 EL Mandelblättchen

Avocados mit Gorgonzola

Avocados halbieren, entkernen, schälen und würfeln. Bleichsellerie putzen und in Scheiben schneiden. Frühlingszwiebeln und entkernte Paprika waschen und fein hacken. Gorgonzola würfeln, alle Zutaten locker vermischen. Aus den Saucenzutaten eine Marinade rühren. Vorsichtig unter den Salat heben. Mit Pfeffer aus der Mühle übermahlen.

Dazu serviert man frisches Baguette und Butter.

150 g Gorgonzola
2 Avocados
4 Stangen Bleichsellerie
2 Frühlingszwiebeln
1 Paprikaschote

Für die Sauce:
Senf,Öl,Kräutersalz
Prise Zucker
Pfeffer aus der Mühle

Hirseklöße mit Kräutern

Hirse in kochendes Wasser geben, aufkochen und 20 Minuten quellen lassen. Zwiebeln in der Butter glasig dünsten, die Eier und gehackte Kräuter unter den ausgekühlten Hirsebrei geben. Alles durcharbeiten, mit Kräutersalz abschmecken. Kartoffelmehl unter den Hirseteig kneten. Aus der Masse Klöße formen, mit Gemüsebrühe würzen und unter Zugabe eines Lorbeerblatts in einem Liter kochenden Wassers ¼ Stunde ziehen lassen.

Das Kochwasser ergibt eine gutschmeckende Suppe.

250 g Hirse
1/4 l Wasser
50 g Butter
2 fein gehackte Zwiebeln
3 Eier
6 EL frischgehackte Kräuter
20 g Kartoffelmehl
Kräutersalz,
Gemüsebrühe

Bandnudeln mit Grogonzola und Porree

400 g Bandnudeln
2 Stangen Porree/Lauch
Butter
1/4 l Sahne
150 g Gorgonzola
1 EL Petersilie
Pfeffer
Gemüsebrühe

Bandnudeln in reichlich Salzwasser mit einem Eßlöffel Öl bißfest kochen, kurz warm abspülen und auf einem Sieb abtropfen lassen. In der Zwischenzeit Porree putzen, waschen, in Ringe schneiden und in Butter nicht zu weich dünsten, etwas würzen. In einer Pfanne die Sahne cremig einkochen, den zerkleinerten Gorgonzola hinzufügen und bei milder Hitze langsam schmelzen lassen. Porree unter die Sauce ziehen, mit Gemüsebrühe und Pfeffer abschmecken, mit der gehackten Petersilie bestreuen. Wenn nötig, mit etwas Milch verdünnen. Sofort servieren.

Gemüse-Nudeln mit Gorgonzola

150 g Möhren
150 g Sellerie
150 g Erbsen
300 g Lauch
30 g Butter
Pfeffer aus der Mühle
Prise Granovita (Ursüße)
Kräutersalz
200 g Weizengriesnudeln
250 g Sahne
150 g Gorgonzola

Möhren waschen, putzen und der Länge nach in dünne Streifen schneiden. Sellerie schälen, waschen und ebenfalls in dünne Streifen schneiden. Lauch waschen, putzen, halbieren, Längsstreifen schneiden. Gemüsestreifen und Erbsen in einem Topf von allen Seiten in Butter andünsten. Mit Kräutersalz, Pfeffer und Zucker würzen. Ein paar Eßlöffel Wasser oder Gemüsebrühe hinzugeben und zugedeckt etwa 5 Minuten darin dünsten. Inzwischen die Nudeln in reichlich Salzwasser gar kochen, sie sollten noch Biß haben. Auf ein Sieb schütten, mit lauwarmem Wasser abspülen und abtropfen lassen. Mit den Gemüsestreifen vermischen und warmhalten. Die Sahne in einer Pfanne ohne Deckel etwa 3 Minuten einkochen lassen. Gorgonzola zerbröckeln, in der Sahne schmelzen, vielleicht etwas nachwürzen und über die Gemüse-Nudeln gießen.

Gemüse-Crêpes

3 EL Distelöl
3/4 Tasse gehackte Zwiebeln
3/4 Tasse gehackte Frühlingszwiebeln mit Grün
2 gepreßte Knoblauchzehen
1,5 Tassen gewürfelte grüne Paprikaschoten
1 Tasse gewürfelte rote Paprikaschoten
1 TL Basilikum
2 EL Petersilie
Salz, Pfeffer
1/3 Tasse Sojamilch
1/3 Tasse Mehl
2 Eier
1 EL zerlassene Butter
100 g Emmentaler, gerieben
50 g Parmesan, gerieben

In einem Brattopf das Öl erhitzen, weiße sowie grüne Zwiebeln, Knoblauch und Paprikawürfel darin andünsten, bis die Zwiebeln glasig sind. Die Kräuter zufügen, großzügig mit Salz und Pfeffer würzen, abschmecken und vom Feuer nehmen. Für den Pfannkuchenteig Milch, Mehl, Eier, flüssige Butter und etwas Salz vermischen und 30 Minuten ruhen lassen. Danach wird der Teig unter das abgekühlte Gemüsegemisch gerührt. In einer Pfanne mit schwerem Boden etwas Butter zerlassen und pro Crêpe knapp eine 1/4 Tasse Teigmischung hineingeben, auf beiden Seiten goldbraun braten. Wenn alle Crêpes fertig sind, werden sie auf Backbleche gelegt, mit je einem gehäuften Eßlöffel des geriebenen Käsegemischs bestreut und im Grill überbacken.

Feldsalat mit Roquefort

Feldsalat putzen, gründlich waschen, abtropfen lassen. Käse mit der Gabel zerdrücken, unter Rühren Öl und Sahne hinzufügen. Die Sauce mit Senf, Salz und Pfeffer abschmecken. Nußkerne hacken, darüber streuen, und alles mit der Sauce vermischen.

250 g Feldsalat
30 g Roquefort
2 El Öl
4 EL Sahne
2 TL Senf
10 Walnußkerne
Pfeffer, Salz

Hirsekroketten

Masse wie Hirseklköße zubereiten, fingerdicke Röllchen formen. Panieren mit Mehl, Ei, Paniermehl, in Öl ausbacken.

Hirsegratin mit Camembert

Hirse mit Gemüsebrühe zum Kochen bringen, bei milder Hitze zwanzig Minuten köcheln. Quellen lassen. Wenn die Hirse abgekühlt ist, mit Eiern, Sahne und Sojasauce verrühren. Abschmecken. In eine gebutterte Form füllen, mit Butterflöckchen belegen und im vorgeheizten Backofen bei 200 Grad zwanzig Minuten backen. Camembert in Streifen schneiden und das Backgut damit belegen, etwa 5 Minuten schmelzen lassen, mit Tomatensauce und grünem Salat servieren.

150 g Hirse
3/8 l Gemüsebrühe
3 Eier
1/2 Becher Sahne
20 g Butter
100 g Camembert
2 EL Sojasauce

Sahne-Linsen mit grünen Bandnudeln

Abends vorher Linsen in ¼ Liter Wasser einweichen. In diesem Wasser mit etwas Salz und Koriander zum Kochen bringen und bei milder Hitze ¼ Stunde köcheln lassen. Inzwischen Zwiebeln schälen, fein würfeln und in Öl glasig dünsten. Sahne, Crème fraîche zufügen und im offenen Topf bei großer Hitze einkochen lassen, ab und zu umrühren. Linsen hinzufügen, mit Gemüsebrühe und Cayennepfeffer kräftig abschmecken. Die Nudeln in kochendem Salzwasser etwa 8 Minuten bißfest kochen. Mit den Linsen mischen und mit Parmesankäse bestreut anrichten.

100 g rote Linsen
1/2 TL Koriander
Gemüsebrühe, Salz
1 Zwiebel
3 EL Öl
1 Becher Sahne
1/2 Becher Crème fraîche
Cayennepfeffer
300 g grüne Bandnudeln
50 g Parmesankäse

Mayonnaise, "selbstgemacht"

Eigelb in eine Schüssel geben, Kräutersenf, Gemüsebrühe, Zucker und Kräutersalz dazumischen. Unter stetem Rühren Öl tröpfchenweise beifügen. Wichtig ist, daß Eigelb und Öl Zimmertemperatur haben und die Sauce stets in gleicher Richtung gerührt wird. Wenn nach einiger Zeit eine Bindung erfolgt ist, kann man etwas mehr Öl hinzugeben. Die Mayonnaise sollte fest und steif sein.

5 Eigelb
1/2 l Distelöl
1/2 EL Kräutersalz
EL Kräutersenf
EL Gemüsebrühe
1 Prise Zucker

Pizza mit Gemüse und Sojafleisch

200 g Roggenmehl
100 Weizenmehl
1 Päckchen Trockenhefe
1 TL Salz
2 EL Maiskeimöl
2 Knoblauchzehen
1 Zwiebel
1 Dose Tomaten (750 g)
1 Bund Schnittlauch
1/2 TL Oregano
100 g Frischkäse
Gemüsebrühe
Pfeffer aus der Mühle
100 g Parmesankäse
1 Dose Sojafleisch
400 g gegartes Gemüse/Saison

Roggen- und Weizenmehl mit Hefe und Salz in einer Schüssel mischen Öl und 1/4 l lauwarmes Wasser hinzufügen, alles gut verkneten. Zugedeckt an einem warmen Ort stehen lassen, bis der Teig sich verdoppelt hat. Geschälte Knoblauchzehen pressen, Zwiebel abziehen und in feine Ringe schneiden. Die Tomaten mit der Flüsseigkeit in einen großen Topf geben. Knoblauch, fein geschnittenen Schnittlauch und Oregano zufügen. Bei großer Hitze in der offenen Pfanne kochen, bis die Flüssigkeit fast verdampft ist. Von der Kochstelle nehmen und den Frischkäse unterrühren. Mit Gemüsebrühe und Pfeffer kräftig würzen. Das gegarte Gemüse auf einem Sieb gut abtropfen lassen. Den Teig noch einmal durchkneten und auf einem gefetteten Backblech etwa 1 cm dick ausrollen. Mit der Tomatenmischung bestreichen und das gut abgetropfte Gemüse verteilen. Sojafleisch in kleine Stücke schneiden und auf das Gemüse geben, Zwiebelscheiben und Käse darüber streuen und im vorgeheizten Backofen bei 200 Grad dreißig bis vierzig Minuten backen. Portionieren und heiß servieren.

Spanische Möhren

800 g Möhren
3 Zwiebeln
3 Knoblauchzehen
3 EL Distelöl
1/4 l Gemüsebrühe
1 Zweig Thymian
1 Msp Safran
1/4 l Sahne
Rosenpaprika, Salz
Pfeffer aus der Mühle

Die gehackten Zwiebeln und die in Scheibchen geschnittenen Knoblauchzehen in Öl anbraten. Die ebenfalls in Scheiben geschnittenen Möhren hinzufügen, mit Safran und Paprika würzen, umrühren. Mit der Gemüsebrühe ablöschen, Thymian dazugeben, im geschlossenen Topf 30 Minuten köcheln lassen. Abschmecken und im offenen Topf fertig garen Mit Sahne verfeinern und mit Kartoffelpüree servieren.

Käse-Pastetchen

150 g Mehl
100 g Butter
100 g geriebenen Käse
1 Bund Schnittlauch
1 Ei
Gemüsebrühe
Salz
1/2 EL Mehl
1/2 EL Semmelbrösel
1/2 Becher Sahne
Butter für die Form

Mehl mit der Butter (in kleienen Flöckchen), Salz und 4 bis 5 Eßlöffel kaltem Wasser verkneten. Solange kneten, bis sich die Zutaten verbunden haben. Zugedeckt 30 Minuten ruhen lassen. Den Käse reiben, Schnittlauch in Röllchen schneiden. Ei, Mehl, Semmelbrösel, Sahne, Käse und Schnittlauch mischen. Mit Gemüsebrühe abschmecken. Sechs kleine oder eine große Pastetenform buttern. Den Teig dünn ausrollen und die Form damit auslegen, mit der Käsemischung 3/4 füllen. In den vorgeheizten Backofen geben und bei ca. 200 Grad etwa 20 Minuten backen. Mit grünem Salat servieren.

Avocado-Creme-Suppe

Zwiebelwürfel in heißem Fett glasig dünsten. Mehl anschwitzen, mit Brühe auffüllen, aufkochen und würzen. Avocados halbieren, Steine entfernen. Fruchtfleisch mit Sahne pürieren, Eigelb unterziehen, in die heiße Suppe geben (nicht mehr aufkochen) und abschmecken. Weißbrotwürfel schneiden, in heißem Fett rösten. In Tassen mit Brotwürfeln servieren.

1 EL Butter
1 Tasse süße Sahne
1 Zwiebel
1 Eigelb
2 EL Mehl
1 Scheibe Weißbrot
2 l Gemüsebrühe
2 Avocados, Butter

Französische Knoblauchsuppe

Knoblauchzehen schälen und in dünne Scheibchen schneiden. In einem Saucentopf das Öl erhitzen und den Knoblauch hellgelb rösten. Paprika und Salz zufügen, etwa ½ Minute fix rühren und mit heißen Wasser aufgießen. Die Brühe ein paar Minuten köcheln lassen, mit Tabasco und Worcestersauce abschmecken. Hauchdünne Brotscheiben in die Suppe geben. Nach Bedarf kann pro Tasse ein Eigelb zugefügt werden.

4 kleine Knoblauchzehen
1 EL Oliven- oder Distelöl
1 TL Paprika
2 Tassen heißes Wasser
1 Scheibe Franzbrot
1 Spritzer Tabasco
1 Spritzer Worcestersauce
1/2 TL Salz

Paprika-Gurken-Salat

Gurken schälen und würfeln. Paprika in feine Streifen, Zwiebel in Ringe schneiden, Käse zerbröckeln. Alles in eine Schüssel geben, mit der Vinaigrette vermischen, durchziehen lassen und vor dem Servieren nochmals abschmecken.

1 Salatgurke
250 g gelbe Paprika
1/2 Tasse Vinaigrette
1 große Zwiebel

Sauce Hollandaise

Wasser, Wein und feingehackte Schalotten kochen lassen, die Flüssigkeit sollte zu einem Drittel einkochen. Durch ein Sieb gießen und etwas abkühlen lassen. Das Eigelb in einer Schüssel mit der eingekochten Flüssigkeit vermengen und in heißem Wasserbad mit dem Schneebesen so lange schlagen, bis das Volumen sich verdoppelt hat. Butter flöckchenweise zugeben und solange weiterschlagen, bis eine cremige Masse entsteht. Aus dem Wasserbad nehmen, mit Salz und Pfeffer würzen, zum Spargel servieren. Die Sauce schmeckt auch kalt.

175 g Butter
30 g Schalotten
3 EL Weißwein
3 EL Wasser
3 Eigelb
Salz
Pfeffer aus der Mühle

Sauce Vinaigrette

Öl mit Senf mischen. Die fein gewürfelte Zwiebel und die gepeßte Knoblauchzehe unterrühren. Petersilie, Schnittlauch und Dill fein hacken und unter die Sauce ziehen. Mit Kräutersalz, Pfeffer und Kräuteressig abschmecken.

1/2 Tasse Distelöl
Kräuteressig
1 EL Schnittlauch
1 TL Senf
1 EL Dill
1 Zwiebel
1 Knoblauchzehe
Pfeffer, Kräutersalz
Petersilie

Erklärungsbedürftige Begriffe und Fachausdrücke

aerobe Darmflora	Auf Sauerstoff angewiesene Darmbakterien
Allergie	Überempfindlichkeit
Aminosäuren	Eiweißbestandteile
anaerobe Darmflora	ohne Sauerstoff lebende Darmbakterien
Anamnese	Vorgeschichte einer Krankheit
Antibiotika	biologische Wirkstoffe gegen Krankheitskeime
Anus	After
Appendix	Wurmfortsatz des Blinddarms
Atom	kleinste Einheit eines chemischen Elements
Auskultation	Abhören
Autointoxikation	Selbstvergiftung
Bakteriologie	Lehre von den Bakterien
Bauhin'sche Klappe	Schleimhautfalte am Ende des Dünndarms
Candida albicans	gefährlicher Mikropilz
Candidiasis	Befall durch Pilze
Chlornatrium	Kochsalz
Clostridien	Darmkeime
Coecum	Blinddarm
Colibakterien	Darmkeime
Colon ascendens	Aufsteigender Dickdarmabschnitt
Colon descendens	absteigender Dickdarmabschnitt
Colon pelvicum	unterer Abschnitt des Dickdarms
Colon transversum	waagrechter Dickdarmabschnitt
Colon-Hydro-Therapie	Heilbehandlung des Dickdarms mit Wasser
Corticoide	Kortisonpräparate der allopathischen Medizin
Cortison	Hormon der Nebennierenrinde

Abfälle des Stoffwechsels, Verdauungsrückstände	Darmschlacken
Stuhlentleerung	Defäkation
Zuckerkrankheit	Diabetes mellitus
Durchfall	Diarrhöe
Zwölffingerdarm	Duodenum
krankhafter Zustand der Darmflora	Dysbiose
Darmkeime	Enterokokken
vom Körper gebildete Eiweißstoffe	Enzyme
lebenswichtig	essentiell
Darmkeime	Eubakterien
gesunder Zustand der Darmflora	Eubiose
Entwicklung	Evolution
Kotsubstanzen	Fäkalien
siehe Enzyme	Fermente
Darmkeime, die Eiweißstoffe abbauen	Fäulnisflora
Fruchtzucker	Fruktose
Blähungen	Flatulenzen
Traubenzucker	Glukose
in der Leber gespeicherte Zuckerstoffe	Glykose
Ferment, das zur Aufnahme von Vitamin B_{12} nötig ist	Glykoprotein
sackartige Abschnitte des Dickdarms	Haustren
Wanderzellen	Histiozyten
Gleichgewicht im Körper/Geist/Seele-Gefüge	Homöostase
Wasserstoff	Hydrogenium
unterer Dünndarmabschnitt	Ileum
Abwehrkräfte des Körpers	Immunsystem

Infekt (Infektion)	.... Ansteckung durch Krankheitserreger
Insulin	.... ein Sekret der Bauchspeicheldrüse
Jejunum	.... oberer Dünndarmabschnitt
Joule	.... heutige Maßeinheit für die Wärmemenge
Kalorie	.... frühere Maßeinheit für die Wärmemenge
Kohlehydrate	.... Kohlenwasserstoffe, Hauptbestandteile der Nahrung
Kolonisationsresistenz	.... Schutz, den die Symbionten gewähren
Konstitution	.... Körperbautyp
Laxativum (Laxans)	.... Abführmittel
Molekül	.... kleinste Einheit einer chemischen Verbindung
Mykose	.... durch Pilze verursachte Vergiftung
Natriumchlorid	.... Kochsalz
Neurodermitis	.... multifaktorielle Zivilisationskrankheit, die sich durch Juckreiz und Hautschäden bemerkbar macht
Obstipation	.... Stuhlverstopfung
Oxygenium	.... Sauerstoff
Palpation	.... Abtasten
Pankreas	.... Bauchspeicheldrüse
Penicillin	.... bakterienhemmendes Pilzpräparat
Pepsin	.... Verdauungssaft der Magenschleimhaut
Peristaltik	.... Eigenbewegung des Darmes
Persorption	.... Durchdringung der Darmwände
Phagozytose	... Auflösung und Beseitung von Schlackenstoffen im Organismus
Pharmazeutik	.... Arzneimittelkunde

mögliche Erreger	potentielle Erreger
Vorbeugung	Prophylaxe
Eiweißbaustoffe	Proteine
seelisch	psychisch
Fäulnisflora	putride Darmflora
Pförtnermuskel am Magenausgang	Pylorus
Sodbrennen	Pyrosis
Endabschnitt des Mastdarms	Rektum
beständig bleibende Darmbakterien	residente Darmflora
Hochstand des Zwerchfells	Roemheld-Syndrom
Darmkeime, die Kohlehydrate verdauen	Säuerungsflora
von Fäulnisstoffen lebend	saprophytisch
ein Hormon der Bauchspeicheldrüse	Sekretin
durch Fäulnis verursachte Blutvergiftung	Sepsis
Nebenprodukt der Eiweißverdauung	Skatol
Ultraschallbehandlung	Sonographie
Röhrenförmiges Instrument zum Untersuchen von Hohlräumen	Spekulum (Plural: Spekula)
Darmbakterien, die in Symbiose mit dem Menschen leben	Symbionten
Lebensgemeinschaft	Symbiose
künstlich herstellen, nachbauen	synthetisieren
in Längsrichtung verlaufende Sehnen im Dickdarm	Tänien
Heilbehandlung	Therapie
Unheilbarkeit	Therapieresistenz
Verstopfung von Blutgefäßen	Thrombose
Gaumenmandeln	Tonsillen
Giftstoffe	Toxine